好快，10周快速改善痛风

痛风保健宜什么？忌什么

胡维勤 ◎ 主编

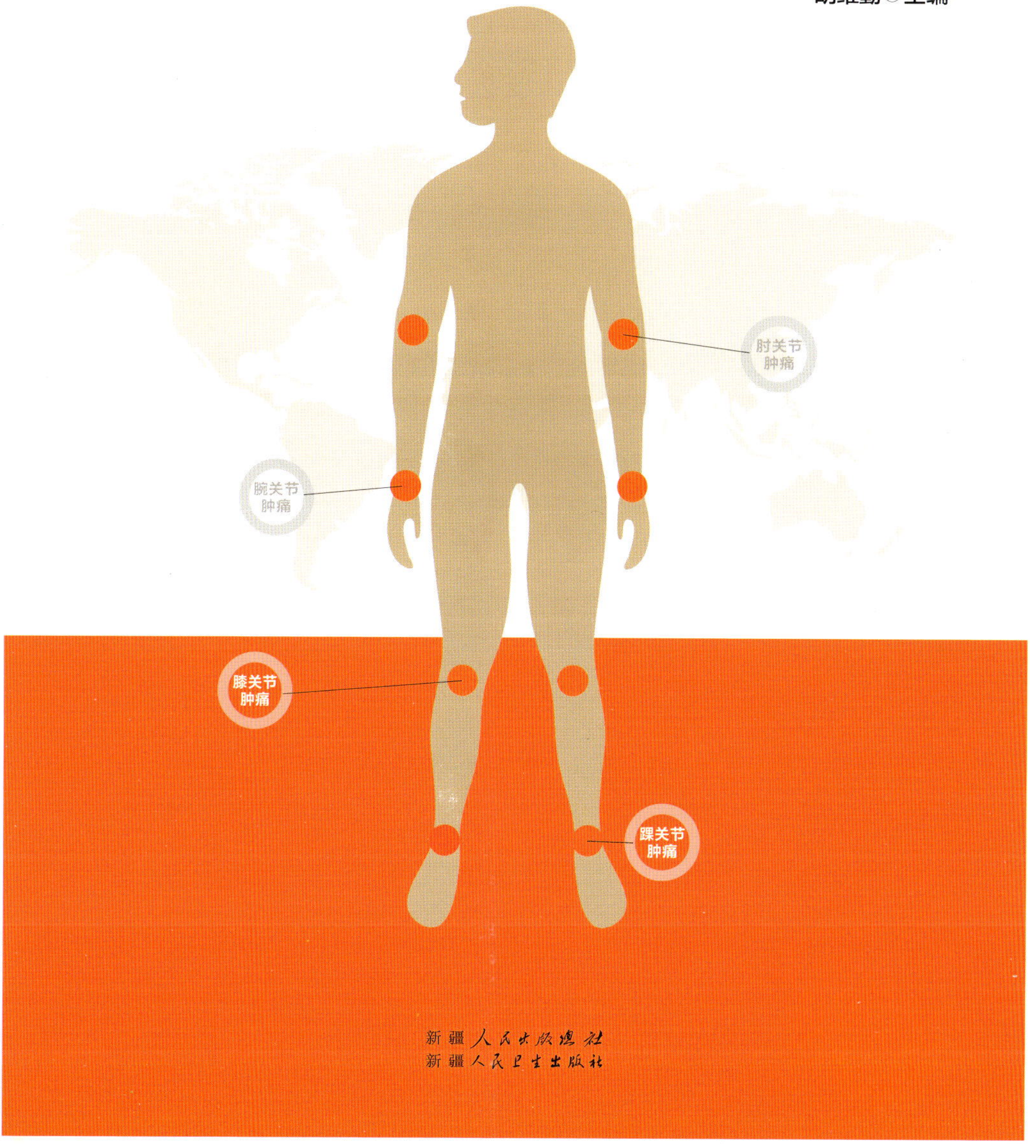

肘关节肿痛

腕关节肿痛

膝关节肿痛

踝关节肿痛

新疆人民出版总社
新疆人民卫生出版社

图书在版编目（CIP）数据

好快，10周快速改善痛风：痛风保健宜什么？忌什么/胡维勤主编. —乌鲁木齐：新疆人民卫生出版社，2015.8

ISBN 978-7-5372-6340-5

Ⅰ.①好… Ⅱ.①胡… Ⅲ.①痛风－防治 Ⅳ.①R589.7

中国版本图书馆CIP数据核字(2015)第165454号

好快，10周快速改善痛风：痛风保健宜什么？忌什么

出版发行	新疆人民出版总社 新疆人民卫生出版社
责任编辑	张　鸥
策划编辑	深圳市金版文化发展股份有限公司
摄影摄像	深圳市金版文化发展股份有限公司
封面设计	深圳市金版文化发展股份有限公司
地　　址	新疆乌鲁木齐市龙泉街196号
电　　话	0991-2824446
邮　　编	830004
网　　址	http://www.xjpsp.com
印　　刷	深圳市雅佳图印刷有限公司
经　　销	全国新华书店
开　　本	173毫米×243毫米　16开
印　　张	13
字　　数	220千字
版　　次	2016年6月第1版
印　　次	2016年6月第1次印刷
定　　价	35.00元

【版权所有，请勿翻印、转载】

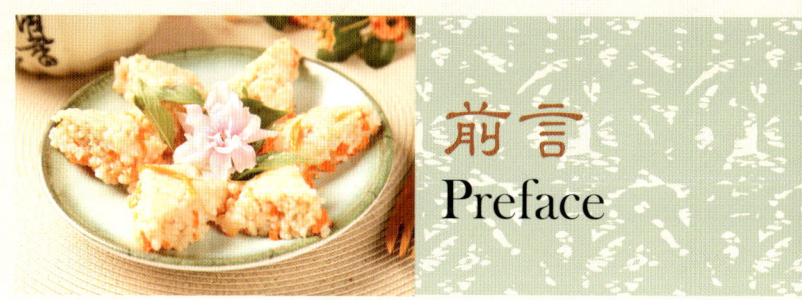

前言
Preface

痛风是一种让人十分困扰的疾病,平时并无异样,一旦发作却让人疼痛难忍,而且难以根治。痛风可分为原发性和继发性两种。原发性痛风一般是先天性嘌呤代谢紊乱或者肾功能异常导致尿酸排泄障碍所引起。继发性痛风则是继发于肾脏疾病、骨髓增生性疾病,或由某些药物、肿瘤化疗所致尿酸排泄障碍等情况引起的。

无论是原发性痛风还是继发性痛风,到目前为止,还没有能快速并彻底治愈痛风的药物或者医疗方法。一般来说,原发性痛风偏重于药物治疗,继发性痛风则偏重于对外源性摄取物的控制。无论如何,痛风患者应积极面对痛风,从多个方面入手,加强调理,一定能有效减少痛风的发作次数,减轻疼痛,甚至逐渐恢复健康。本书的内容就是为痛风患者介绍多方面的调理方法,包括饮食调理、中医理疗、运动养生等内容。

其实,痛风与人们的饮食习惯密切相关,很多人的痛风都是"吃"出来的。顿顿饱食、饕餮鱼肉、美味佳肴的背后常常隐藏着高嘌呤的风险,如果不加节制,一旦嘌呤摄入过多,最终分解代谢产生的血尿酸超过身体负荷能力就会诱发高尿酸血症,长此以往便形成痛风。

因此,科学合理的饮食对于防治痛风有着重要的意义。本书将明确饮食原则、养成良好的饮食习惯、合理选择食物、拒绝高嘌呤饮食等环节详尽道来,针对痛风患者罗列了众多宜吃食材以及日常生活中的禁忌食物。宜吃食材皆附有相关食谱,让患者不需要纠结于吃什么、怎么吃的问题。同时帮助痛风患者避免饮食误区,让患者吃得放心、吃得健康。

中医理疗与运动养生可有效帮助痛风患者缓解疼痛不适,改善体质。本书囊括按摩、针灸、拔罐等中医理疗方法,内容详尽,图文并茂,可帮助患者轻松掌握要领。另外,多样化的养生运动为患者提供丰富选择,患者可根据喜好及自身情况选择合适的运动方式。

患者只要有足够的耐心,多管齐下,做好每个细节,就能有效延缓痛风发作的时间,在逐渐改善体质的同时逐渐治愈痛风,从而远离病痛。

目录 Contents

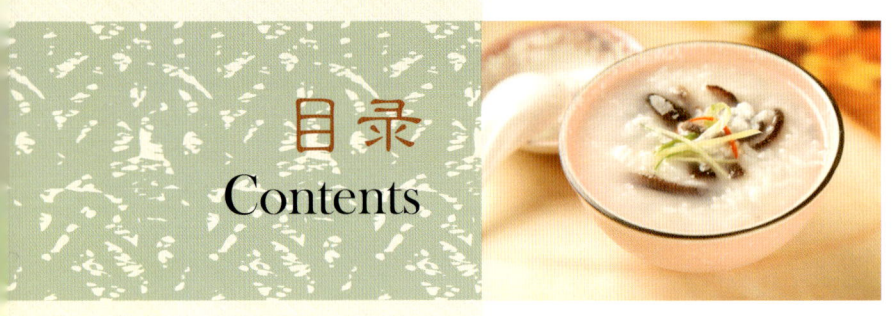

Chapter 1 / 第一章

专属痛风患者的饮食指南

012……膳食平衡很重要,痛风患者知多少
014……痛风患者要选对食物类型
016……痛风患者应正确烹调食物
017……痛风患者要学会喝水
018……痛风四阶段,饮食要求大不同
020……痛风患者的饮食误区

Chapter 2 / 第二章

选择正确的食物,快速有效防治痛风

024……**五谷杂粮类**

024……**大米**
　　芹菜大米粥
　　山药大米粥

026……**小米**
　　红枣小米粥

028……**薏米**
　　玫瑰薏米粥

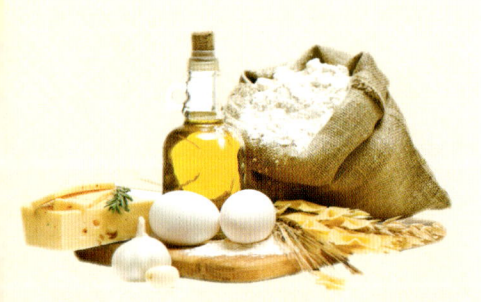

薏米炖冬瓜

030……**糙米**
糙米胡萝卜糕
薄荷糙米粥

032……**玉米**
玉米烙

034……**燕麦**
板栗燕麦粥

036……**绿豆**
丝瓜绿豆粥

038……**芸豆**
桂花白芸豆
蜜汁红枣芸豆

040……**黑豆**
黑豆莲藕鸡汤

042……**蔬菜、菌菇类**

042……**包菜**
肉末包菜
包菜鸡蛋汤

044……**大白菜**

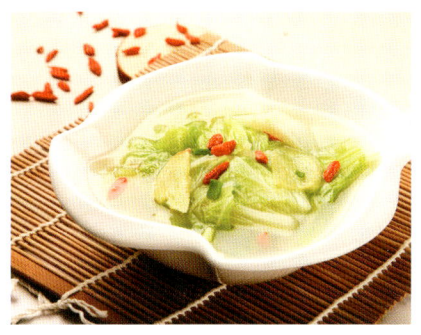

开水枸杞大白菜
板栗煨大白菜
大白菜清汤
鲜奶大白菜汤

048……**空心菜**
姜汁拌空心菜

050……**苋菜**
橄榄油芝麻苋菜
苋菜嫩豆腐汤

052……**芹菜**
慈姑炒芹菜

054……**芥蓝**
蒜蓉芥蓝片

056……**黄瓜**
彩蛋黄瓜卷
清凉姜汁黄瓜片

058……**冬瓜**
芥蓝炒冬瓜
白菜冬瓜汤

060……**南瓜**
蒜香蒸南瓜

062……**胡萝卜**
香油胡萝卜
菊花胡萝卜汤

064……**白萝卜**

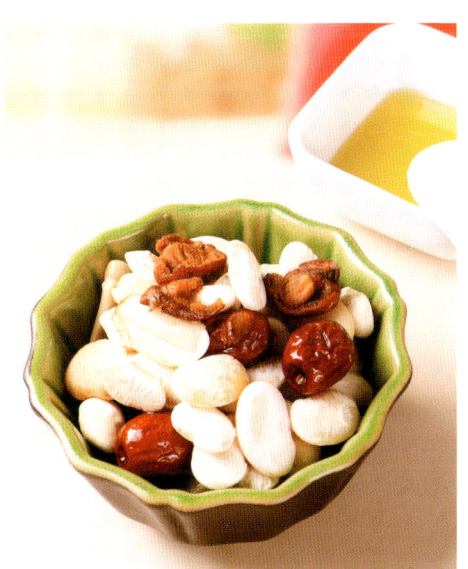

蒸白萝卜肉卷

066……**西红柿**
　　西红柿炒口蘑
　　西红柿蔬菜汤

068……**山药**
　　玫瑰山药
　　健脾山药汤

070……**芋头**
　　素炒芋头片
　　粉蒸芋头

072……**土豆**
　　红烧小土豆
　　香煎土豆片
　　清蒸土豆
　　老醋土豆丝

076……**马蹄**
　　脆炒马蹄
　　马蹄炒豌豆苗

078……**黑木耳**
　　木耳炒百合

080……**肉禽、蛋类**

080……**猪肉**
　　猪肉苹果卷

082……**猪血**
　　韭菜炒猪血
　　黄豆芽猪血汤

084……**鸡肉**
　　草菇蒸鸡肉
　　鸡肉西红柿汤

086……**鸭肉**
　　红枣薏米鸭肉汤

088……**鸡蛋**
　　萝卜缨炒鸡蛋
　　艾叶煮鸡蛋

090……**鸭蛋**
　　葱花鸭蛋
　　鸭蛋炒洋葱

092……**皮蛋**
　　菠菜皮蛋开胃汤
　　皮蛋拌魔芋

094……**鹌鹑蛋**
　　木瓜银耳炖鹌鹑蛋

096……**水产类**

096……**鲫鱼**
　　黄花菜鲫鱼汤
　　银丝鲫鱼

098……**草鱼**
　　菊花草鱼

100……**鳕鱼**
　　香煎鳕鱼
　　西红柿浇汁鳕鱼

102……**鲈鱼**
　　柠香鲈鱼

104……**鳝鱼**

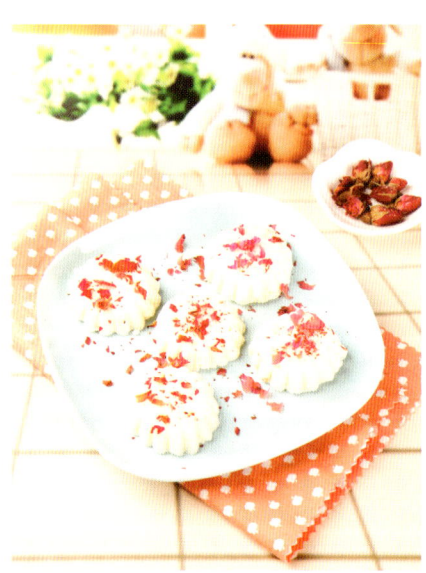

薏米鳝鱼汤

106……海藻
　　海藻绿豆粥
　　凉拌海藻

108……海参
　　桂圆炒海参
　　海参粥

110……海蜇皮
　　苦瓜海蜇丝

112……水果类

112……苹果
　　拔丝苹果
　　奶香苹果汁

114……梨
　　燕窝川贝母梨

116……菠萝
　　花菜菠萝稀粥
　　鲜榨菠萝汁

118……橙子
　　橙子南瓜羹

120……橘子
　　蜜橘鸡丁

122……哈密瓜
　　哈密瓜南瓜稀粥
　　椰香哈密瓜球

124……红枣
　　养颜红枣糕
　　板栗桂圆红枣甜汤

126……李子
　　李子蜂蜜牛奶

128……芒果
　　芒果炖银耳汤
　　芒果汁

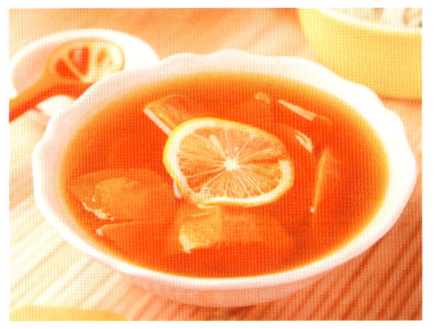

130……柠檬
　　酸甜柠檬红薯
　　薄荷柠檬汁

132……枇杷
　　枇杷糖水

134……葡萄
　　金珠葡萄
　　葡萄胡萝卜汁

136……石榴
　　石榴汁

138……桃子
　　桃子香瓜汁

140……西瓜
　　西瓜翠衣炒鸡蛋
　　西瓜草莓汁

142……香蕉
　　香蕉鸡蛋饼
　　冰糖蒸香蕉

144……杨桃
　　杨桃甜橙汁

146……木瓜
　　木瓜莲子炖银耳
　　牛奶木瓜汁

148……干果类

148……核桃

核桃仁粥

核桃露

150……**板栗**

板栗桂圆粥

板栗枸杞鸡爪汤

152……**莲子**

荷叶莲子枸杞粥

燕窝莲子羹

154……**腰果**

腰果炒空心菜

156……**杏仁**

杏仁苦瓜

牛奶杏仁露

158……**花生**

花生健齿汤

花生菠菜粥

160……**榛子**

榛子小米粥

162……**芝麻**

芝麻拌菠菜

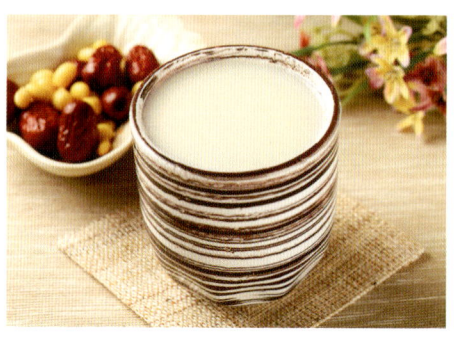

山药芝麻糊

164……**其他类**

164……**豆腐**

清蒸豆腐丸子

香菜炒豆腐

166……**牛奶**

花生银耳牛奶

168……**豆浆**

糯米黑豆浆

薏米黑豆浆

170……**红茶**

柠檬红茶

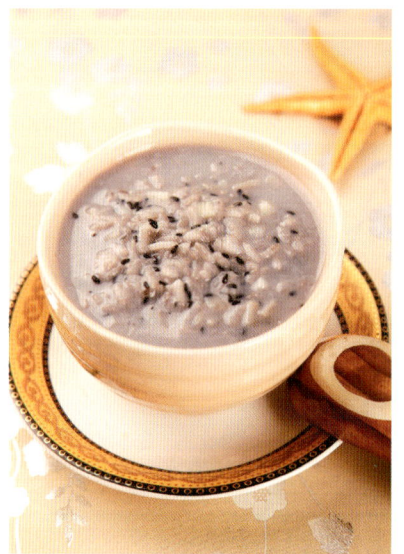

Chapter 3 / 第三章

痛风需忌口，食物选择要谨慎

174……应忌吃的食物

174……茼蒿

174……芦笋

174……香菇

174……青豆

175……黄豆

175……鸡精

175……啤酒

175……醪糟
175……猪肝
176……猪肺
176……猪小肠
176……猪肾
176……猪心
176……猪胰
177……牛肝
177……牛肾
177……鸭肝
177……鸡肝
177……紫菜
178……鱼干
178……乌鱼
178……白鲳鱼
178……带鱼
178……沙丁鱼
179……鲢鱼
179……草虾
179……牡蛎

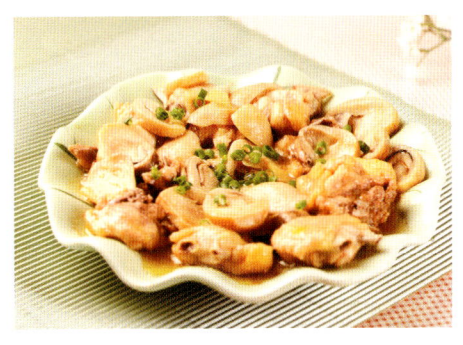

179……蛤蜊
179……干贝
180……应少吃的食物
180……金针菇
180……竹笋
180……菠菜
180……西蓝花
181……火龙果
181……猕猴桃
181……杨梅
181……樱桃
181……绿茶

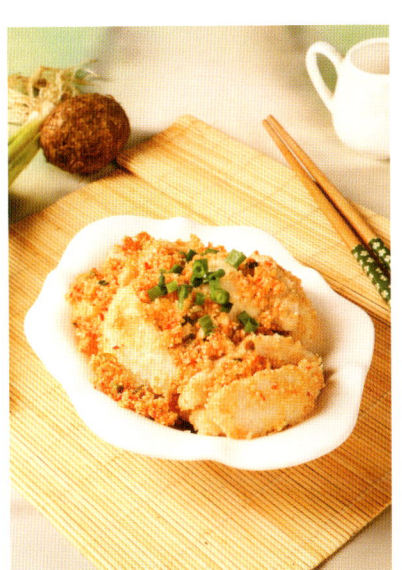

Chapter 4 / 第四章

理疗+运动，远离痛风困扰

184……痛风患者的按摩疗法
190……痛风患者的拔罐疗法
194……痛风患者的艾灸疗法
200……适合痛风患者的运动方式
206……适合痛风患者的生活方式

Chapter 1

专属痛风患者的饮食指南

遵守正确的饮食原则并选择适当的饮食方案，这不仅能有效缓解痛风患者的痛楚，还可以降低痛风的发病率。因此，本章将为痛风患者提供一份合理的痛风饮食指南，帮痛风患者明确应遵守的饮食习惯，让痛风患者的日常饮食更加健康。本章不仅涉及痛风患者应选择的食物类型、痛风不同阶段的饮食要求以及痛风患者的饮食误区这三个方面，还会向痛风患者详细说明应该如何烹调食物和喝水，内容丰富实用，您绝不能错过！

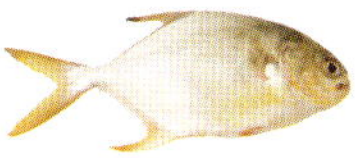

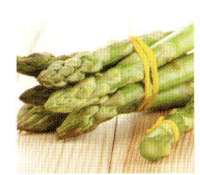
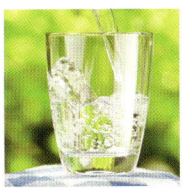

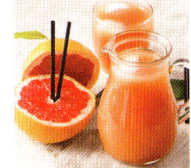

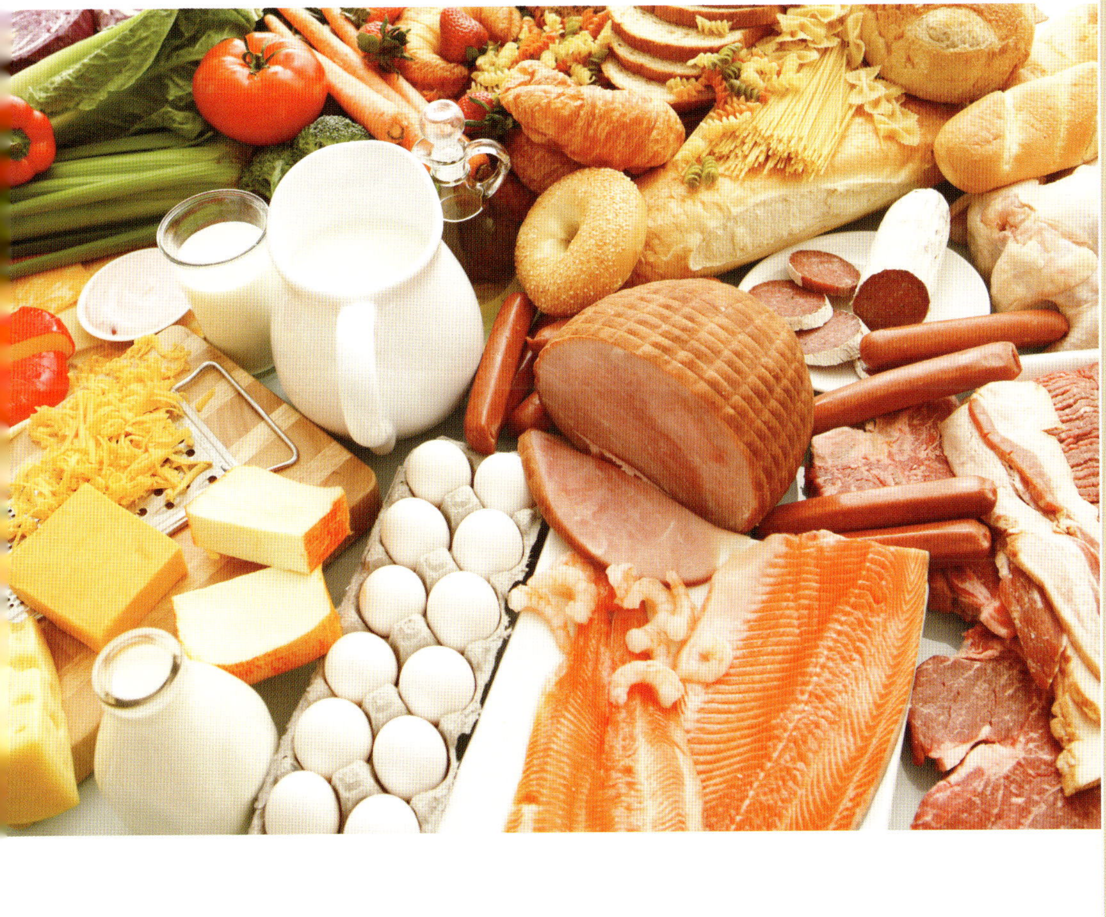

01 膳食平衡很重要，痛风患者知多少

平衡产能营养素，以食养生

人体所必需的六大营养素有碳水化合物、蛋白质、脂肪、维生素、水和无机盐。在体内代谢后可产生能量的营养素被称为产能营养素，它包括碳水化合物、蛋白质和脂肪，以下主要介绍痛风患者应如何合理摄取这三大产能营养素。

碳水化合物

碳水化合物是人体最主要的热量来源，它的主要食物来源有谷类、蔬菜和水果。碳水化合物应占人体每日摄入总热量的55%~65%，否则人体会因供能不足而使脂肪分解产生酮体，从而影响尿酸的排泄，进而诱发痛风。除了菌菇类和豆类，痛风患者可以任意选择那些嘌呤含量较低的谷类和蔬果来食用，这样既可饱腹又能有效改善病情。不过，痛风合并糖尿病患者需要注意控制碳水化合物的摄入量。摄入过多的碳水化合物会增加胰腺的负担，从而产生胰岛素抵抗，使得血尿酸增加，进而易使痛风发作。

蛋白质

蛋白质可用来制造骨骼、肌肉和皮肤等身体组织，它大约占人体重量的16%，如果人体丢失体内20%以上的蛋白质，那么生命活动就有可能被迫停止。鱼、肉、蛋、奶等食物中都含有蛋白质，但痛风患者应该通过食用鸡蛋和牛奶此类嘌呤含量较低的食物来补充蛋白质。蛋白质应占人体每日摄入的总热量的10%~15%。由于每1克蛋白质能提供4千卡的热量，所以每1千克体重每日应摄取1克蛋白质，不过身体消瘦者、体力劳动者与年迈者的蛋白质摄入量可适当放宽。痛风急性发作时，蛋白质摄入量应改为每1千克体重每日摄取0.8克蛋白质。此外，痛风患者适宜饮用低脂低糖的牛奶或脱脂奶，不宜饮用乳酸含量较高的酸奶，以免加重病情。

脂肪

脂肪是重要的能源物质，它的产热量是等量碳水化合物或等量蛋白质的产热量的2倍多，每1克脂肪可以提供9千卡的热量。高脂饮食会抑制尿酸的排泄，为了促使尿酸正常排泄，建议每1千克体重每日摄取0.6~1克脂肪。痛风合并高脂血症患者的脂肪摄入量应控制在每日摄入的总热量的20%~25%。此外，痛风患者应该少吃油煎食物和动物脂肪，而且应该选用植物油来烹调食材。

限制总热量的摄入,控制体重

BMI是Body Mass Index的缩写,即体重指数。将BMI与世界卫生组织(WHO)制定的体重指数界限表进行对照,就能知道自己的体型与肥胖程度。BMI与高尿酸血症呈正相关,即患高尿酸血症的概率会随着BMI的升高而变大,而高尿酸血症会诱发痛风,因此,肥胖者会比正常人更易患痛风。

为了有效防治痛风,肥胖者应限制每日摄入的总热量,将自身体重控制在正常范围内。超重的痛风患者可以在原先每日摄入的总热量的基础上减少摄入10~15%的热量,但其所摄入的总热量不宜低于1500千卡。痛风患者不宜为了减重而过度节食,且每周减重最好不要超过1千克,否则其体内的酮体会因热量摄入过少而升高,从而使得尿酸因与酮体相互竞争排出而减少排泄,进而促使痛风急性发作。

以下是体重指数的计算公式及界限表,痛风患者可以自测看看是否超重。

BMI计算公式:体重指数=体重÷(身高)^2

注:体重的单位为千克,身高的单位为米。

体重指数(BMI)界限表

BMI 体型	WHO标准	亚洲标准	中国标准
偏瘦	<18.5		
正常	18.5~24.9	18.5~22.9	18.5~23.9
超重	≥25.0	≥23.0	≥24.0
偏胖	25.1~29.9	23.1~24.9	24.1~27.9
肥胖	30.0~34.9	25.0~29.9	≥28.0
重度肥胖	35.0~39.9	≥30.0	——
极重度肥胖	≥40.0		

注:由于WHO制定的BMI参考标准并不完全适用于中国人,因此,中国卫生和计划生育委员会发布了符合中国人的BMI参考标准。

01 痛风患者要选对食物类型

嘌呤——拒绝高嘌呤食物

嘌呤是人体内的一种物质，它经过代谢所形成的最终产物是尿酸。人体内的尿酸在正常情况下是会不断地生成与排泄的，因此，尿酸会在血液中维持一定浓度。如果嘌呤代谢发生紊乱，那将会导致人体内的尿酸增加并影响尿酸的排泄，从而引发痛风。

对于嘌呤代谢紊乱的痛风患者来说，若是食用了富含嘌呤的食物，则会使尿酸因无法及时排出而沉积在体内，从而加重病情。因此，痛风患者需要特别关注食物中的嘌呤含量。以下表格为您分类整理出了高嘌呤食物、中嘌呤食物和低嘌呤食物。

高嘌呤食物 < 嘌呤150~1000毫克/100克食物 >

肉禽类	猪脾、猪肝、猪小肠、猪大肠、牛肝、牛肾、鸡肝、鸭肝等
水产类	带鱼、凤尾鱼、鲢鱼、乌鱼、鲭鱼、秋刀鱼、白鲳鱼、沙丁鱼、干贝、蛤蜊等
其他类	啤酒、白酒、鸡精、浓肉汤、酵母粉等

中嘌呤食物 < 嘌呤50~150毫克/100克食物 >

豆类	绿豆、红豆、黄豆、扁豆、豌豆、花豆等
蔬菜类	芦笋、龙须菜、西蓝花、竹笋、豆芽、香菇、金针菇等
肉禽类	猪肉、牛肉、羊肉、兔肉、鸡肉、鸭肉、鹌鹑肉、鸽肉等
水产类	鲫鱼、草鱼、鲤鱼、鳕鱼、鲈鱼、梭鱼、鳗鱼、鳝鱼、鲱鱼、螃蟹、海藻等

低嘌呤食物 < 嘌呤0~50毫克/100克食物 >

蔬菜类	韭菜、白菜、包菜、芹菜、芥菜、菠菜、苦瓜、茄子、胡萝卜、西红柿等
水果类	草莓、柠檬、西瓜、橙子、橘子、桃子、葡萄、石榴、哈密瓜、苹果等
谷类	大米、小米、糙米、糯米、燕麦、玉米、荞麦等
干果类	核桃、榛子、杏仁、葵花籽等
其他类	苏打水、汽水、茶、咖啡、可可、巧克力等

酸碱性——对酸性食物说不

嘌呤代谢异常的痛风患者若是食用过多的酸性食物，将不利于尿酸的排出，从而加重病情。反之，痛风患者若是多吃碱性食物，将促使体内的尿酸盐溶解和排出，从而有效缓解病情。因此，痛风患者要学会判断食物的酸碱性。

食物的酸碱性并非通过检测食物的pH值或用舌头品尝食物的味道来判断，它其实取决于食物经过人体代谢后的产物的酸碱性。代谢产物呈酸性即为酸性食物，代谢产物呈碱性即为碱性食物。以下表格为您分类整理出了酸性食物和碱性食物。

酸性食物

强酸性	核桃、蛋黄、牡蛎、乌鱼子、柴鱼、金枪鱼、比目鱼、白糖、奶酪、饼干等
中酸性	猪肉、火腿、培根、牛肉、鸡肉、鳗鱼、面包、小麦、奶油等
弱酸性	荞麦、花生、鸡蛋、泥鳅、蛤蜊、龙虾、鱿鱼、海苔、巧克力、啤酒等

碱性食物

强碱性	板栗、芋头、黄瓜、胡萝卜、白菜、生菜、西红柿、西瓜、葡萄、海带、茶等
中碱性	大豆、红枣、菠菜、香蕉、柠檬、草莓、木瓜、梅干、萝卜干等
弱碱性	南瓜籽、葵花籽、杏仁、腰果、芝麻、红豆、豌豆、豆腐、红薯、牛奶等

小测试

休息十分钟，一起做个小测试吧！以下有8道判断对错题，对的打"√"，错的打"×"，看看您能不能做对。Ready？Go！

1.痛风患者适宜吃低嘌呤食物吗？□　　2.痛风患者应多吃碱性食物吗？□
3.食物尝起来是酸的，它就属于酸性食物吗？□　　4.痛风患者应多吃动物内脏吗？□
5.痛风患者应多喝啤酒吗？□　　6.痛风患者应多喝浓肉汤吗？□
7.痛风患者应多吃蔬菜和水果吗？□　　8.痛风患者能吃西红柿吗？□

做完判断题就来对下正确答案吧！第1、2、7、8题是对的，应该打"√"；第3~6题是错的，应该打"×"。

注意：如果您把判断题都做对了，那就代表已经掌握了本节内容，可以开始阅读下节内容；如果您只做对了一半题目，那就应该重新阅读本节内容。

01 痛风患者应正确烹调食物

烹调食物有方法，痛风患者知多少

蔬菜类

生吃蔬菜能刺激肠胃蠕动与促进部分尿酸的排泄，这对肥胖的痛风患者有利。然而，并非每种蔬菜都适合直接生吃，有些蔬菜适宜焯过水后再吃，有些蔬菜则需煮熟后再吃。比如，芦笋、西蓝花、金针菇和扁豆等中嘌呤食物适宜焯过水后再烹调，这是因为焯水能降低其嘌呤含量。总之，痛风患者应该根据自己的身体情况和蔬菜的性状来决定生吃或是熟吃蔬菜。

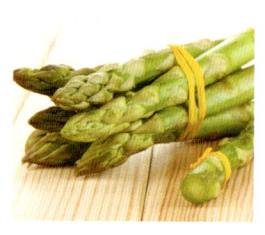

肉类和鱼类

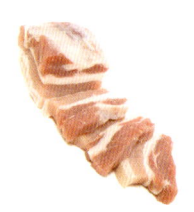

嘌呤是水溶性物质，所以，将肉类和鱼类余过水后再烹调，可以有效减少食物中的嘌呤含量。由于嘌呤很难溶于油，所以，用油来烹调肉类和鱼类，不仅不会减少食物中的嘌呤含量，还会增加脂肪的摄入量，这不利于痛风患者控制总热量的摄入。此外，肥胖的痛风患者、痛风合并高血脂患者和痛风合并高血压患者应尽量避免摄入过多的动物脂肪。因此，在烹饪猪肉、鸡肉等皮下脂肪较多的食物之前，应该将它们的脂肪切除掉。

选择调料需谨慎，痛风患者需知晓

调味料的使用量

痛风患者在烹调食物时，不宜使用过多的辛辣调味料，如辣椒粉、咖喱、胡椒、芥末等，以免兴奋植物神经，使得痛风急性发作。对于同时患有肥胖症、高血压、糖尿病等并发症的痛风患者来说，不仅要控制嘌呤的摄入，还要限制盐和糖的摄入。

食用油的选择

植物油的嘌呤含量要比动物油的嘌呤含量低，而且食用动物油会影响尿酸的排泄，所以痛风患者应该选择植物油来做菜。植物油含有较多的不饱和脂肪酸，能降低胆固醇和保护血管壁，但是，只吃植物油是不行的，这样会促使人体衰老。动物油中的鱼油能降血脂和预防动脉粥样硬化，因此，痛风患者可以适当吃些鱼油。

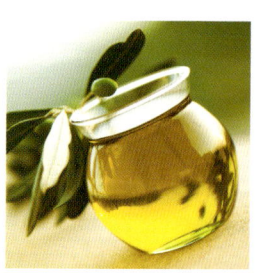

痛风患者要学会喝水

痛风患者应该喝什么水

喝水能促进尿酸的排泄,从而降低痛风的发病概率和缓解痛风给患者带来的痛楚,所以痛风患者都明白平常要多喝水。但您知道应该喝什么水吗?

对于痛风患者而言,最佳的补水方式就是喝白开水。要是不想天天都喝白开水,适当饮用一些鲜果汁、淡茶水和苏打水也是可以的。以苏打水为例,苏打水呈弱碱性,适当饮用能促进尿酸的排泄,但切忌长期、大量地饮用,以免导致钙质流失。

纯净水不含任何矿物质,长期饮用会导致电解质紊乱,而且纯净水是偏酸性的,这对治疗痛风不利,所以痛风患者不宜喝纯净水。浓茶水和浓咖啡的嘌呤含量虽然不高,但它们能兴奋植物神经,这可能会诱发痛风,所以痛风患者应尽量少喝浓茶水和浓咖啡。

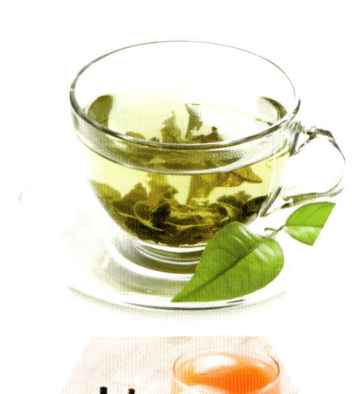

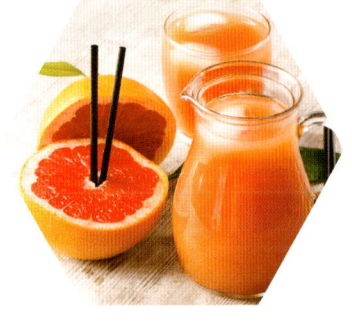

痛风患者应该怎样喝水

痛风患者要记得适时补充水分,不能等到口渴时才去喝水。痛风患者的最佳喝水时间有:早上起床后至吃早餐前30分钟、饭前30分钟、饭后45分钟、晚上临睡前以及半夜起夜时。

痛风患者除了要记得适时喝水,还要保证每天喝2500~3000毫升的水。此外,痛风患者要学会根据不同的情况来灵活调整饮水量。比如:饭前不要喝太多水,以免影响食欲;饭后不要立刻喝大量的水,否则不利于消化;临睡前不要喝太多水,以免影响睡眠质量;夏天出汗多,应适当多喝水。值得注意的是,痛风合并严重心功能不全者、痛风合并严重肾功能不全者以及严重水肿的人不宜多喝水。

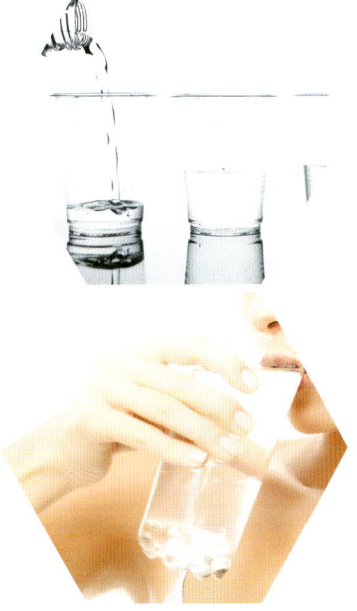

01 痛风四阶段，饮食要求大不同

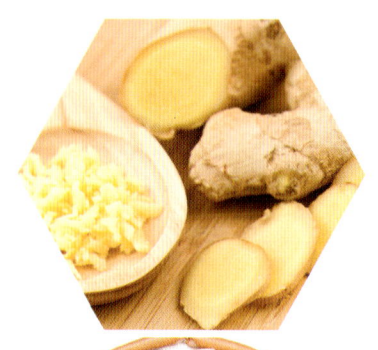

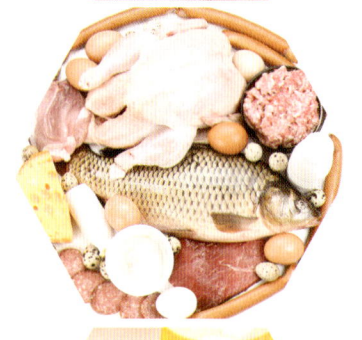

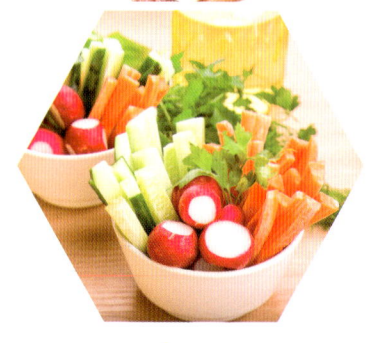

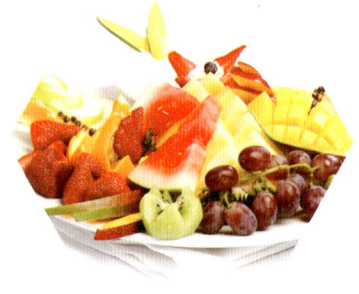

无症状期

在痛风的无症状期期间，患者的血尿酸水平升高，此时会出现高尿酸血症，但痛风性关节炎和痛风结石等症状并不会出现。不过，高尿酸血症可能会跟随患者一生，如果不好好控制病情，那将会诱发痛风，从而导致痛风性关节炎和痛风结石等症状的出现。因此，患者在痛风的无症状期也需要注意饮食。

无症状期的饮食注意事项如下：第一，由于痛风与糖尿病、高血压、高血脂、肥胖症等疾病的关系密切，所以患者要限制总热量的摄入，将体重控制在正常范围内；第二，少吃或不吃高嘌呤食物，以免使血尿酸水平升高；第三，少吃酸性食物且多吃碱性食物，促使体内的尿酸盐溶解和排出；第四，最好不要吃辛辣食物，以免刺激神经系统而诱发痛风。

急性发作期

痛风急性发作之前并没有什么征兆，所以多数患者在痛风发作前也没有什么明显的感觉，顶多是觉得身体不适、疲乏和关节刺痛。痛风一般在深夜发作，患者通常会在睡梦中因关节疼痛而痛醒。痛风的发病部位一般在大脚趾、脚背、脚踝、脚跟、膝部、手腕、手指和手肘等处。在发病时，痛风患者的关节部位会出现红肿、发热和剧烈疼痛的症状，而且症状会由轻转重，一般会持续发作两三天或至两周才慢慢缓解，让患者痛苦不堪。因此，痛风患者想要缓解痛风带来的痛苦，必须要注意日常饮食。

痛风急性发作期的饮食注意事项如下：第一，严格按照碳水化合物、蛋白质和脂肪等营养素的每日摄入量来饮食,避免因不合理饮食而加重病情;第二,禁食富含嘌呤的食物和刺激性强的食物,多吃富含B族维生素和维生素C的碱性蔬果,还应适时补充水分,促进尿酸的排泄;第三,痛风合并高血压、高血脂患者应限制钠盐的摄入,遵循低盐少糖的饮食原则。

间歇期

痛风间歇期是指痛风没有发作的时期。一般来说,痛风患者在一生中会反复多次发病,但痛风何时复发不能确定,唯一能确定的是,患者控制好病情就能有效延长痛风的间歇期。因此,痛风患者在间歇期要注意调养身体,除了适当运动锻炼之外,也要注意合理饮食。饮食调理的要点有二:第一,注意饮食结构,平衡饮食,控制好体重;第二,养成良好的饮食习惯,少吃高嘌呤食物和酸性食物,适当多喝水。

慢性期

痛风患者因尿酸沉积在体内而出现慢性炎症和纤维组织增生,进而形成痛风石;痛风石会使骨质受损,严重情况下还会造成骨骼畸形,使患者的关节出现慢性病变;过多的痛风石沉积在体内,还会损害肾脏的功能,使得尿酸的排泄更不顺畅。因此,痛风慢性期会出现痛风石、慢性关节炎、尿道结石以及痛风性肾病等症状,它们相互影响,形成一个恶性循环。痛风患者在慢性期更应注重合理饮食,以免恶化病情,否则到头来,痛苦的是患者自己。

痛风慢性期的饮食要求如下:第一,限制嘌呤与热量的摄入量,避免食用嘌呤含量较高和热量较高的食物;第二,禁止喝酒,以免影响尿酸的排泄;第三,适当多喝水并多吃利尿的食物,促进排尿。

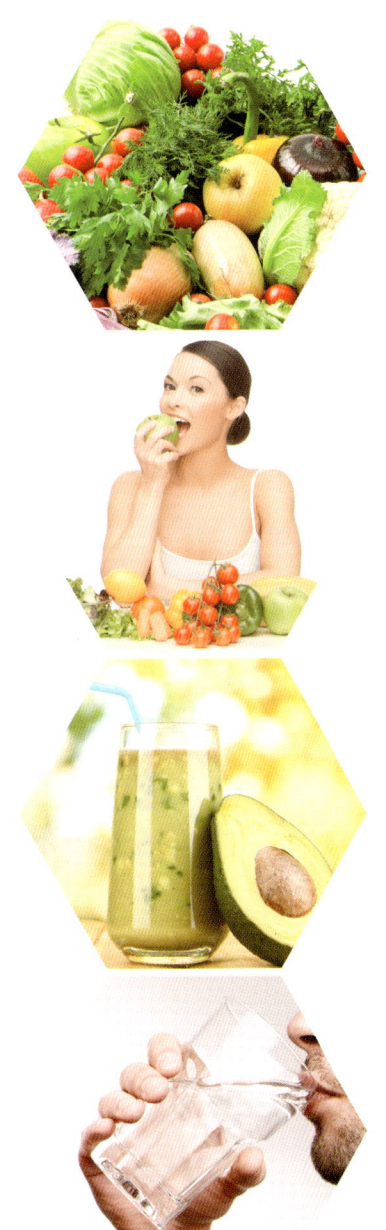

01 痛风患者的饮食误区

误区1——痛风患者要禁吃火锅

冬季是痛风的高发期,这和痛风患者贪吃火锅有很大关系,所以有些痛风患者就认为火锅是禁止食用的。其实,痛风患者只要在吃火锅时留心一些注意事项,火锅也是可以吃的。注意事项如下:第一,在选火锅食材时,应遵循多素少肉原则,而且最好不选海鲜和动物内脏;第二,火锅汤底要选清淡的,而且要先涮菜吃再涮肉吃,这样能避免摄入过多的嘌呤和脂肪;第三,最好不要选择辛辣的火锅蘸料,以免兴奋植物神经,使得痛风急性发作;第四,吃火锅时,可以喝白开水、蔬果汁或是牛奶,但绝不能喝酒或火锅汤底。

误区2——喝红酒或小酌几杯都对痛风患者没影响

痛风患者都知道喝酒会诱发痛风,但有些痛风患者误以为只有啤酒和白酒不能喝,而红酒具有抗衰老、减肥和降压等功效,所以喝点红酒没有坏处。其实,"喝红酒对痛风患者没坏处"这样的想法是错误的,这是因为喝酒会使痛风患者体内的血尿酸水平升高并影响尿酸的排泄,从而促使痛风急性发作。所以,无论是什么类型的酒,痛风患者都不应该喝。此外,每逢喜庆节日,总有亲朋好友来劝酒,而且有的人还喜欢在喝酒时配着海鲜和肉这类高嘌呤的下酒菜来吃。此时,如果痛风患者经受不住诱惑,抱着"只喝一点酒不会有问题"这样的侥幸想法,那么痛风发作时,痛苦的还是患者自己。总而言之,痛风患者为了自己的健康,应该严格禁酒。

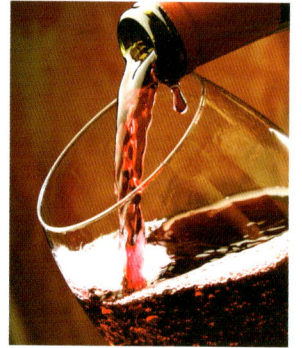

误区3——喝牛奶会加重尿道结石的症状

痛风患者常出现尿道结石的症状,有些患者就误以为不能喝富含钙质的牛奶,否则会加重痛风。其实,预防尿道结石应该避免高蛋白饮食,而不是限制钙的摄入,多吃富含钙质的食物反而能有效防治结石。与肉、蛋相比,牛奶的蛋白质含量并不算高,因为牛奶中的水的比例相当大,所以喝牛奶并不会诱发结石。牛奶的嘌呤含量较低,所以痛风患者适宜喝牛奶,但痛风合并高血脂、肥胖症患者应选择脱脂牛奶。此外,痛风患者不宜喝酸奶,这是因为酸奶富含乳酸成分,而乳酸的摄入会影响尿酸的排泄,这对防治痛风不利。

误区4——痛风患者不能吃豆制品

绿豆、红豆、黄豆和豌豆等豆类都是嘌呤含量较高的食物,所以有些痛风患者就误以为那些由豆类加工而成的豆制品也不宜食用。由于嘌呤是水溶性物质,在把大豆加工成豆腐的过程中,嘌呤会随水流失,换言之,豆腐的嘌呤含量其实并不高,所以痛风患者在痛风间歇期可以放心食用豆腐。

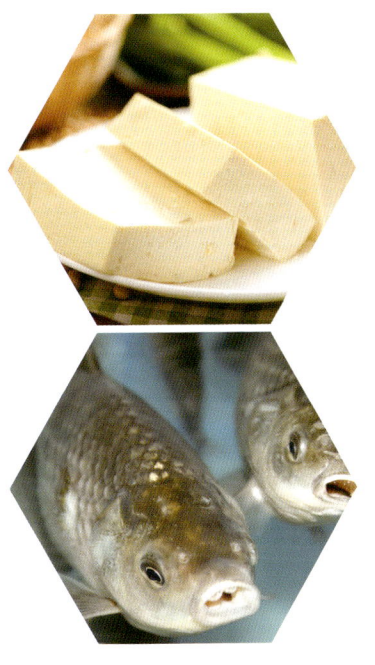

误区5——不吃鱼肉,痛风不复发

鱼和肉的嘌呤含量较高,所以有些痛风患者就会认为,只要不吃鱼和肉,痛风就不会复发。其实,这样的想法是不对的。人体内80%的嘌呤属于内源性嘌呤,只有剩余的20%来源于人体摄入的食物,所以即使不吃鱼和肉,也不能使血尿酸水平立刻降到正常值。此外,如果长期不吃鱼和肉,人体所需的氨基酸就会不足,这将导致蛋白质缺乏,从而影响人体各组织器官的正常运作,而且嘌呤代谢能力也会随之下降,这样反而对痛风患者的身体不利。因此,痛风患者要合理饮食,而不是完全不吃鱼和肉。

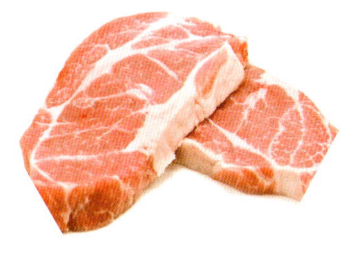

误区6——多吃粗粮,有益健康

大家都知道粗粮富含膳食纤维和B族维生素,所以我们都认为,平常多吃粗粮才有益健康。但对于痛风患者而言,粗粮应该少吃,反而要以细粮为主食。精白米和精白面这类细粮及其制品的嘌呤含量很低,适宜痛风患者在痛风急性发作期食用。不过,痛风患者并不是完全不能吃粗粮。在痛风间歇期,痛风患者可以吃一些小米和玉米这类嘌呤含量较低的粗粮,但每日食用量不宜超过50克。

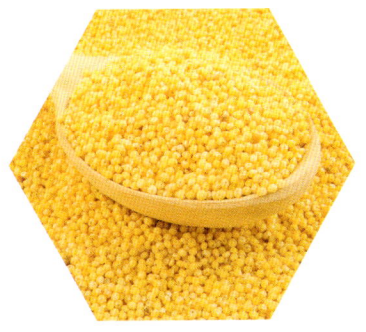

Chapter 2

选择正确的食物，
快速有效防治痛风

痛风是一种由于嘌呤代谢紊乱或尿酸排泄减少导致尿酸沉积引发的疾病。嘌呤代谢紊乱是内源性生物合成增多或者外源性摄取过多所致，而尿酸排泄减少是肾功能异常所致。内源性生物合成增多主要用相应的药物控制，辅助健康饮食。外源性摄取过多或肾功能异常则要在饮食上多加克制，合理安排，才能防治痛风及其并发症。本章节精选丰富多样的健康食材，搭配健康食谱，介绍详尽，一目了然，为痛风患者的健康饮食提供最细致全面的行动指南。

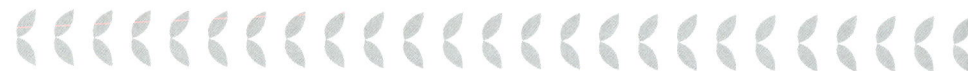

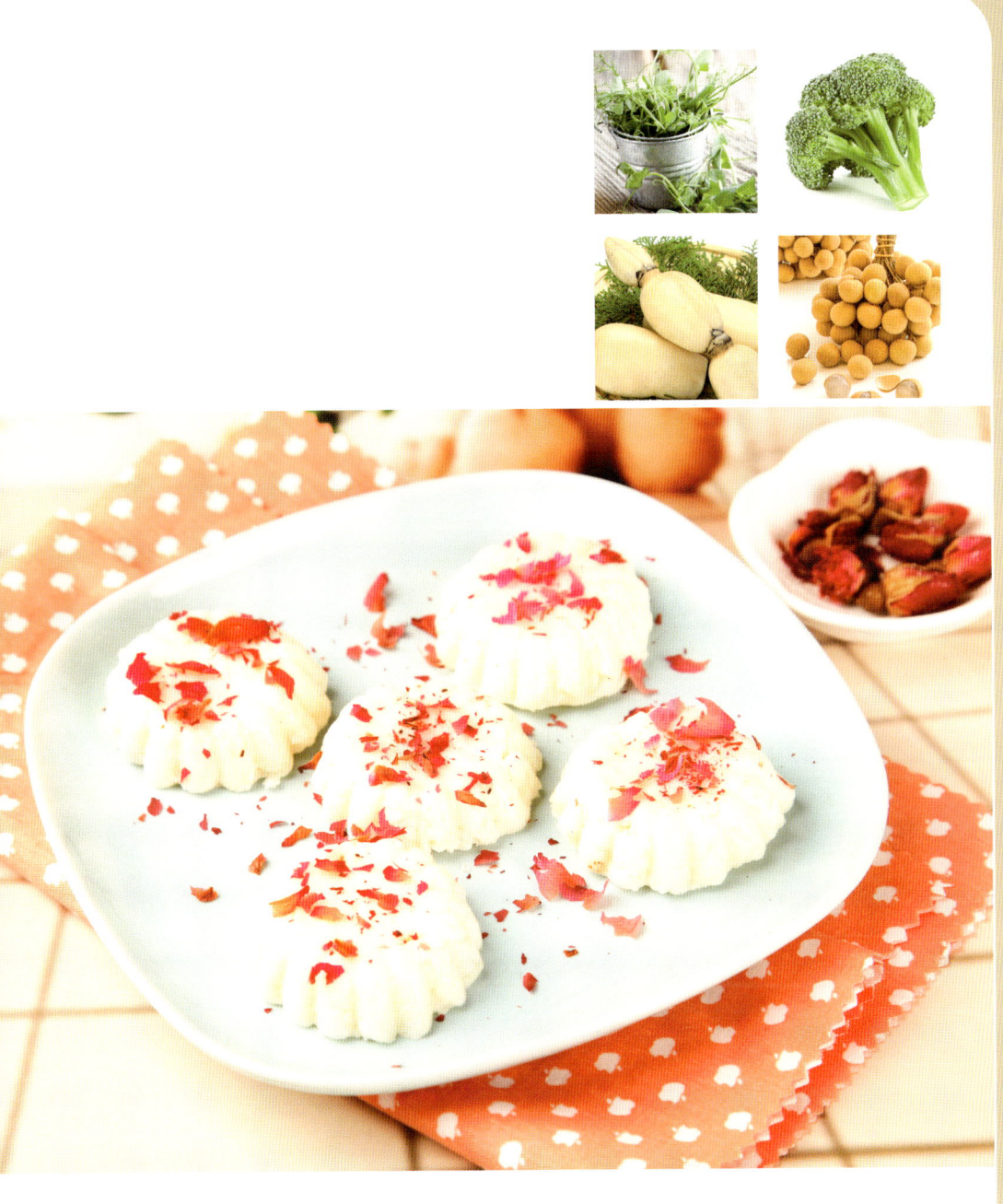

02 五谷杂粮类

大米
健脾益胃 缓解痛风

大米含有丰富的碳水化合物、维生素、钾、镁等营养素，可有效改善酸性体质，碱化尿液，促进尿酸排出体外，对缓解痛风症状非常有益。精制大米嘌呤含量较未加工前低，更适合痛风患者日常食用。

食材档案

- 嘌呤：18.4毫克/100克。
- 酸碱度：酸性。
- 适用量：每餐100克。
- 保存方式：放入塑料袋中避光保存。

健康烹调秘籍

煮大米粥的时候需特别注意，不能放碱，避免破坏大米中的维生素。大米在烹饪前不要淘洗太多次，以免损失过多的营养成分。

相宜搭配 YES

- 大米 + 黑米 = ▶ 平稳血糖、缓解痛风
- 大米 + 山楂 = ▶ 健脾生津、缓解痛风
- 大米 + 青豆 = ▶ 补中益气

禁忌搭配 NO

- 大米 + 蜂蜜 = ▶ 容易引起胃痛
- 大米 + 蕨菜 = ▶ 降低维生素B₁的消化吸收

芹菜大米粥

▶ 材料：水发大米120克，芹菜45克

▶ 做法：

1. 洗好的芹菜切成丁，待用。
2. 砂锅中注水烧热，倒入洗好的大米，搅匀，盖上锅盖，烧开后用小火煮约10分钟。
3. 揭开锅盖，倒入芹菜，搅拌搅匀，再盖上锅盖，用小火续煮约20分钟至食材熟透。
4. 揭开锅盖，略微搅拌一会儿，盛粥装碗即可。

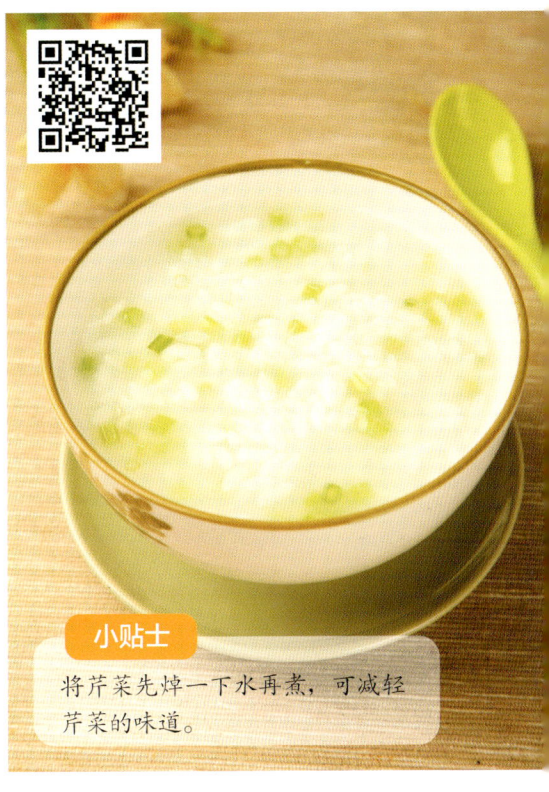

小贴士
将芹菜先焯一下水再煮，可减轻芹菜的味道。

山药大米粥

▶ 材料：水发大米110克，山药100克

▶ 调料：盐2克

▶ 做法：

1. 将去皮洗净的山药切开，再切小块。
2. 砂锅中注水烧开，倒入山药块、大米，拌匀，使米粒散开。
3. 盖上盖，烧开后用小火煮约45分钟，至食材全部熟透。
4. 揭盖，加入少许盐，拌匀调味，用中火略煮，然后盛粥装碗即可。

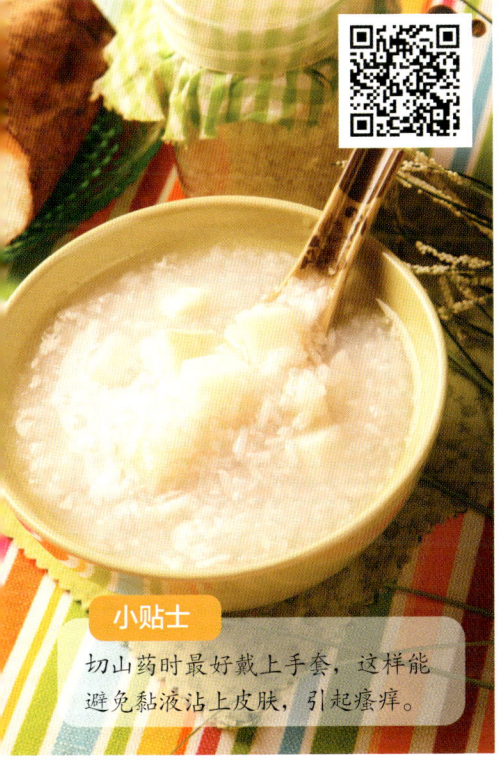

小贴士
切山药时最好戴上手套，这样能避免黏液沾上皮肤，引起瘙痒。

02 小米

健胃消食　补益虚损

小米中含有类雌激素物质，有保护皮肤、延缓衰老的作用。小米因富含维生素B_1、维生素B_{12}等，具有防治消化不良及口角生疮的功效。小米嘌呤含量低，适合痛风患者食用，还能为其补充营养。

食材档案

嘌呤：7.3毫克/100克。
酸碱度：碱性。
适用量：每餐50克。
保存方式：密封装好，置于通风、阴凉处。

健康烹调 *秘籍*

在煮小米粥的时候不能放碱，否则会破坏B族维生素。此外，由于小米的氨基酸组成不够理想，不能用小米代替其他主食，应该和其他粮食类调合，避免造成营养缺失或不均衡。

食疗痛风的做法 *吃法*

小米可以蒸饭，也能够煮成粥，而且还可以磨成粉制成饼、发糕等食品。相对来说，煮粥更适合痛风患者。

相宜搭配 YES

- 小米 ＋ 大米 ＝ ▶ 健胃益脾
- 小米 ＋ 菠菜 ＝ ▶ 健脾和胃
- 小米 ＋ 苦瓜 ＝ ▶ 清热解暑
- 小米 ＋ 洋葱 ＝ ▶ 降低血脂、降低血糖

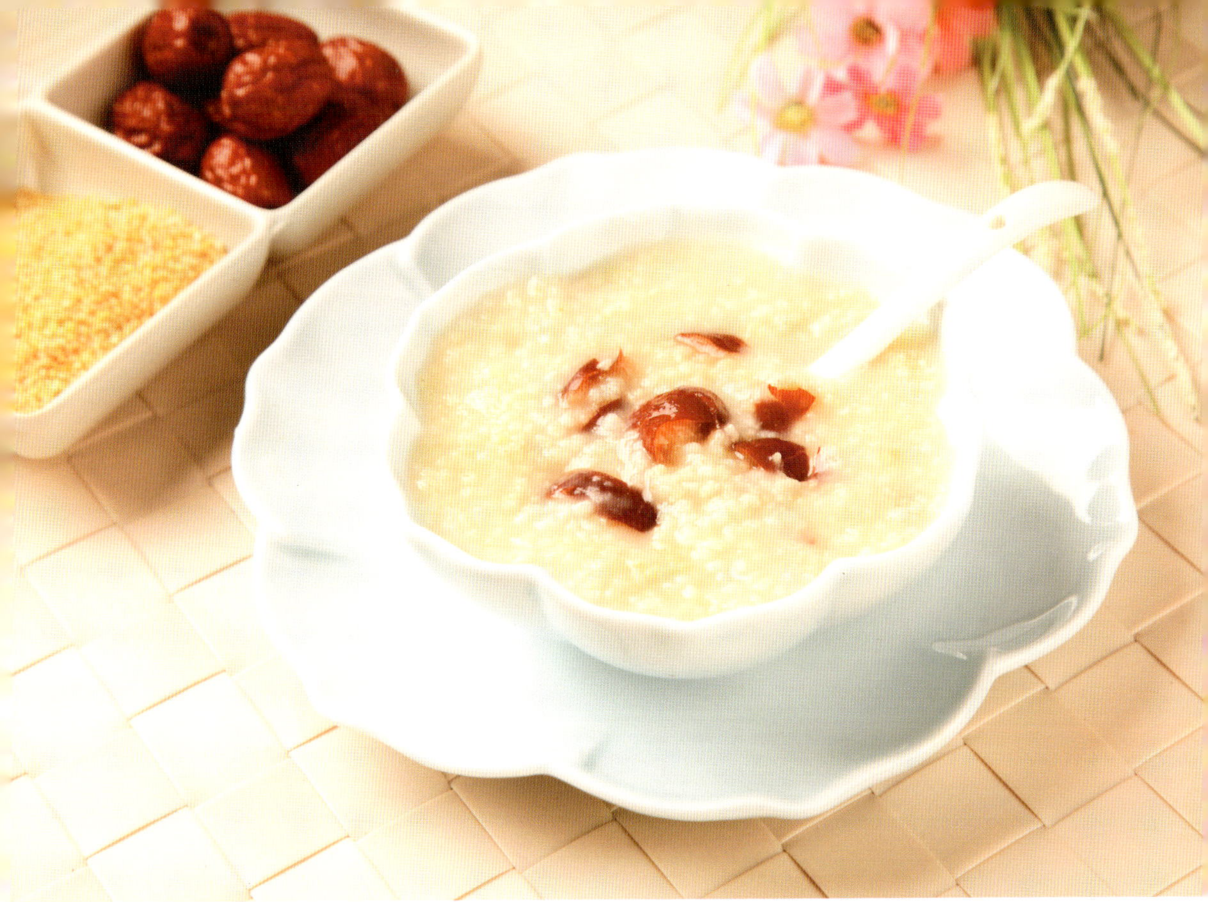

红枣小米粥

手机扫二维码
与视频同步做

▶ 材料：

水发小米……… 100克，红枣……… 100克

▶ 做法：

1 砂锅中注水烧热，倒入洗净的红枣，盖上盖，用中火煮约10分钟，至其变软。

2 揭盖，关火后捞出煮好的红枣，放在盘中，放凉后切开，取果肉切碎。

3 砂锅中注水烧开，倒入小米，盖上盖，烧开后用小火煮约20分钟，至米粒变软。

4 揭盖，倒入切碎的红枣，搅散、拌匀，略煮一小会儿，盛粥装碗即成。

小贴士

红枣不宜久煮

煮红枣的时间不宜太长，以免降低了食材的食用价值。

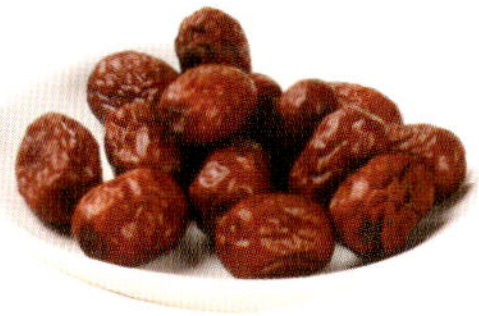

02 薏米

清热利尿 降压降糖

薏米中含有薏苡仁酯、薏苡仁醇及多种氨基酸等营养成分，能降血压、降血脂、降血糖，还有祛湿利尿的作用，能够促进尿酸的排泄，对防治痛风及其并发症有较好的作用。

食材档案

嘌呤：25毫克/100克。
酸碱度：酸性。
适用量：每餐50~100克。
保存方式：密封装好，置于阴凉处。

健康烹调（秘籍）

煮之前最好先将薏米洗净后浸泡数小时，煮时旺火烧开再小火焖煮。若来不及泡薏米，也可以先旺火煮开，然后停火焖30分钟，再用小火慢煮20分钟。

食疗痛风的做法（吃法）

泡米用的水与薏米同煮，这样有利于痛风患者最大限度地吸收利用薏米的营养成分。但要注意，因为薏米所含的糖类黏性较高，吃太多可能会妨碍消化。

相宜搭配 YES

薏米 + 粳米	=	▶	补脾除湿
薏米 + 橙子	=	▶	排毒瘦身
薏米 + 冬瓜	=	▶	排毒养颜
薏米 + 枇杷	=	▶	清肺散热

玫瑰薏米粥

▶ **材料**：水发大米90克，水发薏米、水发小米各80克，玫瑰花6克

▶ **调料**：红糖50克

▶ **做法**：

1. 砂锅中注水烧开，放入洗净的玫瑰花，拌匀，倒入洗好的大米、薏米、小米，搅散。
2. 盖上盖，烧开后用小火煮约30分钟，至食材全部熟透。
3. 揭盖，倒入红糖，快速搅拌匀，转中火，再煮一会儿，至糖分完全溶于米粥中。
4. 关火后盛粥装碗即可。

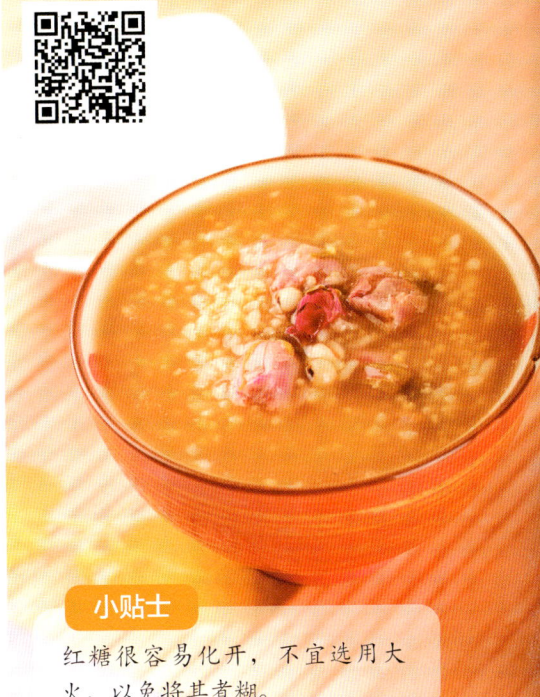

小贴士

红糖很容易化开，不宜选用大火，以免将其煮糊。

薏米炖冬瓜

▶ **材料**：冬瓜230克，薏米60克，姜片、葱段各少许

▶ **调料**：盐2克，鸡粉2克

▶ **做法**：

1. 洗好的冬瓜去瓤，再切成小块。
2. 砂锅中注水烧热，倒入冬瓜、薏米，撒上少许姜片、葱段，盖上盖，烧开后用小火煮约30分钟，至食材熟透。
3. 揭盖，加入少许盐、鸡粉，拌匀调味，关火后盛菜装盘即可。

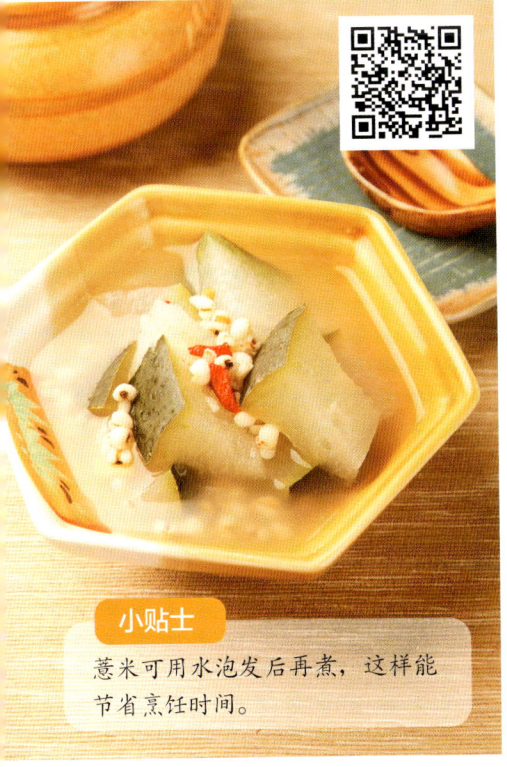

小贴士

薏米可用水泡发后再煮，这样能节省烹饪时间。

02

糙米

补中益气　调和五脏

> 糙米胚芽中富含的维生素E能促进血液循环，有效维护全身机能，保持肾脏排泄功能，从而有利于尿酸排出。糙米还含有丰富的膳食纤维，有助于排出肠内宿便，促进部分尿酸排出。

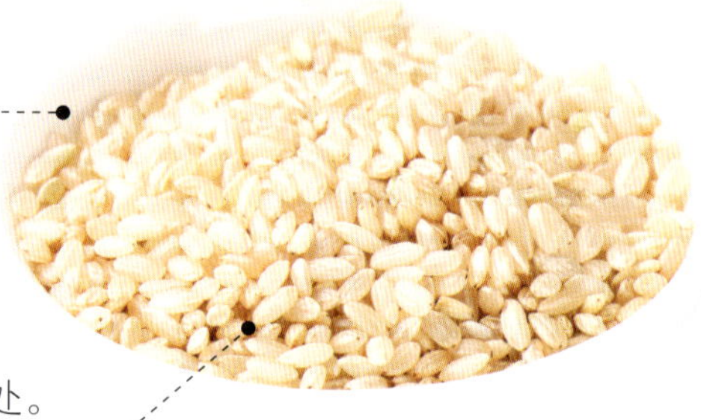

食材档案

- 嘌呤：22.4毫克/100克。
- 酸碱度：酸性。
- 适用量：每餐150克。
- 保存方式：密封，置于阴凉干燥处。

健康烹调 秘籍

糙米口感较粗，质地紧密，煮前可以将其淘洗后用冷水浸泡过夜，然后连浸泡水一起入高压锅，最好煮30分钟以上。煮粥时，慢熬口感更好。

相宜搭配 YES

- 糙米 ＋ 鱼 ＝ ▶ 预防慢性病
- 糙米 ＋ 瘦肉 ＝ ▶ 增强免疫力
- 糙米 ＋ 胡萝卜 ＝ ▶ 保肝明目

禁忌搭配 NO

- 糙米 ＋ 鸡蛋 ＝ ▶ 影响营养价值
- 糙米 ＋ 香蕉 ＝ ▶ 破坏营养

糙米胡萝卜糕

▶ 材料：去皮胡萝卜250克，水发糙米300克，糯米粉20克

▶ 做法：

1. 洗净的胡萝卜切成细条，装入碗中，再放入泡好的糙米，加入糯米粉、适量清水，将材料拌匀，盛入碗中。
2. 蒸锅注水烧开，放入拌匀的食材，加盖，用大火蒸30分钟至熟透。
3. 揭盖，取出蒸好的糙米胡萝卜糕，凉凉后倒扣在盘中。
4. 将糕点切成三角形块，放在另一盘中即可。

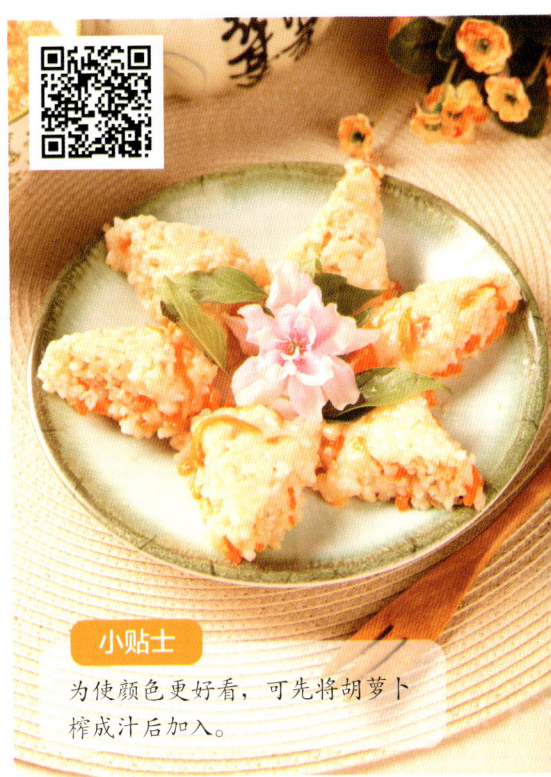

小贴士
为使颜色更好看，可先将胡萝卜榨成汁后加入。

薄荷糙米粥

▶ 材料：水发糙米150克，枸杞15克，鲜薄荷叶少许

▶ 调料：冰糖25克

▶ 做法：

1. 砂锅中注水烧热，倒入洗净的糙米，搅散，盖上盖，烧开后转小火继续煮约40分钟，至食材熟软。
2. 揭盖，倒入少许洗净的薄荷叶，搅匀，略煮一会儿，撒上枸杞，拌匀，用中火煮约2分钟，至食材熟透。
3. 加入适量冰糖，拌匀，用大火煮至溶化，盛粥装碗即可。

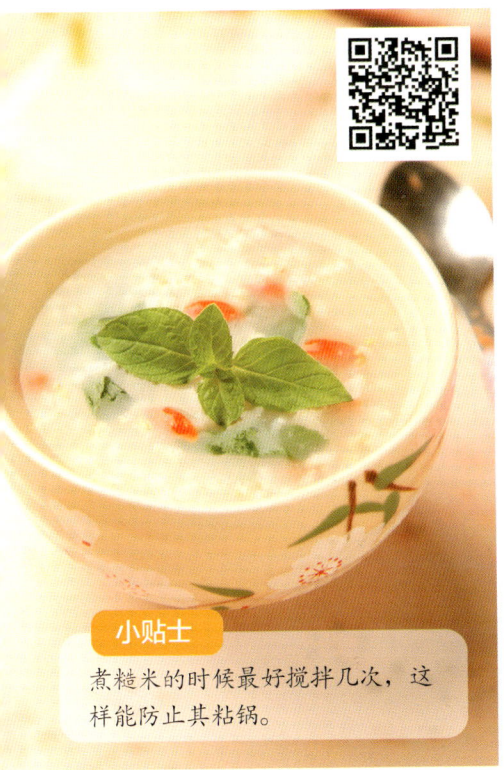

小贴士
煮糙米的时候最好搅拌几次，这样能防止其粘锅。

02

玉米 — 止血利湿 排毒瘦身

玉米的嘌呤含量很低，钾的含量较高，可促进尿酸的溶解和排泄。玉米所含的膳食纤维和镁元素能够促进肠胃蠕动，排出体内毒素、脂肪和胆固醇，利于减肥，并防治痛风并发高脂血症。

食材档案

- **嘌呤**：9.4毫克/100克。
- **酸碱度**：碱性。
- **适用量**：每餐100克。
- **保存方式**：风干后置于阴凉干燥处。

健康烹调 秘籍

采用蒸煮的方法可以最大限度地激发玉米抗氧化剂的活性，更加有利于人体吸收其营养物质。另外，水煮玉米不要把玉米衣完全去掉，可保留内层白色部分，这样煮出来的玉米更加香甜。

食疗痛风的做法 吃法

玉米一般煮熟之后可以直接食用，也可以将其加工为玉米面、玉米粥、玉米茶等，而通过蒸煮的方式来烹饪的玉米食物对痛风患者最有利。

相宜搭配 YES

玉米 ＋ 山药	=	养颜护肤
玉米 ＋ 花菜	=	健脾益胃
玉米 ＋ 鸡蛋	=	防止胆固醇过高
玉米 ＋ 大米	=	增强免疫力

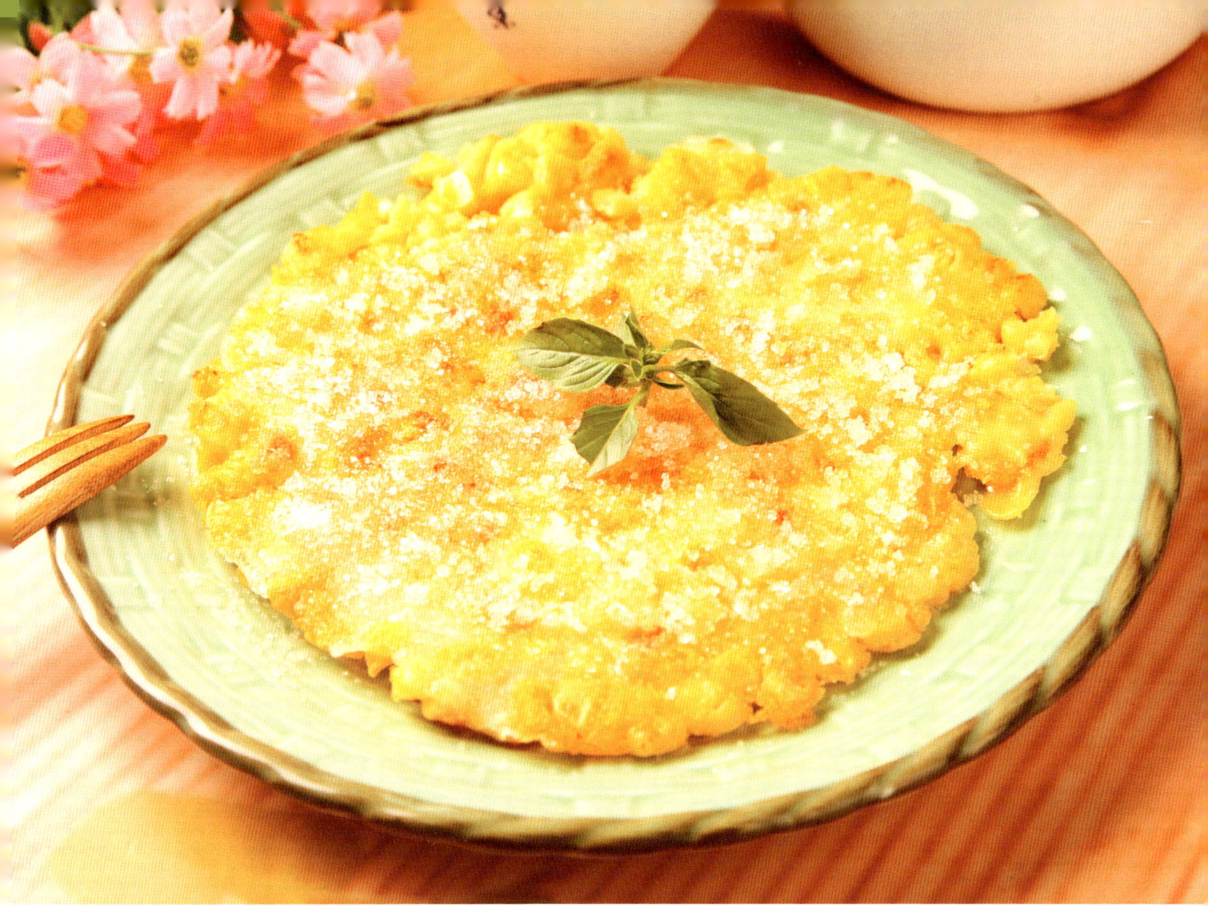

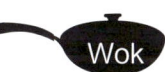

玉米烙

手机扫二维码
与视频同步做

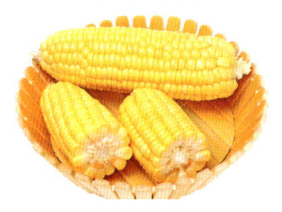

▶ **材料：**

玉米粒………150克，玉米淀粉………30克

▶ **调料：**

白糖………20克，食用油………30毫升

▶ **做法：**

1 锅中注入清水，倒入洗好的玉米粒，拌匀，煮至玉米粒熟软后捞出，沥干装盘。

2 取一碗，倒入玉米粒、玉米淀粉，充分拌匀，加入适量清水，拌匀。

3 用油起锅，倒入玉米浆，用铲子将其推开、压平，用小火慢煎至玉米烙凝结。

4 加入食用油，至没过玉米烙，用中火煎至其呈金黄色，盛出装盘，撒上白糖即可。

小贴士

玉米糊不要稀

在调制玉米糊的时候，不要太稀，也不要太干，否则不容易煎好。

02 燕麦 — 降低体内胆固醇

燕麦具有高蛋白、低碳水化合物的特点。燕麦中富含可溶性纤维和不溶性纤维,能大量吸收人体内的胆固醇并排出体外,还能促进尿酸排泄,适合痛风及高脂血症患者食用。

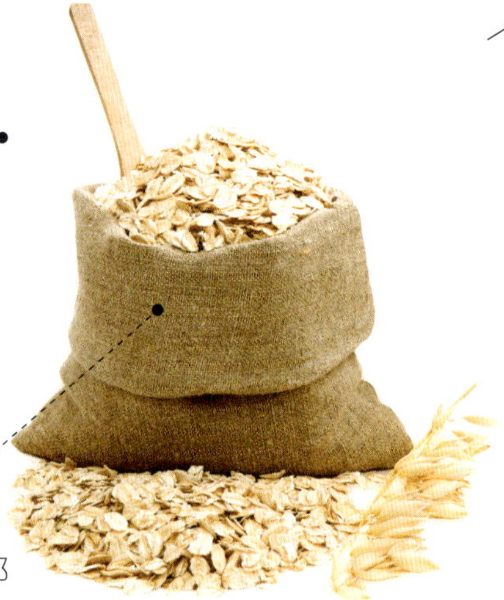

食材档案

嘌呤:24.5毫克/100克。
酸碱度:酸性。
适用量:每餐40克。
保存方式:密封装好,保持干燥。

健康烹调秘籍

购买燕麦片最好选择需要煮后才能食用的那种,燕麦中的水溶性膳食纤维经过煮制后才能充分溶解,达到理想的膳食效果。

相宜搭配 YES

- 燕麦 + 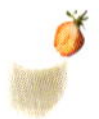 牛奶 = 润肠通便
- 燕麦 + 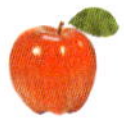 苹果 = 美容护肤、排毒
- 燕麦 + 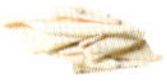 山药 = 增强免疫力

禁忌搭配 NO

- 燕麦 + 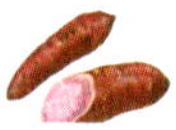 红薯 = 导致胀气、胃痉挛
- 燕麦 + 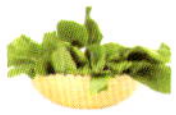 菠菜 = 影响钙的吸收

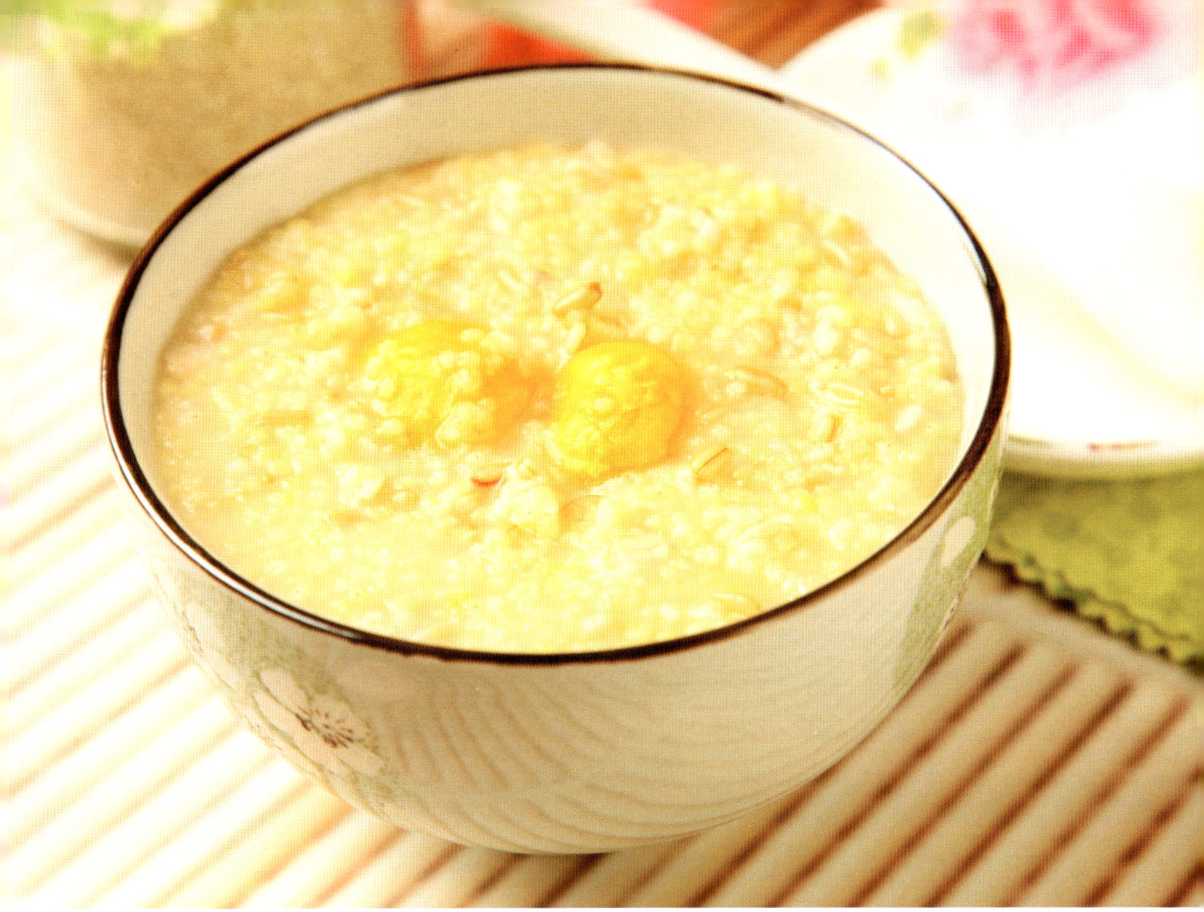

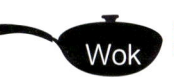 ## 板栗燕麦粥

手机扫二维码
与视频同步做

小贴士

燕麦不要大火煮

煮粥的时候火候不要太大，以免糊锅。

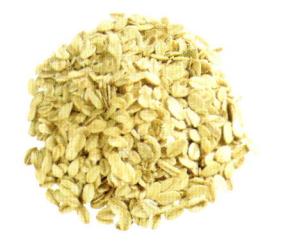

▶ **材料：**

板栗肉………50克，小米………50克

燕麦………70克

▶ **调料：**

冰糖………20克

▶ **做法：**

1 砂锅中注入适量清水，倒入板栗，盖上盖，用大火煮开。

2 揭盖，放入燕麦，拌匀，盖上盖，煮开后转小火续煮40分钟至食材熟软。

3 揭盖，加入泡好的小米，拌匀，盖上盖，小火续煮30分钟至熟。

4 揭盖，加入冰糖，搅拌至溶化，盛粥装碗即可。

02 绿豆

清热解毒　利水消肿

绿豆富含膳食纤维、B族维生素、钾、镁等，可有效地改变酸性体质，碱化患者体内的尿液，促进体内废物及尿酸的排泄，而且脂肪少，能避免患者肥胖，对防治痛风有一定的辅助作用。

食材档案

嘌呤：75.1毫克/100克。
酸碱度：碱性。
适用量：每次40克。
保存方式：装好置于阴凉、干燥处。

健康烹调（秘籍）

绿豆在烹饪前用开水浸泡3~4小时，可缩短烹饪的时间。另外，可以先将绿豆用水浸泡20分钟左右，沥干放入冰箱冻成冰块，再把绿豆放入热水中煮，这样能很快煮开花。

食疗痛风的做法（吃法）

绿豆可烧饭、熬粥、煮汤，可以单独或者配上合适食材熬制糖水或制成豆浆饮用，还可以制成绿豆糕点、饼干等。相对而言，绿豆粥、绿豆汤更适合痛风患者。

相宜搭配 YES

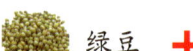 绿豆 ＋  天冬 ＝ ▶ 增强免疫力

 绿豆 ＋ 鸽子 ＝ ▶ 清热解毒

 绿豆 ＋ 大米 ＝ ▶ 利于消化

 绿豆 ＋ 燕麦 ＝ ▶ 抑制血糖上升

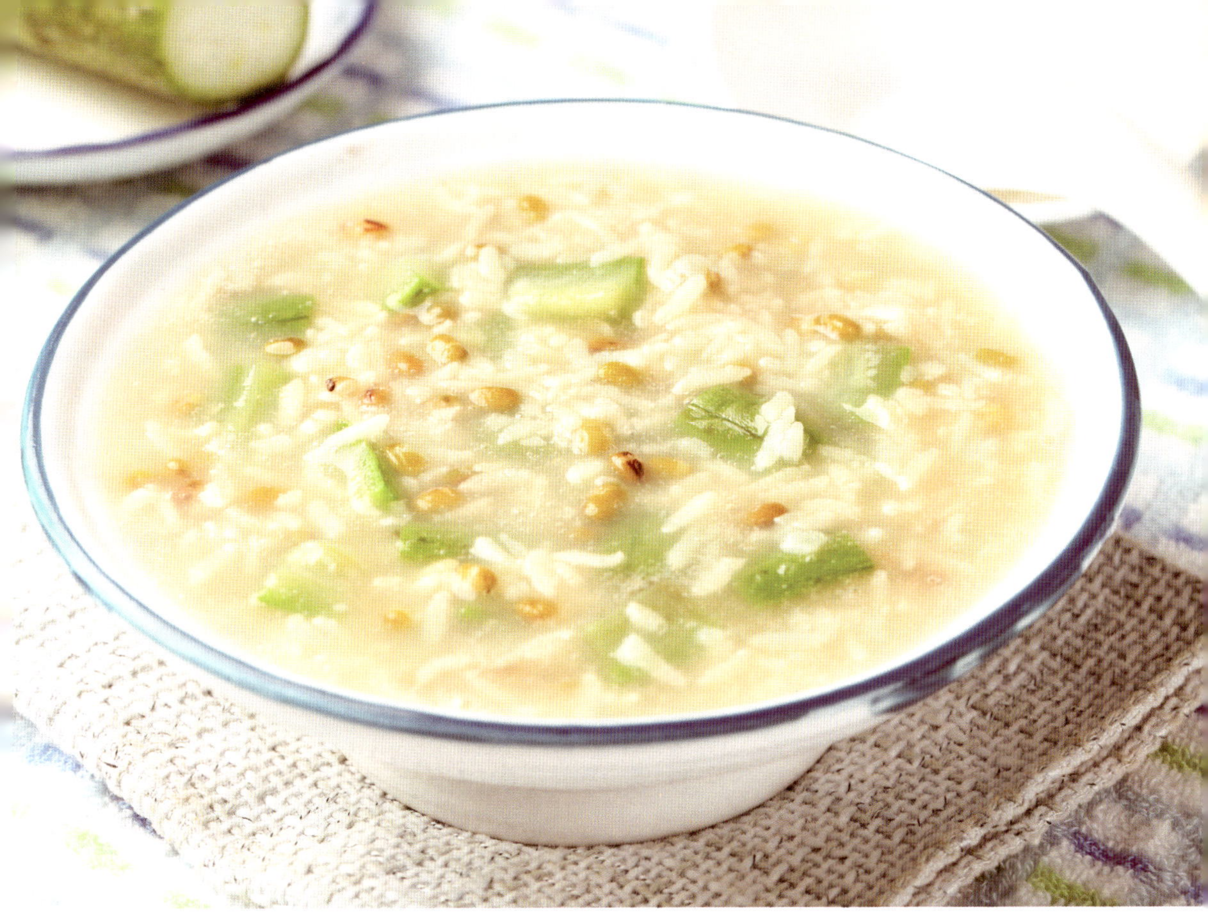

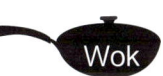

丝瓜绿豆汤

与视频同步做
手机扫二维码

▶ 材料：

丝瓜………150克，水发绿豆………90克

水发大米………150克

▶ 调料：

冰糖………20克

▶ 做法：

1 洗净的丝瓜切成丁。

2 砂锅中注水烧开，倒入洗净的大米、绿豆，拌匀，盖上盖，大火烧开后用小火煮约30分钟至熟。

3 揭盖，倒入丝瓜，拌匀，盖上盖，用小火续煮10分钟，至丝瓜熟软。

4 揭盖，将煮好的粥盛出装碗即可。

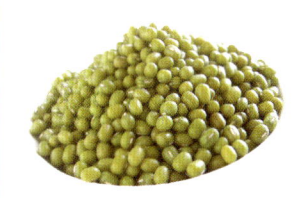

小贴士

绿豆宜用小火煮

绿豆宜用小火煮，这样不容易粘锅。

02 芸豆 —— 增强免疫力 促进尿酸排出

芸豆富含蛋白质和多种氨基酸，常食可激活淋巴细胞，产生免疫抗体，提高免疫力，促进脱氧核糖核酸的合成，减少游离的嘌呤含量。此外，芸豆能促进尿酸盐溶解和排泄，可缓解痛风患者的不适。

食材档案

嘌呤：137.4毫克/100克。
酸碱度：碱性。
适用量：每天50克。
保存方式：晒干或腌渍后密封装好。

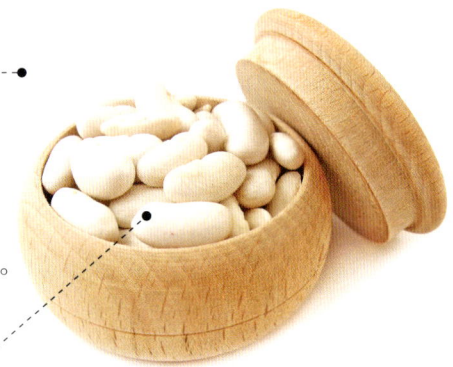

健康烹调 秘籍

生芸豆的豆荚表皮中含有皂苷，豆粒中含有血球凝集素，为防止中毒，芸豆食用前应加以处理，可用沸水焯透或热油煸，直到变色熟透方可食用。

相宜搭配 YES

 芸豆 ＋ 话梅 = ▶ 补血养颜

 芸豆 ＋ 蜂蜜 = ▶ 治咳喘

 芸豆 ＋ 豆腐 = ▶ 治慢性肝炎

禁忌搭配 NO

 芸豆 ＋ 田螺 = ▶ 引起结肠癌

 芸豆 ＋ 菠菜 = ▶ 破坏营养

桂花白芸豆

▶ **材料**：水发芸豆230克，糖桂花50克
▶ **调料**：冰糖30克
▶ **做法**：

1. 锅中注水，大火烧热，倒入洗净的芸豆、冰糖，搅拌均匀。
2. 盖上锅盖，大火煮开后转小火煮30分钟至芸豆熟软。
3. 掀开锅盖，将芸豆捞出装入碗中，倒上糖桂花，搅拌均匀。
4. 将拌好的芸豆倒入盘中即可。

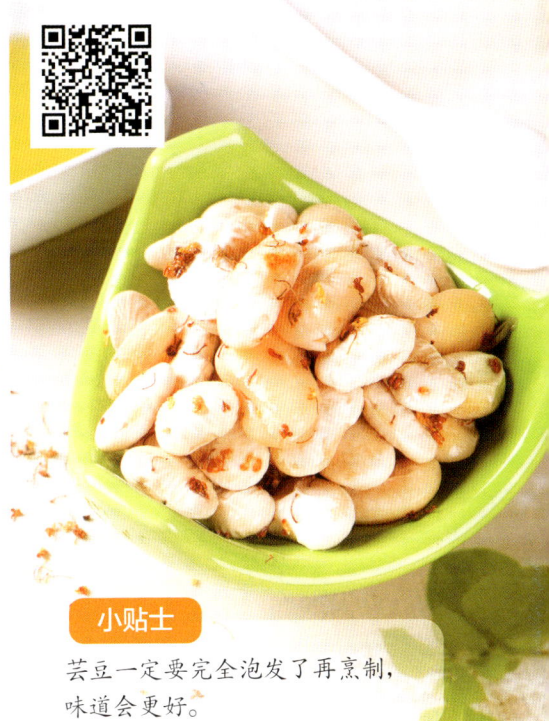

小贴士

芸豆一定要完全泡发了再烹制，味道会更好。

蜜汁红枣芸豆

▶ **材料**：水发芸豆270克，红枣80克，山楂30克
▶ **调料**：冰糖50克，蜂蜜30克
▶ **做法**：

1. 锅中注水烧开，倒入泡发好的芸豆、红枣、山楂，搅拌匀，盖上盖，煮开后转小火煮30分钟至食材熟软。
2. 掀开盖，倒入冰糖，搅拌片刻，盖上盖，续煮5分钟使食材入味。
3. 掀开盖，将食材捞出，倒入蜂蜜，搅拌均匀，装入盘中即可。

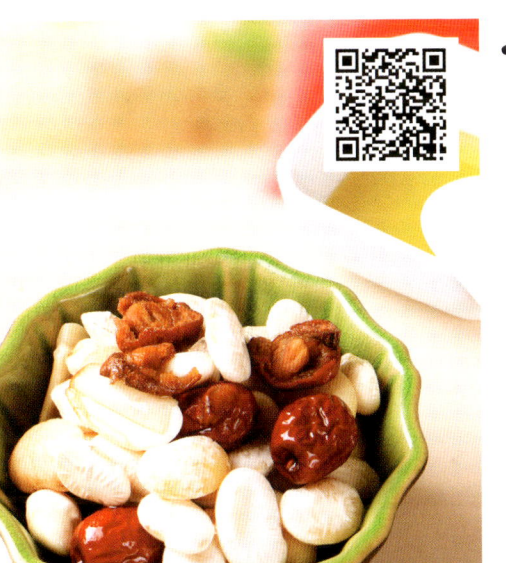

小贴士

芸豆可以待完全放凉后再食用，口感会更好。

02

黑豆
降低血压　降低血脂

黑豆可有效软化并扩张血管，减少血脂含量；黑豆的钾含量很高，能促进钠水平衡，利于降低血压。但是黑豆中的嘌呤含量较高，因此，黑豆适合痛风以及合并症患者适量食用，而不宜多吃。

食材档案

嘌呤：137.4毫克/100克。
酸碱度：碱性。
适用量：每天40克。
保存方式：晒干后密封装好。

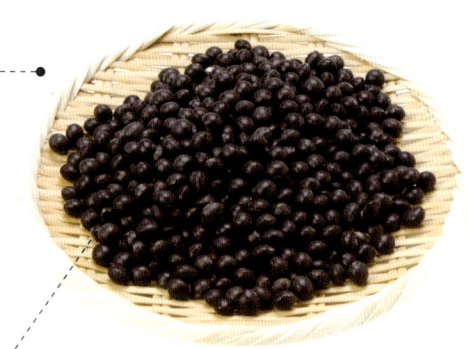

健康烹调 （秘籍）

黑豆可经炖或煮熟食用，也可与其他食物一同食用。而将黑豆制成黑豆腐、黑豆面条、黑豆奶尤其是制成黑豆浆食用，效果更佳，更易被消化。

食疗痛风的做法 （吃法）

将黑豆做成豆浆或者煮汤对痛风患者更有益，也可以在烹饪的时候加入适量的醋，有利于降低血压、软化血管，对痛风患者有一定的好处。

相宜搭配 YES

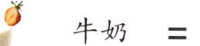

黑豆 ＋ 糯米	=	▶	增强免疫力
黑豆 ＋ 花生	=	▶	补血养颜
黑豆 ＋ 牛奶	=	▶	有利于吸收维生素B_{12}
黑豆 ＋ 鲫鱼	=	▶	补肾

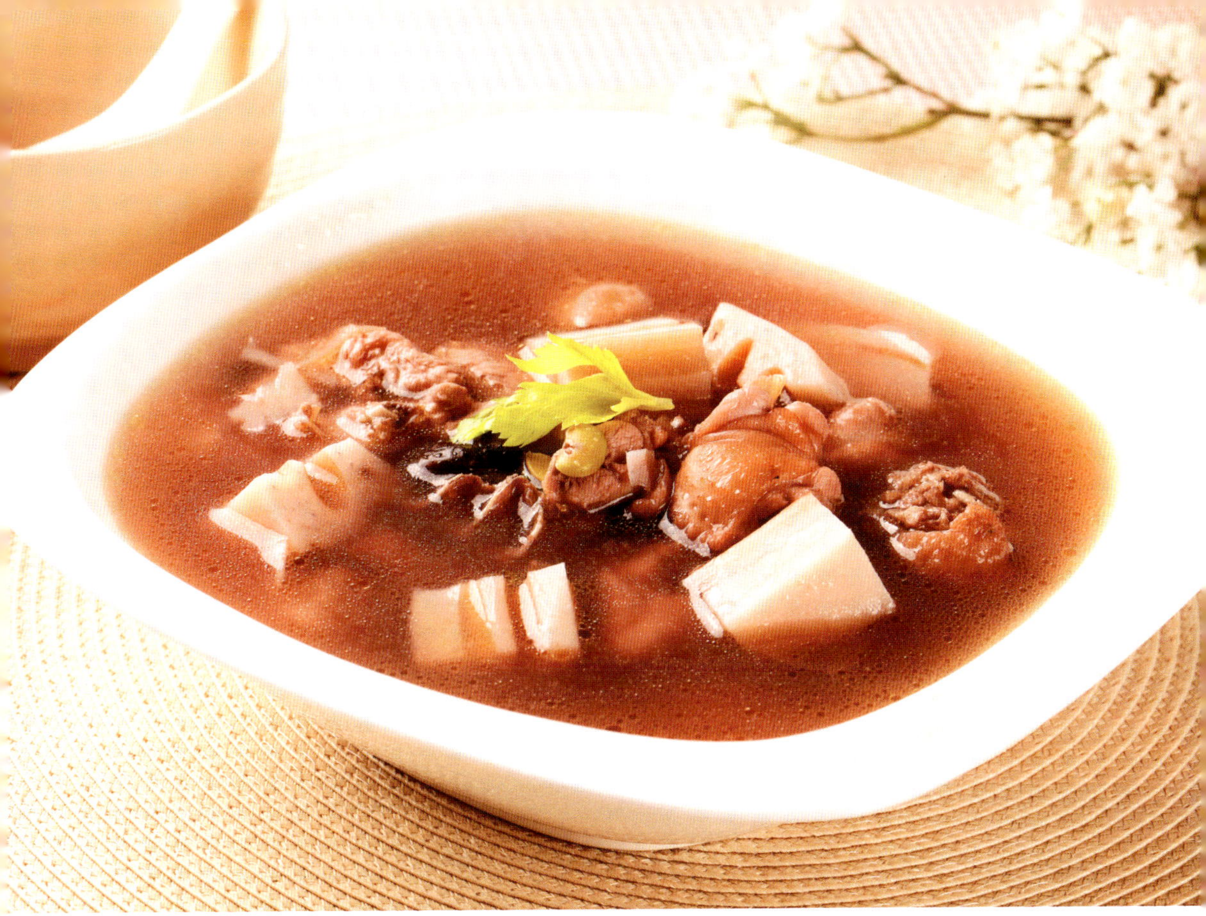

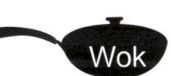 黑豆莲藕鸡汤

▶ **材料：**

水发黑豆………100克，鸡肉………300克

莲藕………180克，姜片少许

▶ **调料：**

盐、鸡粉各少许，料酒………5毫升

▶ **做法：**

1. 洗净去皮的莲藕切成丁；洗好的鸡肉斩成小块。
2. 锅中注水烧开，倒入鸡块，搅动几下，再煮一会儿，去除血水后捞出，沥干待用。
3. 砂锅中注水烧开，放入少许姜片、鸡块、黑豆、藕丁，淋入少许料酒，盖上盖，煮沸后用小火炖煮约40分钟，至食材熟透。
4. 取下盖子，加入少许盐、鸡粉，搅匀调味，续煮至食材入味，盛汤装碗即成。

手机扫二维码与视频同步做

小贴士

先将黑豆泡软

煮汤前最好将黑豆泡软后再使用，这样可以缩短烹饪的时间。

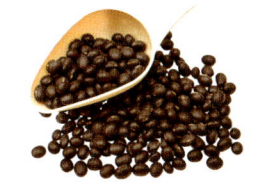

02 蔬菜、菌菇类

包菜
减少尿酸 促进排毒

包菜是一种基本上不含嘌呤的蔬菜,维生素及钾的含量高,既能够减少尿酸的生成,又有利于尿酸的溶解和排泄。而且,包菜含糖低,含膳食纤维高,适合痛风并发糖尿病、肥胖症的患者食用。

食材档案

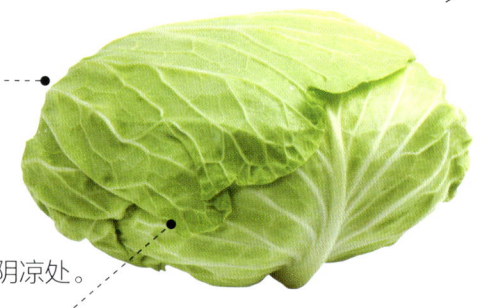

嘌呤: 9.7毫克/100克。
酸碱度: 碱性。
适用量: 每餐40克。
保存方式: 用保鲜袋装好,置于阴凉处。

健康烹调 秘籍

包菜含少量致甲状腺肿大的物质,不宜生吃,宜在烹饪前切好用盐水浸泡10分钟,或加入含碘的盐来烹饪。烹饪时还可以加入韭菜或大葱去气味。

相宜搭配 YES

- 包菜 ＋ 西红柿 ＝ ▶ 益气生津
- 包菜 ＋ 醋 ＝ ▶ 开胃健脾
- 包菜 ＋ 黑木耳 ＝ ▶ 健胃补脑

禁忌搭配 NO

- 包菜 ＋ 黄瓜 ＝ ▶ 降低营养价值
- 包菜 ＋ 猪肝 ＝ ▶ 损失营养成分

肉末包菜

▶ **材料**：包菜200克，肉末70克，姜末、蒜末各少许

▶ **调料**：盐3克，鸡粉2克，料酒2毫升，生抽2毫升，水淀粉3毫升，食用油适量

▶ **做法**：

1. 将洗净的包菜切成小块，装入盘中。
2. 锅中注水烧开，放入少许盐，倒入包菜，搅匀，煮至熟后捞出。
3. 用油起锅，倒入肉末，炒至转色，淋入料酒、生抽，炒香，倒入少许姜末、蒜末，炒匀。
4. 放入包菜炒匀，加入少许清水、盐、鸡粉炒匀，大火收汁，倒入水淀粉勾芡，盛菜装碗。

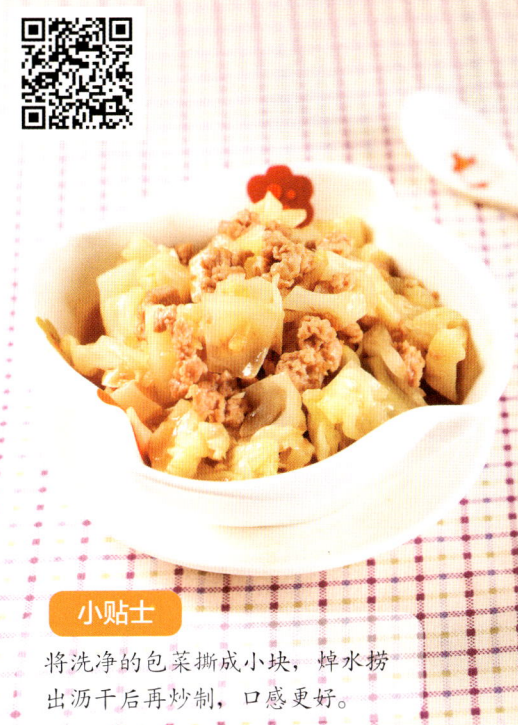

小贴士
将洗净的包菜撕成小块，焯水捞出沥干后再炒制，口感更好。

包菜鸡蛋汤

▶ **材料**：包菜40克，蛋黄2个

▶ **调料**：盐1克

▶ **做法**：

1. 洗净的包菜切碎，倒入沸水锅中，汆煮30秒至断生，捞出包菜，沥干装盘。
2. 蛋黄中倒入包菜碎，搅拌匀成包菜蛋液。
3. 另起锅，注入约600毫升清水烧开，倒入包菜蛋液。
4. 搅匀，煮约1分钟至汤水烧开，加入盐，搅匀调味，盛汤装碗即可。

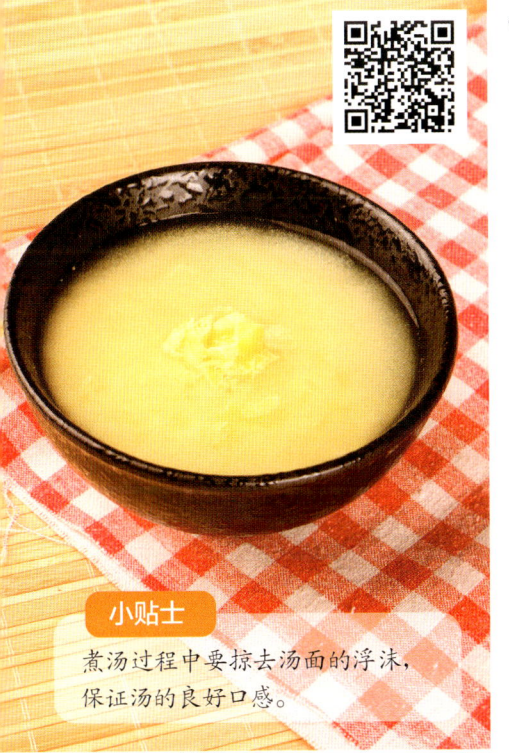

小贴士
煮汤过程中要掠去汤面的浮沫，保证汤的良好口感。

02

大白菜

碱化尿液 防止结石

大白菜具有养胃生津、除烦解渴、利尿通便等功效，此外，大白菜富含多种维生素及矿物质，是一种纤维素含量丰富的碱性食物，有助于碱化尿液、促进尿酸排出，对防治痛风有一定的辅助作用。

食材档案

嘌呤：9.7毫克/100克。
酸碱度：碱性。
适用量：每餐100克。
保存方式：晾干，放低温干燥处。

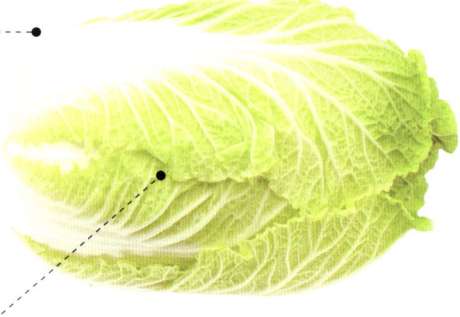

健康烹调 秘籍

大白菜的做法多样，但是要注意不要挤掉菜汁。切大白菜时，宜顺丝切，这样大白菜易熟；在烹饪大白菜时，适当放点醋，可使大白菜中的营养分解出来。

相宜搭配 YES

- 大白菜 ＋ 西红柿 ＝ ▶ 益胃生津
- 大白菜 ＋ 板栗 ＝ ▶ 增强体质
- 大白菜 ＋ 猪肝 ＝ ▶ 保肝护肾

禁忌搭配 NO

- 大白菜 ＋ 兔肉 ＝ ▶ 呕吐或腹泻
- 大白菜 ＋ 黄瓜 ＝ ▶ 降低营养价值

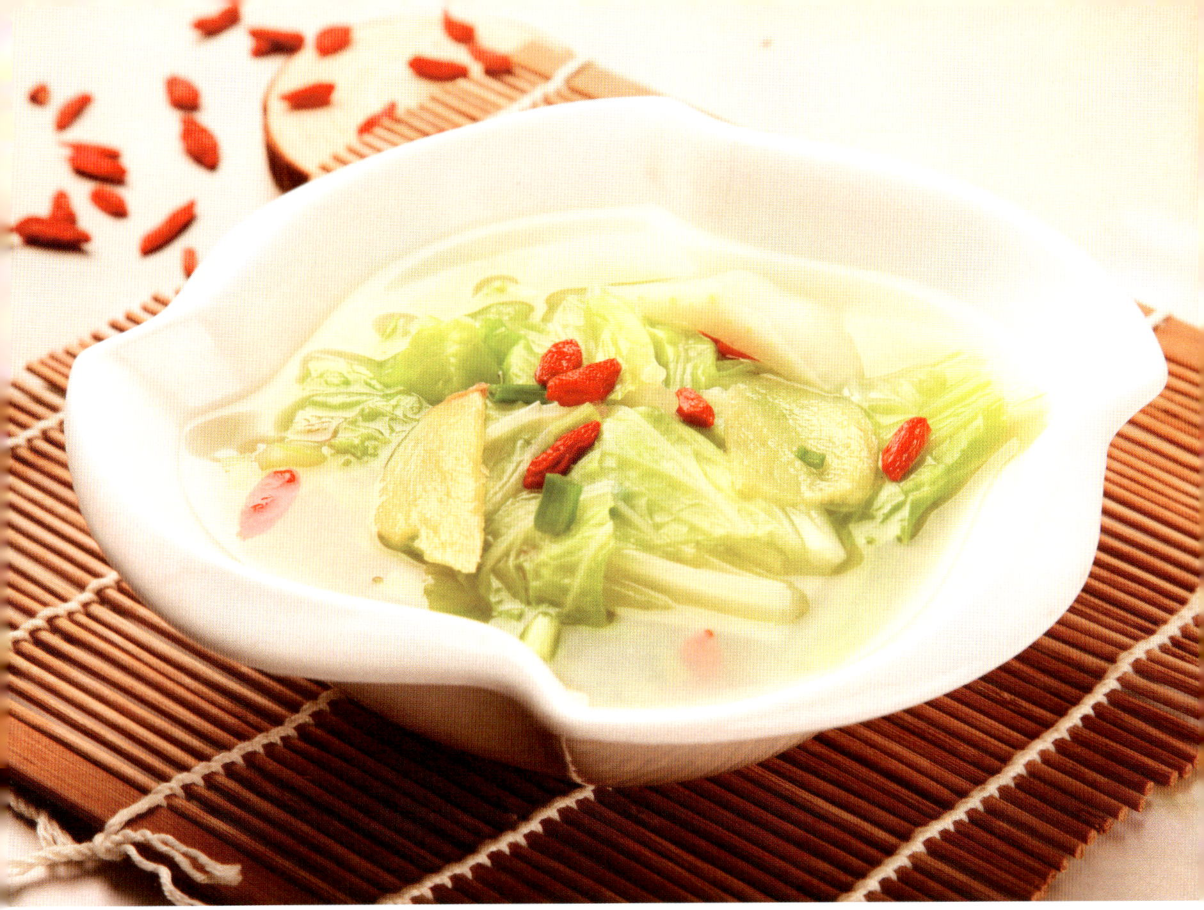

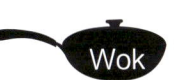

开水枸杞大白菜

手机扫二维码
与视频同步做

▶ **材料：**

大白菜………200克，枸杞………3克

葱花………3克，姜片………4片

▶ **调料：**

盐………2克，料酒………3毫升

▶ **做法：**

1 洗净的大白菜切去根部，切段。
2 取电饭锅，倒入大白菜段，注入适量开水，加入姜片、盐、料酒，搅拌均匀。
3 盖上盖，按“功能”键，选择“蒸煮”功能，时间为15分钟，开始蒸煮。
4 按“取消”键，断电，开盖，放入枸杞、葱花，拌匀，盛汤装碗即可。

小贴士

枸杞先泡一会儿

枸杞事先泡发一会儿，可以增加其光泽。

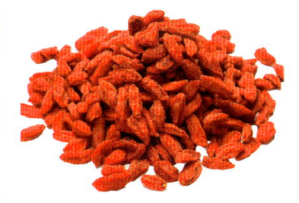

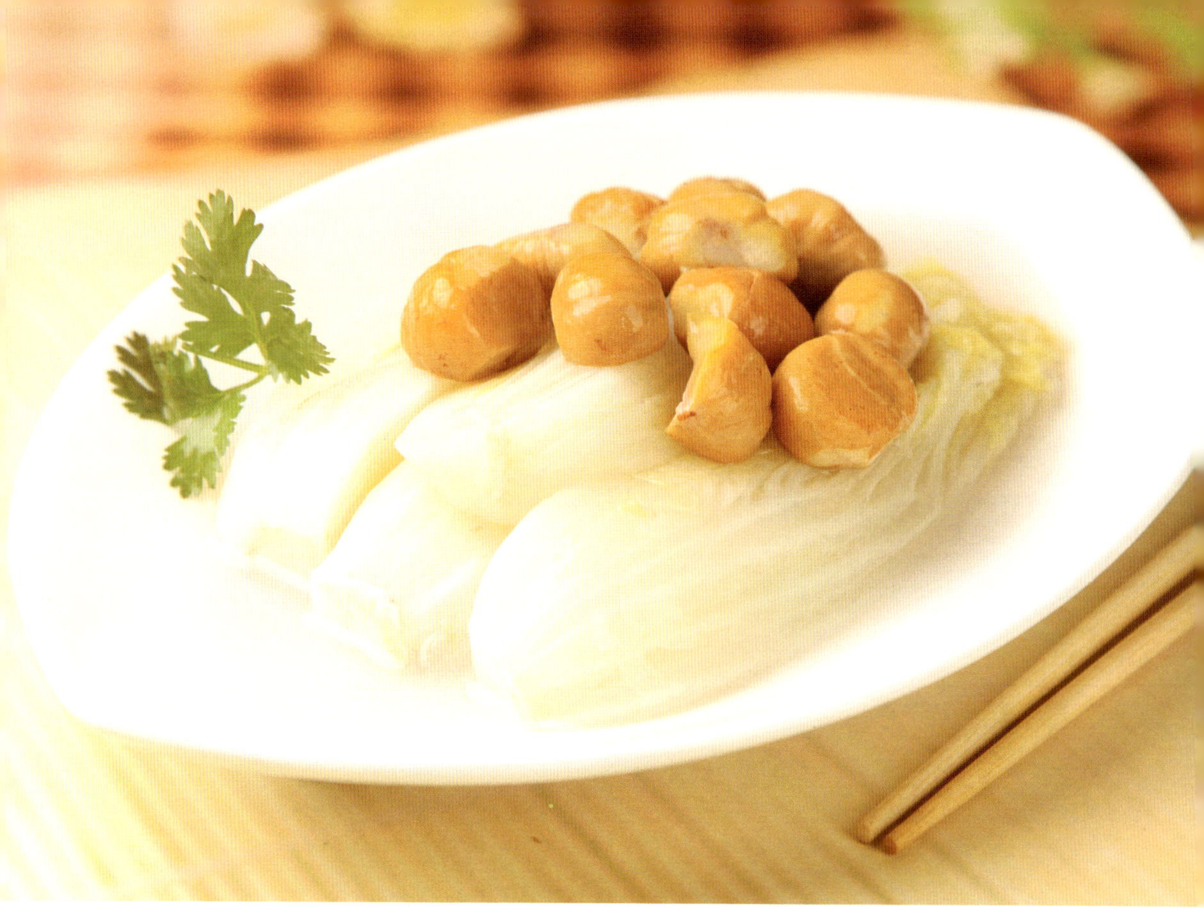

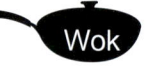

板栗煨大白菜

手机扫二维码
与视频同步做

▶ **材料：**

大白菜………400克，板栗肉………80克

高汤………180毫升

▶ **调料：**

盐………2克，鸡粉少许

▶ **做法：**

1 锅中注水烧热，倒入高汤，放入洗净的板栗肉，拌匀，用大火略煮。

2 待汤汁沸腾，放入洗净、切成瓣的大白菜，加入少许盐、鸡粉，拌匀调味。

3 盖上盖，用大火烧开后转小火焖约15分钟，至食材熟透。

4 揭盖，撇去浮沫，关火后盛菜装盘，摆好即可。

小贴士

水不要太多

锅中注入的清水不宜太多，以免稀释大白菜的清甜味道。

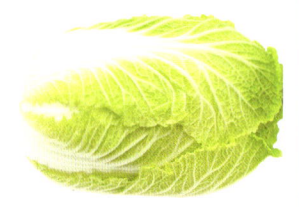

大白菜清汤

- **材料**：大白菜120克
- **调料**：盐2克，芝麻油3毫升
- **做法**：

1. 洗好的大白菜切成小丁。
2. 锅中注水烧开，倒入大白菜，搅拌均匀，盖上盖，烧开后用小火煮约10分钟。
3. 揭开盖，加入适量盐、芝麻油，拌匀调味，至汤汁入味。
4. 盛出煮好的大白菜清汤即可。

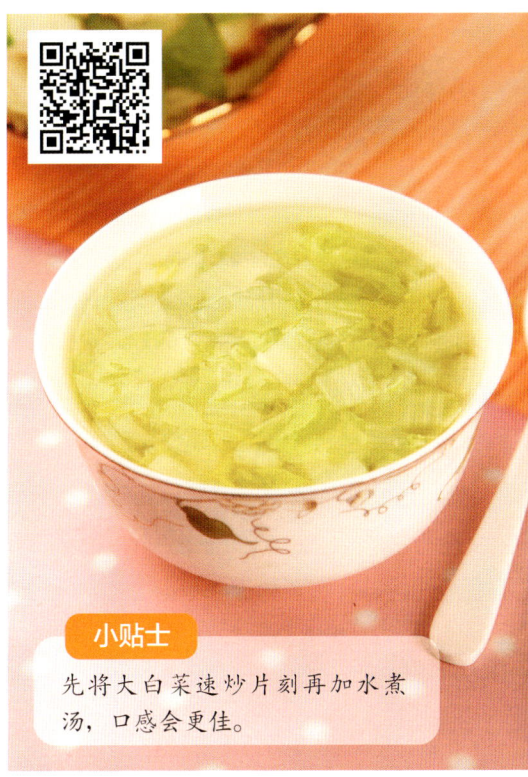

小贴士：先将大白菜速炒片刻再加水煮汤，口感会更佳。

鲜奶大白菜汤

- **材料**：大白菜80克，牛奶150毫升，鸡蛋1个，红枣5克
- **调料**：盐2克
- **做法**：

1. 洗净的大白菜切粗条；洗好的红枣切开去核。
2. 取一个碗，打入鸡蛋，搅散，即成蛋液。
3. 砂锅中注入适量清水，倒入红枣，盖上盖，用小火煮15分钟。
4. 揭盖，放入牛奶、大白菜，盖上盖，用小火续煮5分钟至食材熟透。
5. 揭盖，加入盐，倒入蛋液，拌匀，煮至蛋花成形，盛汤装碗即可。

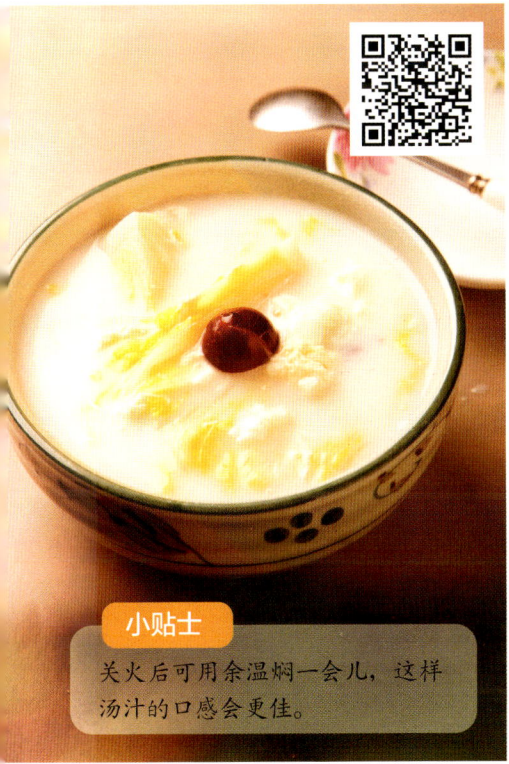

小贴士：关火后可用余温焖一会儿，这样汤汁的口感会更佳。

02

空心菜

抑菌解毒 碱化尿液

空心菜中含丰富的膳食纤维及钾元素，嘌呤含量低，是一种碱性食物，可碱化尿液并促进尿酸的排出。空心菜中的膳食纤维较多，具有促进肠蠕动的作用，可以通便解毒、降低胆固醇。

食材档案

嘌呤：17.5毫克/100克。
酸碱度：碱性。
适用量：每餐50克。
保存方式：用保鲜膜封好冷藏。

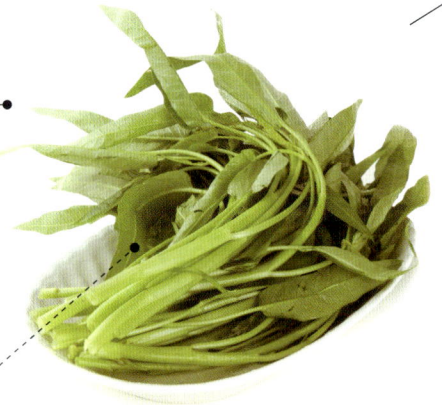

健康烹调 秘籍

空心菜遇热容易变黄，烹调时要充分热锅，大火快炒，不等叶片变软即可熄火盛出，这样就可避免其营养物质的流失，且能保持菜色翠绿。

相宜搭配 YES

空心菜	＋	蘑菇	＝	▶ 养心补虚
空心菜	＋	鸡蛋	＝	▶ 护眼、润肠、防癌
空心菜	＋	豆豉	＝	▶ 补充矿物质

禁忌搭配 NO

| 空心菜 | ＋ | 牛奶 | ＝ | ▶ 影响钙质吸收 |
| 空心菜 | ＋ | 苦瓜 | ＝ | ▶ 菜性偏寒 |

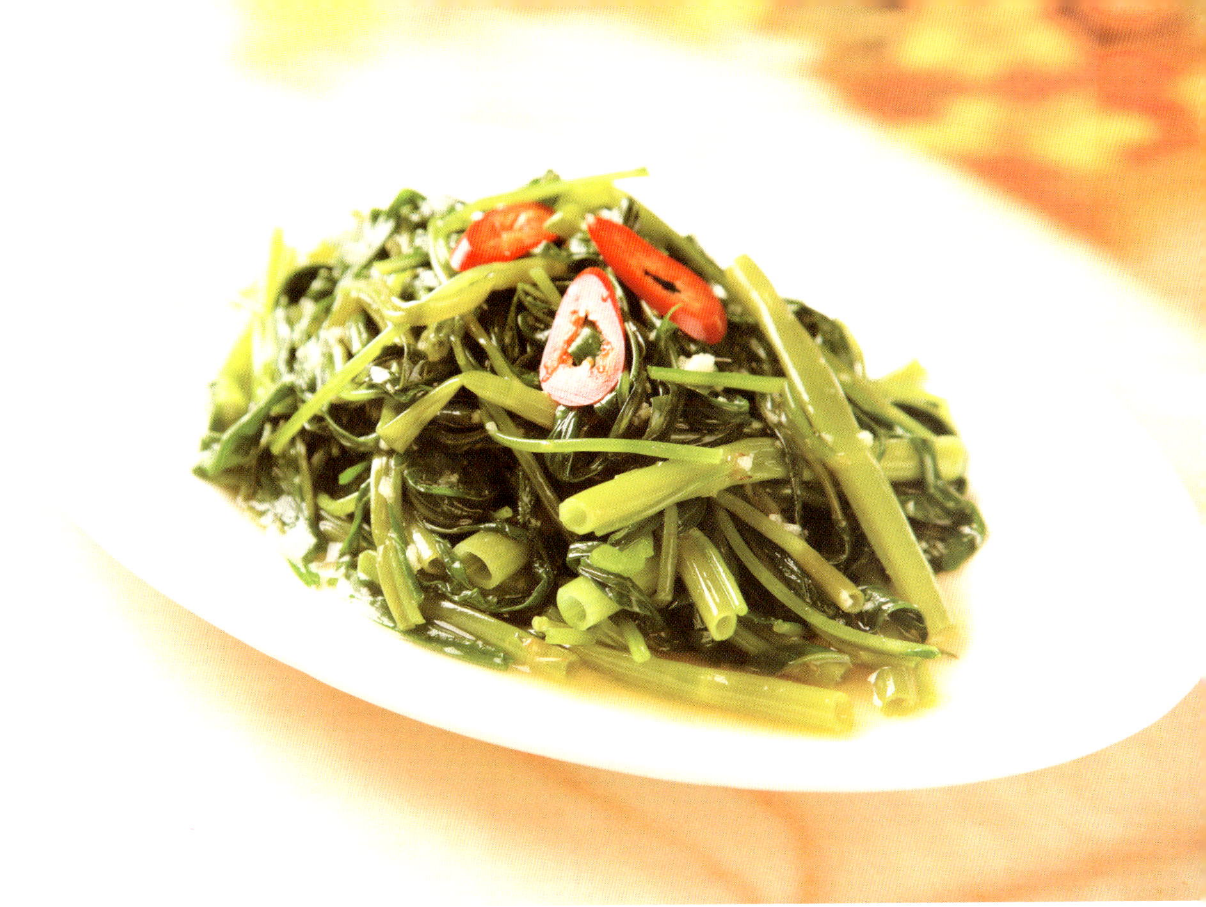

姜汁拌空心菜

手机扫二维码
与视频同步做

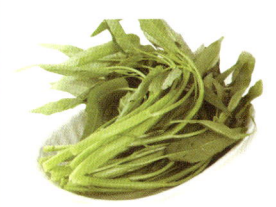

▶ **材料：**

空心菜………500克，红椒片适量

▶ **调料：**

盐………3克，姜汁………20毫升
陈醋、芝麻油、食用油各适量

▶ **做法：**

1 洗净的空心菜切大段，备用。

2 锅中注水烧开，倒入空心菜梗、适量食用油，拌匀，再放入空心菜叶，略煮片刻，加入少许盐，拌匀，捞出装盘。

3 取一个碗，倒入姜汁，放入盐、陈醋、芝麻油，搅拌均匀，浇在空心菜上，再放上适量红椒片即可。

小贴士

空心菜不宜久煮

空心菜不宜焯煮太久，以免营养流失。

02

苋菜

清热解毒　利尿消肿

苋菜含有丰富的铁、钙和维生素K，中医认为，苋菜具有解毒清热、补血止血、消炎消肿、通利小便等功效，常食还可以减肥瘦身。痛风患者食之有利于改善体质，缓解痛风引起的不适症状。

食材档案

嘌呤：8.7毫克/100克。
酸碱度：碱性。
适用量：每餐80～100克。
保存方式：用保鲜膜封好冷藏2天。

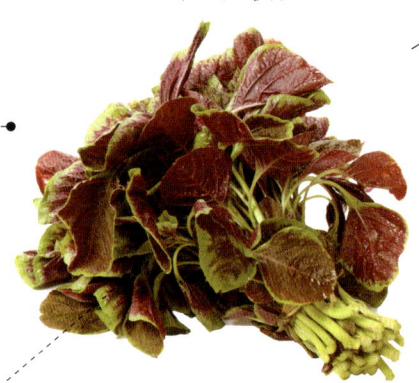

健康烹调秘籍

在炒苋菜时可能会出很多水，所以在炒制过程中可以不用加水，另外炒制时间不可过长，以免苋菜的水分流失过多，影响口感。

相宜搭配 YES

- 苋菜 ＋ 鸡蛋 ＝ ▶ 滋阴润燥
- 苋菜 ＋ 猪肝 ＝ ▶ 增强免疫力
- 苋菜 ＋ 牛肉 ＝ ▶ 增强免疫力

禁忌搭配 NO

- 苋菜 ＋ 菠菜 ＝ ▶ 降低营养价值
- 苋菜 ＋ 大米 ＝ ▶ 影响钙的吸收

橄榄油芝麻苋菜

▶ **材料**：苋菜200克，高汤250毫升，熟白芝麻、蒜片各少许

▶ **调料**：盐2克，橄榄油少许

▶ **做法**：

1. 砂锅中注水烧开，倒入洗净的苋菜，拌匀，煮至变软，捞出苋菜，沥干装碗。
2. 锅置火上，倒入少许橄榄油，放入少许蒜片，爆香。
3. 注入高汤，用大火略煮一会儿，加入盐，拌匀，煮至沸腾。
4. 撒上白芝麻，拌匀，调成味汁，盛出味汁，浇在苋菜上即可。

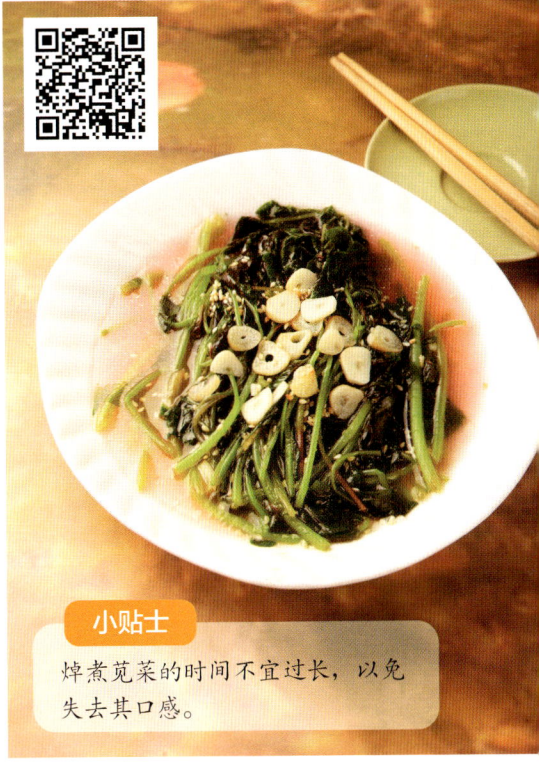

小贴士

焯煮苋菜的时间不宜过长，以免失去其口感。

苋菜嫩豆腐汤

▶ **材料**：苋菜叶120克，豆腐块150克，姜片、葱花各少许

▶ **调料**：盐2克，食用油少许

▶ **做法**：

1. 锅中注水烧开，倒入洗净切好的豆腐块，搅拌匀，煮约1分半钟后捞出，装盘备用。
2. 锅中注入少许食用油，放入少许姜片，爆香，倒入苋菜叶，翻炒至熟软。
3. 加入适量清水，拌匀，盖上盖，煮约1分钟。
4. 揭开盖，放入余煮好的豆腐块、适量盐，拌匀调味，盛汤装碗，撒上少许葱花即可。

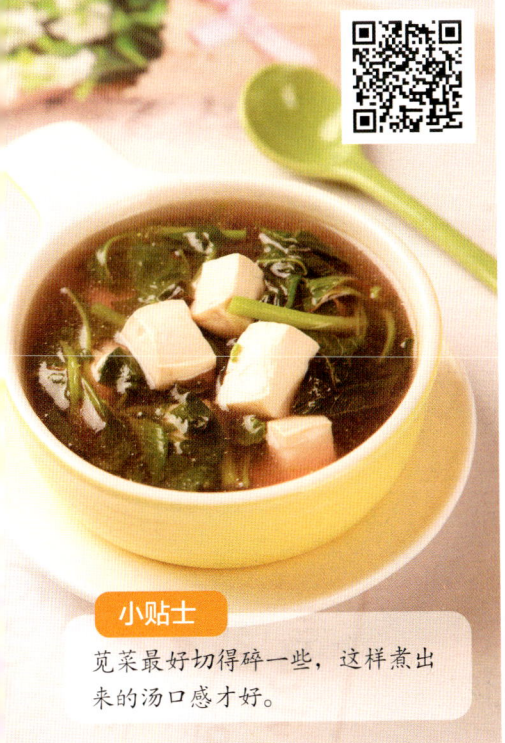

小贴士

苋菜最好切得碎一些，这样煮出来的汤口感才好。

02

芹菜
清热解毒 利水消肿

芹菜富含维生素和矿物质,能够净化血液、促进体内废物排出,还有清热、利水消肿等功效,芹菜基本上不含嘌呤,且其所含碱性成分有利于尿酸排出,适合痛风患者尤其是痛风急性期的患者食用。

食材档案

嘌呤:8.7毫克/100克。
酸碱度:碱性。
适用量:每餐50克。
保存方式:用保鲜膜包好冷藏3天。

健康烹调 *秘籍*

芹菜可炒,可拌,可熬,可煲,还可做成饮品。芹菜叶中所含的胡萝卜素和维生素C比茎中的含量多,因此吃时不要把能吃的嫩叶扔掉,也不要煮得过烂,以免维生素和矿物质流失。

食疗痛风的做法 *吃法*

烹饪时先将芹菜放沸水中焯烫,焯水后马上过凉,除了可以使成菜颜色翠绿,还可以减少炒菜的时间,减少油脂对芹菜的"入侵",从而更有利于痛风患者。

相宜搭配 YES

芹菜	+	木耳	=	▶ 降压降脂
芹菜	+	胡萝卜	=	▶ 降血脂、降血糖
芹菜	+	大米	=	▶ 补充营养
芹菜	+	茭白	=	▶ 降低血压

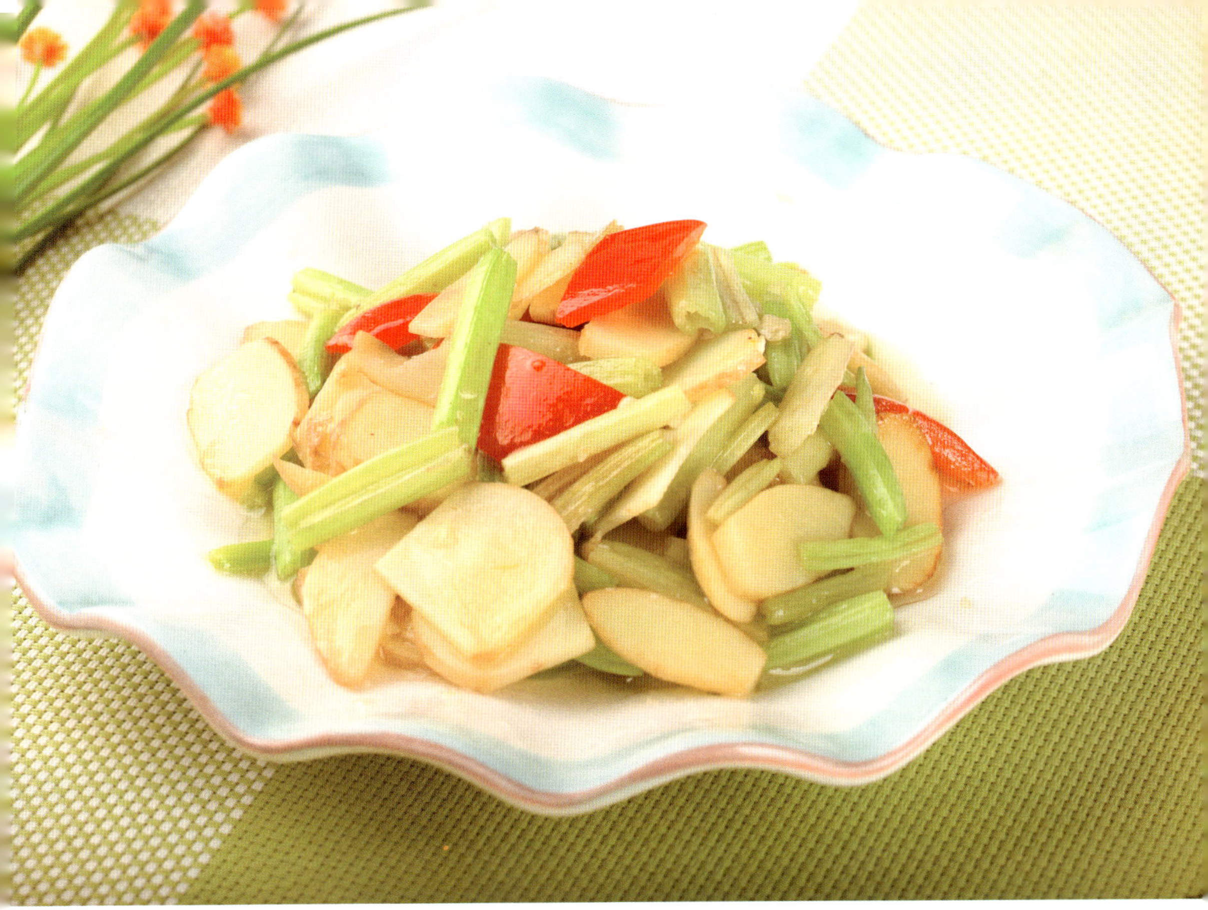

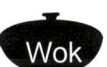

慈姑炒芹菜

手机扫二维码
与视频同步做

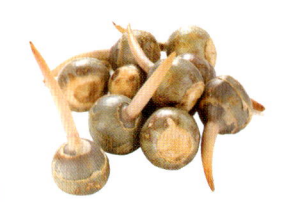

▶ 材料：

慈姑………100克，芹菜………100克，
彩椒……… 50克，蒜末、葱段各适量

▶ 调料：

盐………1克，鸡粉………4克
水淀粉………4毫升，食用油适量

▶ 做法：

1 洗好的慈姑切成片；洗净的芹菜切成段；洗好的彩椒去籽，切成小块。
2 锅中注水烧开，放入盐、鸡粉、彩椒、慈姑，搅匀，煮1分钟，捞出食材，沥干。
3 用油起锅，倒入适量蒜末、葱段，爆香，放入芹菜、彩椒、慈姑，炒匀。
4 加入少许盐、鸡粉，炒匀调味，倒入水淀粉勾芡，盛菜装盘即可。

小贴士

慈姑不要久煮

慈姑口感爽脆，焯水的时间不宜过久，以免影响口感。

02

芥蓝

利水解毒 减少尿酸

芥蓝有利水化痰、解毒祛风的功效,芥蓝中含有有机碱,可在一定程度上平衡身体酸碱度,改善痛风患者偏酸的体质。它还含有大量膳食纤维,能促进尿酸排出。

食材档案

嘌呤:18.5毫克/100克。
酸碱度:碱性。
适用量:每餐100克。
保存方式:用纸张包好冷藏。

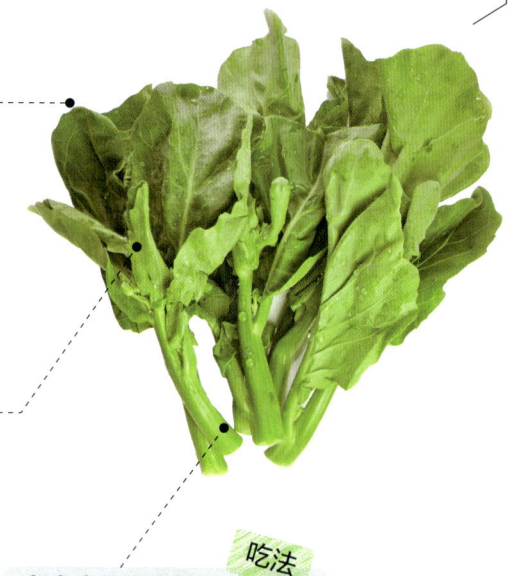

健康烹调 秘籍

芥蓝以炒食最佳,稍有苦涩味,炒时可放少量豉油、糖调味,味道更清甜、鲜美。芥蓝在食用的时候一定要彻底地清洗干净,而且不可以生吃。

食疗痛风的做法 吃法

适用于便秘、痛风患者的吃法:将300克芥蓝洗净,切段,放进沸水锅中,氽熟后捞出,沥干装盘,用酱油、盐兑成芡汁,淋在芥蓝上即可。

相宜搭配 YES

 芥蓝 + 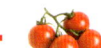 西红柿 = ▶ 防癌

 芥蓝 + 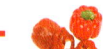 红彩椒 = ▶ 补充维生素

 芥蓝 + 豆腐皮 = ▶ 补充微量元素

 芥蓝 + 白菜薹 = ▶ 防癌

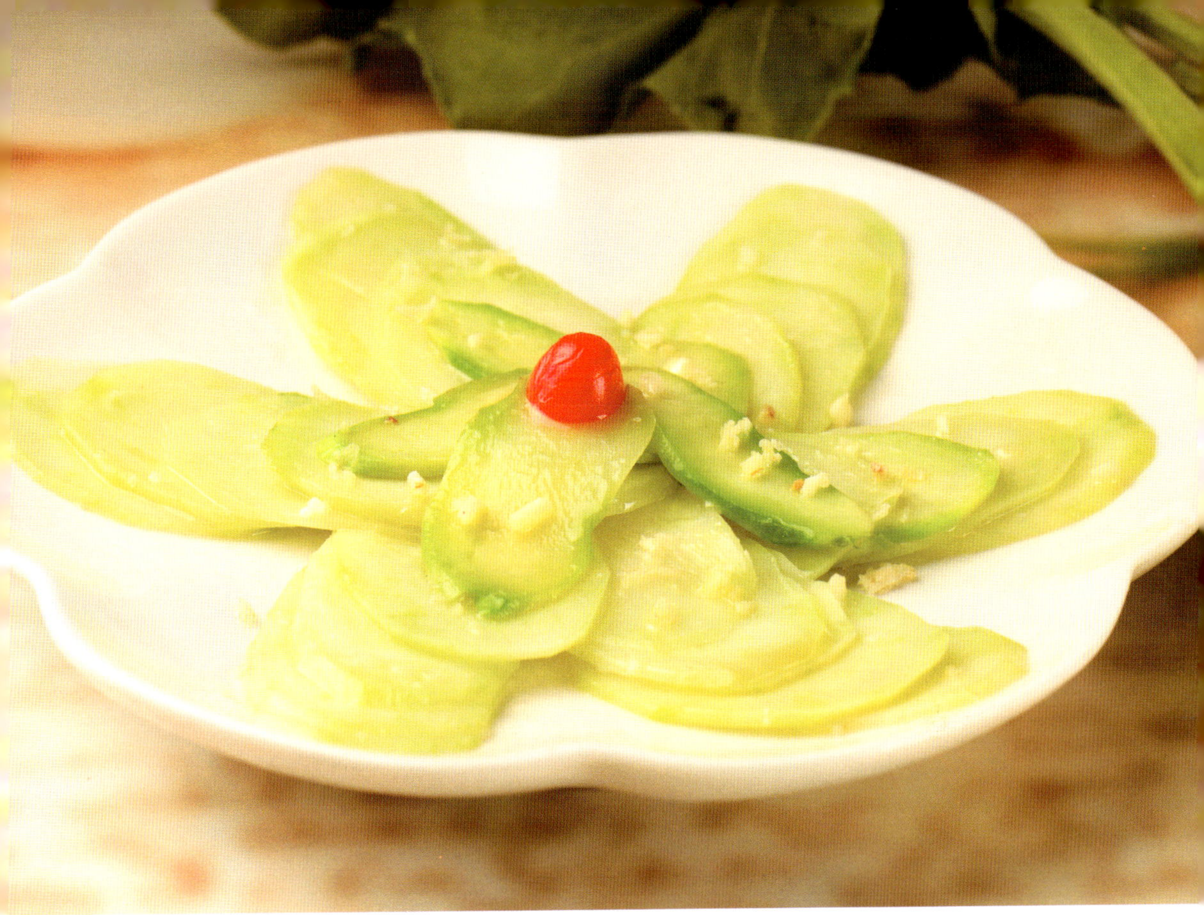

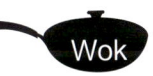 ## 蒜蓉芥蓝片

手机扫二维码 与视频同步做

小贴士

芥蓝加油焯煮

焯煮芥蓝时，加入食用油后要用大火快煮，这样可让芥蓝保持翠绿。

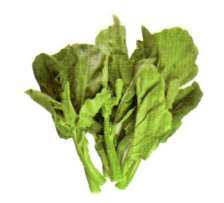

▶ **材料：**

芥蓝梗………350克，蒜末少许

▶ **调料：**

盐………4克，鸡粉………2克
料酒、水淀粉………各4毫升，食用油适量

▶ **做法：**

1 洗净去皮的芥蓝梗切成片。
2 锅中注水烧开，加入适量盐，放入芥蓝片、少许食用油，搅匀，煮半分钟，捞出芥蓝片，沥干待用。
3 用油起锅，放入少许蒜末，爆香，倒入芥蓝片，淋入少许料酒。
4 加入适量盐、鸡粉，炒匀调味，倒入水淀粉勾芡，盛菜装盘即可。

黄瓜

除热解毒 利水生津

黄瓜嘌呤含量较低，富含维生素C、钾元素，有利于尿酸的排出，对防治痛风并发肾病非常有利。黄瓜含有的丙醇二酸可抑制糖类转化为脂肪，有效降低胆固醇，适合痛风并发肥胖症、糖尿病患者。

食材档案

嘌呤：14.6毫克/100克。
酸碱度：碱性。
适用量：每餐100克。
保存方式：用保鲜膜封好冷藏。

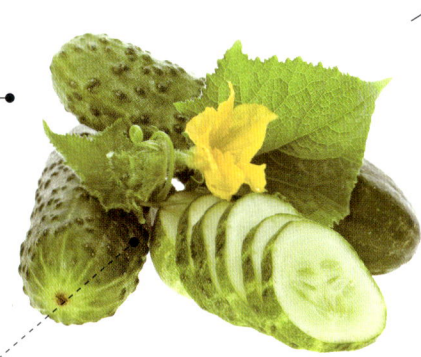

健康烹调秘籍

吃黄瓜最好不要削皮去籽，因为黄瓜皮富含胡萝卜素，黄瓜籽富含维生素E，营养价值很高；黄瓜尾部含有较多的苦味素，可抗癌，不要全丢掉。

相宜搭配 YES

黄瓜 + 土豆	=	促进尿酸排出
黄瓜 + 胡萝卜	=	补充维生素
黄瓜 + 鱿鱼	=	增强免疫力

禁忌搭配 NO

黄瓜 + 西红柿	=	破坏维生素C
黄瓜 + 花生	=	导致腹泻

彩蛋黄瓜卷

▶ **材料**：鸡蛋2个，彩椒50克，黄瓜条65克

▶ **调料**：盐1克，鸡粉2克，水淀粉、食用油各适量

▶ **做法**：

1. 黄瓜条削成薄片；洗好的彩椒切成小丁。
2. 鸡蛋打入碗中，加少许盐、鸡粉、水淀粉，快速打散搅匀，制成蛋液，待用。
3. 用油起锅，放入彩椒，翻炒均匀，倒入蛋液，用中火快速炒熟，盛出装碗。
4. 取一片黄瓜片，卷成中空的卷，填入炒好的材料，再摆入盘中即可。

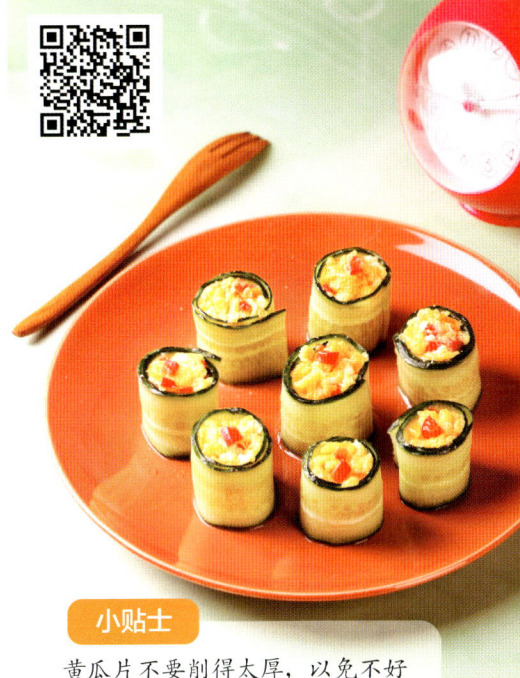

小贴士

黄瓜片不要削得太厚，以免不好卷成形。

清凉姜汁黄瓜片

▶ **材料**：黄瓜160克，姜末少许

▶ **做法**：

1. 将洗净的黄瓜切薄片，装入盘中，撒上少许备好的姜末。
2. 搅拌匀，腌渍一会儿，至其变软。
3. 取一果盘，装入备好的冰块。
4. 再放入腌渍好的黄瓜片，摆好盘即成。

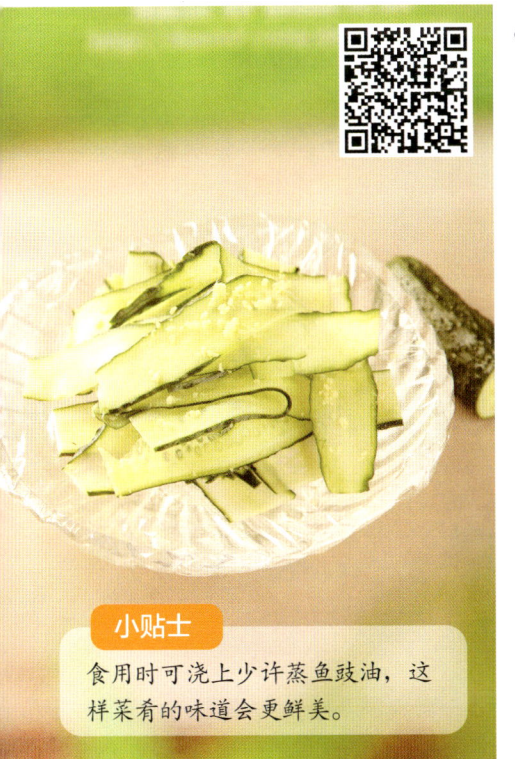

小贴士

食用时可浇上少许蒸鱼豉油，这样菜肴的味道会更鲜美。

02 冬瓜 — 利水祛湿 降低胆固醇

冬瓜是高钾低钠的食品，嘌呤含量极低，能利小便、利湿祛风。冬瓜所含的维生素C能促进尿酸排泄，从而预防关节疼痛。此外，冬瓜热量低，肥胖的痛风患者长期食用可减肥并缓解关节疼痛。

食材档案

嘌呤：2.8毫克/100克。
酸碱度：碱性。
适用量：每餐100克。
保存方式：整个放在阴凉通风处。

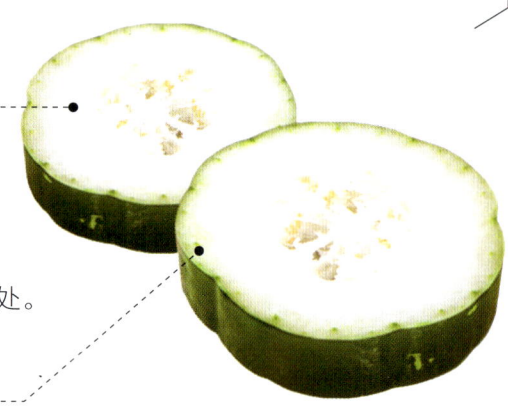

健康烹调秘籍

冬瓜焯水的时间不宜过长，长则不爽脆，但是也不能完全是生的，生吃冬瓜对健康不利。炒制冬瓜最好切小块或者薄片，使其容易入味。

相宜搭配 YES

- 冬瓜 ＋ 橙汁 ＝ ▶ 改善吸收
- 冬瓜 ＋ 苦瓜 ＝ ▶ 利小便
- 冬瓜 ＋ 芦笋 ＝ ▶ 降低血压

禁忌搭配 NO

- 冬瓜 ＋ 醋 ＝ ▶ 降低营养价值
- 冬瓜 ＋ 梨 ＝ ▶ 不利身体健康

芥蓝炒冬瓜

▶ **材料**：芥蓝80克，冬瓜100克，胡萝卜40克，木耳35克，姜片、蒜末、葱段各少许

▶ **调料**：盐4克，鸡粉2克，料酒4毫升，水淀粉、食用油各适量

▶ **做法**：

1. 洗净材料；胡萝卜去皮切成片；木耳切成片；冬瓜去皮切成片；芥蓝切成段。
2. 沸水锅中放入食用油、2克盐、胡萝卜、木耳、芥蓝、冬瓜，煮2分钟，捞出食材。
3. 用油起锅，放入少许姜片、蒜末、葱段，爆香，倒入焯好的食材，翻炒匀。
4. 加入盐、鸡粉、料酒、水淀粉炒匀，盛出。

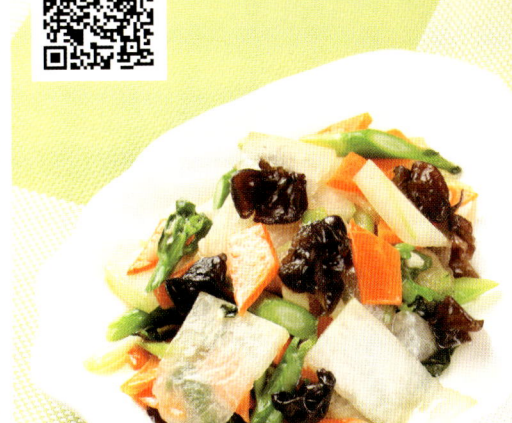

小贴士

冬瓜不宜焯煮太久，以免过于熟烂，影响成菜外观和口感。

白菜冬瓜汤

▶ **材料**：白菜180克，冬瓜200克，枸杞8克，姜片、葱花各少许

▶ **调料**：盐2克，鸡粉2克，食用油适量

▶ **做法**：

1. 冬瓜去皮切片；白菜切小块。
2. 用油起锅，放入姜片爆香，倒入冬瓜炒匀，放入白菜炒匀。
3. 注水，放入枸杞，盖上盖，烧开后小火煮5分钟。
4. 揭盖，加盐、鸡粉，用锅勺搅匀调味，盛入碗中，撒上葱花即成。

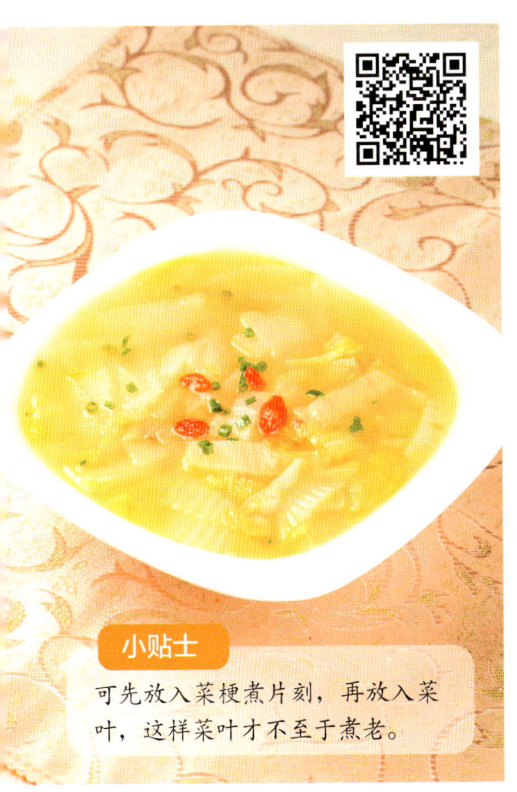

小贴士

可先放入菜梗煮片刻，再放入菜叶，这样菜叶才不至于煮老。

02 南瓜

减少尿酸　降低血糖

南瓜是一种碱性食物,热量低,含钾元素较多,嘌呤含量极少,可以减少尿酸在体内的生成量,还能够促进尿酸排泄,对防治痛风并发肥胖症、糖尿病有一定的辅助疗效。

食材档案

嘌呤:2.8毫克/100克。
酸碱度:碱性。
适用量:每餐100克。
保存方式:整个置于阴凉通风处。

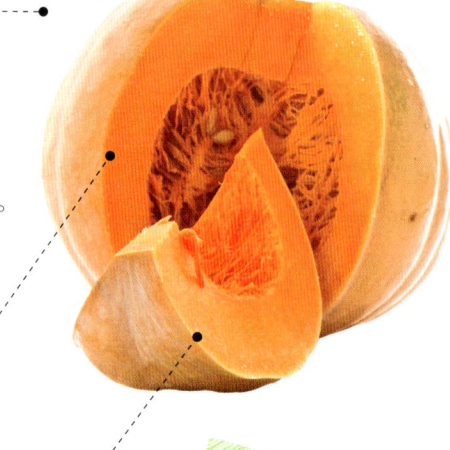

健康烹调 秘籍

南瓜所含的类胡萝卜素耐高温,加油脂烹炒,更有助于人体吸收营养素。吃南瓜前一定要仔细检查,如果发现表皮有溃烂之处,或切开后散发出酒精味等,则不可食用。

食疗痛风的做法 吃法

南瓜烹饪时可不用去皮,因为南瓜皮中含有丰富的胡萝卜素和维生素,对痛风患者有利,可在吃的时候再去皮。

相宜搭配 YES

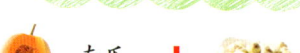

南瓜 +	莲子	=	▶	降低血压
南瓜 +	芦荟	=	▶	美白肌肤
南瓜 +	鸡蛋	=	▶	补充营养
南瓜 +	苹果	=	▶	防治痛风

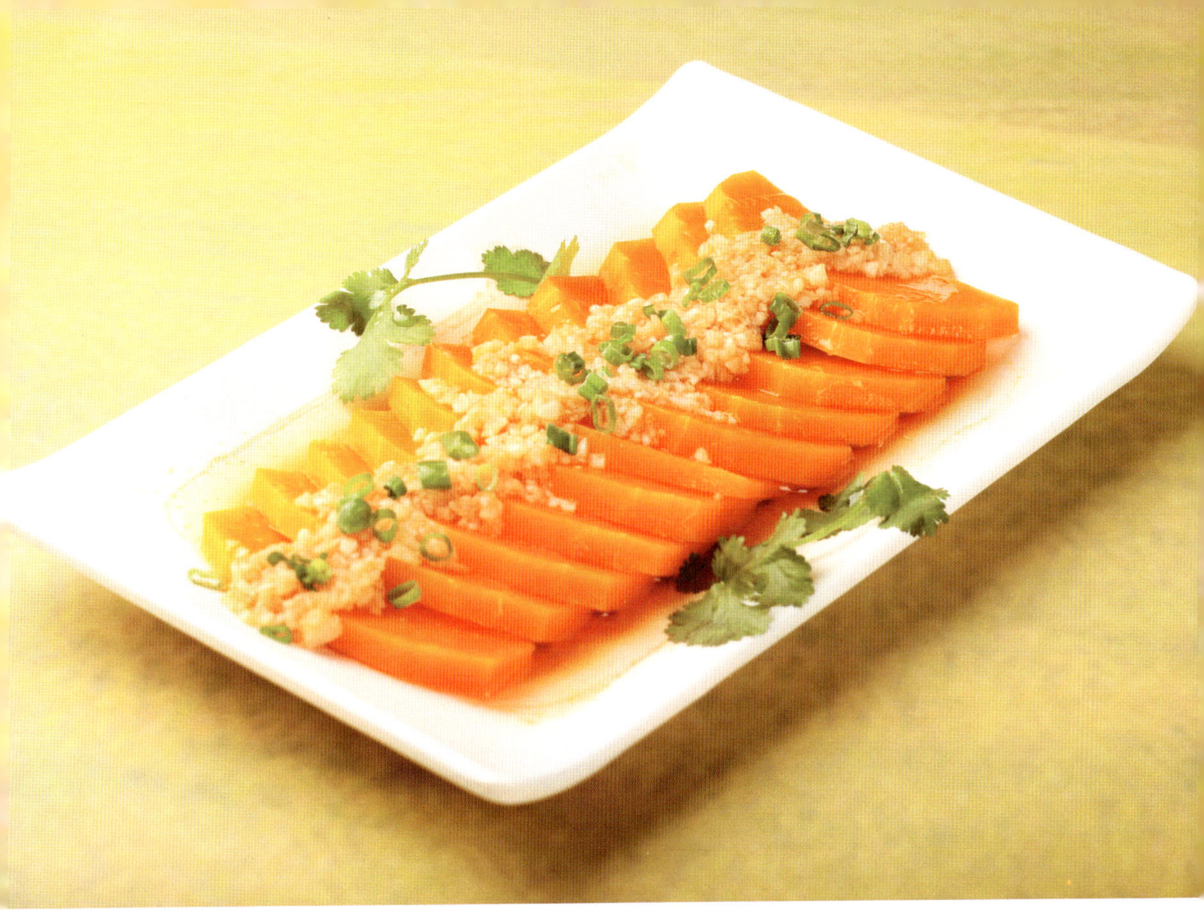

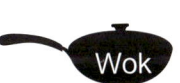 ## 蒜香蒸南瓜

▶ **材料：**

南瓜………400克，蒜末………25克
香菜、葱花各少许

▶ **调料：**

盐、鸡粉………各2克，生抽………4毫升
芝麻油………2毫升，食用油适量

▶ **做法：**

1 洗净去皮的南瓜切厚片，装入盘中，摆放整齐。
2 把蒜末装入碗中，加入盐、鸡粉、生抽、食用油、芝麻油，用筷子拌匀，调成味汁。
3 把味汁浇在南瓜片上，再把南瓜放入烧开的蒸锅中，用大火蒸8分钟，至南瓜熟透。
4 取出蒸好的南瓜，撒上葱花，放上香菜点缀，浇上少许热油即可。

小贴士

南瓜勿蒸太烂

南瓜蒸的时候要掌握好时间和火候，蒸烂了会影响口感。

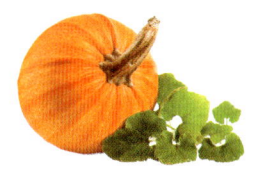

02

胡萝卜

下气补中 防治痛风

胡萝卜含有丰富的琥珀酸钾、胡萝卜素、膳食纤维、维生素等营养成分，能降低血脂、血糖，促进尿酸排泄，对防治痛风并发糖尿病、高血压有一定辅助治疗效果。

食材档案

嘌呤：8.6毫克/100克。
酸碱度：碱性。
适用量：每餐100克。
保存方式：用保鲜膜封好冷藏2周。

健康烹调 秘籍

据英国科学家研究发现，胡萝卜整根烹饪比切过后再烹饪更有益于健康，可先将胡萝卜整根蒸熟或者煮熟，再切块、片或丝来烹饪，效果更好。

相宜搭配 YES

胡萝卜 ＋ 小米	＝	▶ 增强免疫力
胡萝卜 ＋ 绿豆芽	＝	▶ 美容养颜
胡萝卜 ＋ 菠菜	＝	▶ 保护视力

禁忌搭配 NO

胡萝卜 ＋ 橘子	＝	▶ 破坏维生素C
胡萝卜 ＋ 山药	＝	▶ 降低营养价值

香油胡萝卜

▶ **材料**：胡萝卜200克，鸡汤50毫升，姜片、葱段各少许

▶ **调料**：盐3克，鸡粉2克，芝麻油适量

▶ **做法**：

1. 洗净去皮的胡萝卜切片，再切成丝，备用。
2. 锅置火上，倒入适量芝麻油，放入少许姜片、葱段，用大火爆香。
3. 转中火，倒入胡萝卜，拌匀。
4. 加入鸡汤、盐、鸡粉，炒匀，然后盛菜肴装盘即可。

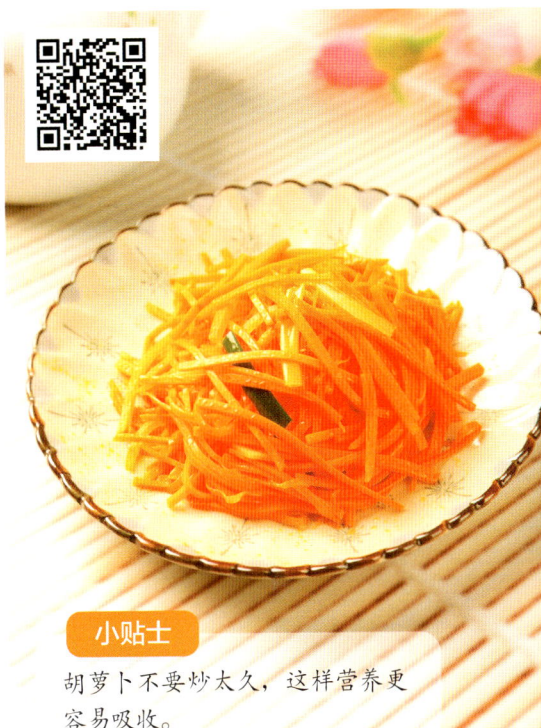

小贴士

胡萝卜不要炒太久，这样营养更容易吸收。

菊花胡萝卜汤

▶ **材料**：胡萝卜65克，高汤300毫升，菊花15克，葱花少许

▶ **调料**：盐、鸡粉各2克

▶ **做法**：

1. 洗净去皮的胡萝卜切成小块。
2. 砂锅中注水烧热，倒入高汤，拌匀，放入胡萝卜，盖上盖，烧开后用小火煮约20分钟。
3. 揭开盖，倒入洗好的菊花，拌匀，煮出香味，加入盐、鸡粉，拌匀调味。
4. 盛出煮好的胡萝卜汤，装入碗中，点缀上少许葱花即可。

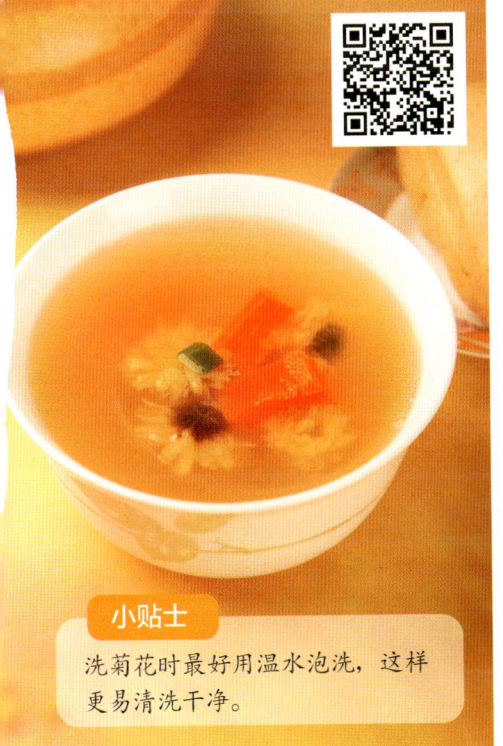

小贴士

洗菊花时最好用温水泡洗，这样更易清洗干净。

白萝卜

化痰清热 治疗痛风

白萝卜是碱性食物,而且热量低、嘌呤含量低。白萝卜所含的锌、钙元素都具有稳定血糖、防治骨质疏松的作用。经常食用白萝卜,有辅助治疗痛风并发糖尿病、肥胖症、高血压的作用。

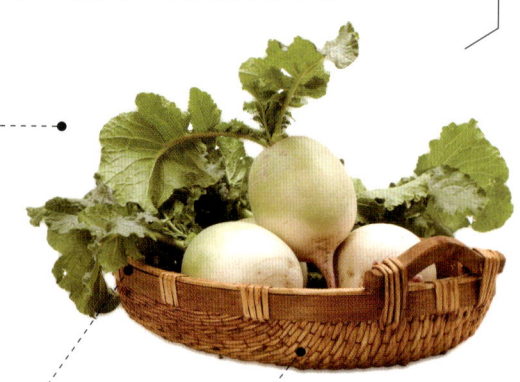

食材档案

嘌呤:7.5毫克/100克。
酸碱度:碱性。
适用量:每餐50~100克。
保存方式:放在常温干燥处。

健康烹调 秘籍

白萝卜凉拌时有点辣,烹饪前用沸水略焯可消除一些辣味。另外,若要和胡萝卜一起食用最好加醋调和。缺钙的人在吃白萝卜时最好不要削皮,因为钙在白萝卜皮中含量最多。

食疗痛风的做法 吃法

白萝卜可炒,可生吃,可腌、酱、拌、炝、煮、蒸、做馅、做汤等,相对来说蒸、煮、做汤更适合痛风患者。

相宜搭配 YES

 白萝卜 + 豆腐 = ▶ 促进吸收

 白萝卜 + 猪肉 = ▶ 消食、除胀、通便

 白萝卜 + 紫菜 = ▶ 清肺热、治咳嗽

 白萝卜 + 排骨 = ▶ 补充营养

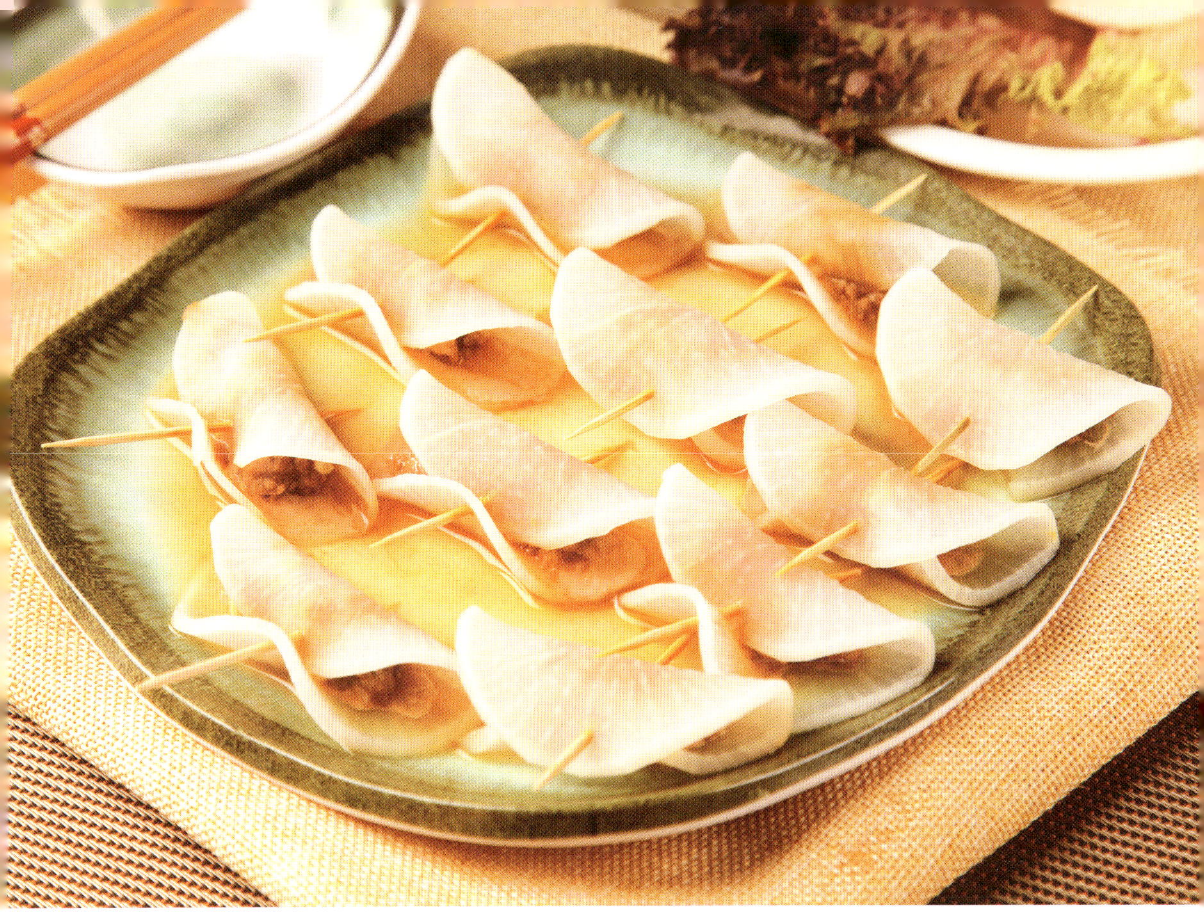

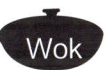 **蒸白萝卜肉卷**

手机扫二维码 与视频同步做

小贴士

白萝卜加盐焯煮

焯煮白萝卜片时可加入少许盐,能增强韧劲,制作肉卷时更易成形。

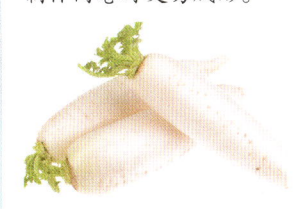

▶ 材料:

白萝卜片………150克,肉末………50克
蒜末………5克,姜末………3克

▶ 调料:

盐………3克,生抽………5毫升

▶ 做法:

1. 锅中注水烧开,放入白萝卜片,焯煮至其变软后捞出,沥干待用。
2. 把肉末装入碗中,淋上生抽,加入盐、蒜末、姜末,拌匀,腌渍片刻,制成馅料。
3. 取放凉的白萝卜片,放入馅料,包紧,固定住,制成肉卷,放在蒸盘中,摆放整齐。
4. 备好电蒸锅,放入蒸盘,盖上盖,蒸约15分钟,至食材熟透,取出放凉即可。

西红柿

降压利尿 降低胆固醇

西红柿富含维生素A、B族维生素、维生素C及钙、镁、钾等矿物质,有利尿、降血压、促进尿酸的排泄的作用,还可有效降低体内胆固醇含量,对痛风并发糖尿病、高血压有一定的辅助治疗作用。

食材档案

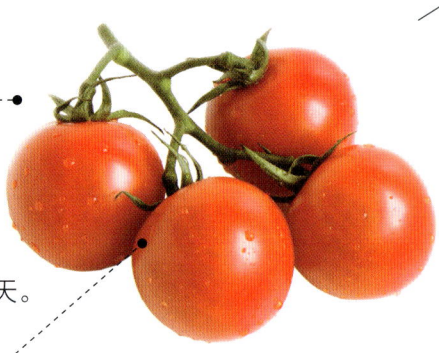

嘌呤:3.8毫克/100克。
酸碱度:碱性。
适用量:每天2个。
保存方式:可放在阴凉通风处约10天。

健康烹调 秘籍

把开水浇在西红柿上,或把西红柿放入开水里焯一下,皮就能很容易被剥掉;为了在切西红柿时不浪费汁液,可以先将西红柿放入冰箱中稍冻一下。

相宜搭配 YES

西红柿 + 芹菜	=	▶ 降血压、健胃消食
西红柿 + 蜂蜜	=	▶ 补血养颜
西红柿 + 鸡蛋	=	▶ 抗衰防老

禁忌搭配 NO

西红柿 + 南瓜	=	▶ 降低营养
西红柿 + 红薯	=	▶ 引起腹痛腹泻

西红柿炒口蘑

▶ **材料**：西红柿120克，口蘑90克，姜片、蒜末、葱段各适量

▶ **调料**：盐4克，鸡粉2克，水淀粉、食用油各适量

▶ **做法**：

1. 洗净材料，口蘑切片；西红柿去蒂，切小块。
2. 锅中注水烧开，放入2克盐，倒入口蘑，煮1分钟至熟，捞出口蘑。
3. 用油起锅，放入适量姜片、蒜末，爆香，倒入口蘑，拌炒匀，加入西红柿，炒匀。
4. 放入适量盐、鸡粉，炒匀调味，倒入适量水淀粉勾芡，盛菜装盘，放上适量葱段即可。

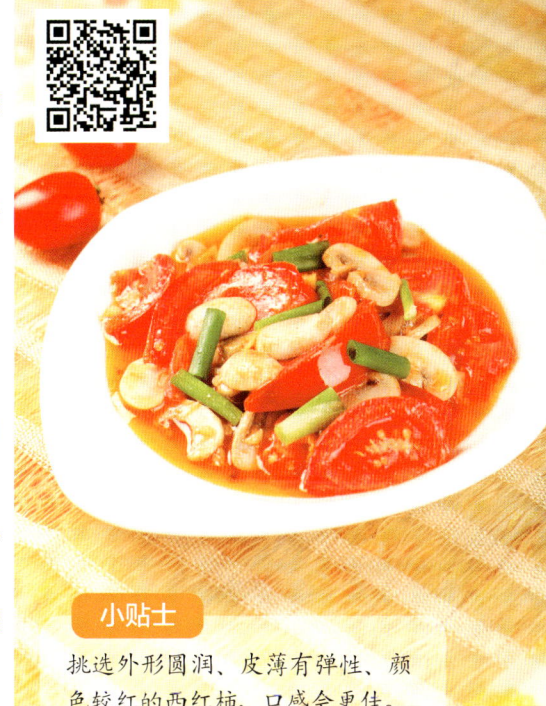

小贴士

挑选外形圆润、皮薄有弹性、颜色较红的西红柿，口感会更佳。

西红柿蔬菜汤

▶ **材料**：黄瓜100克，西红柿100克，鲜玉米粒50克

▶ **调料**：盐2克，鸡粉2克

▶ **做法**：

1. 洗净的黄瓜切丁；洗净的西红柿切小块。
2. 锅中注入适量清水，放入切好的黄瓜、西红柿，倒入玉米粒，盖上盖，煮至材料熟透。
3. 揭开盖，放入盐、鸡粉，拌匀调味，盛汤装碗即可。

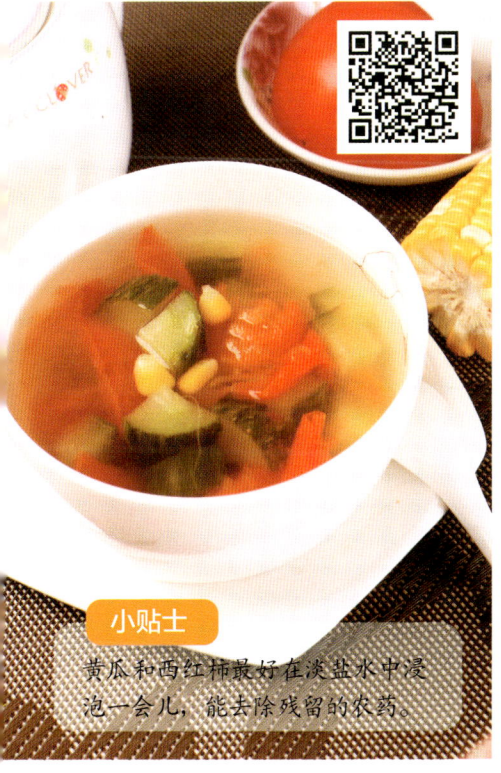

小贴士

黄瓜和西红柿最好在淡盐水中浸泡一会儿，能去除残留的农药。

02 山药

排出 | **促进尿酸**

山药富含钾元素及维生素，能够增强体质，促进尿酸的排泄。山药所含脂肪几乎为零，且山药中的黏蛋白能预防心血管系统的脂肪沉积，防止动脉硬化，经常食用可缓解痛风症状和预防心血管疾病。

食材档案

嘌呤：3.6毫克/100克。
酸碱度：碱性。
适用量：每餐100克。
保存方式：可置于阴凉通风处1周。

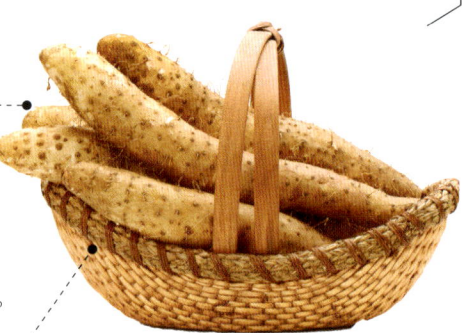

健康烹调 *秘籍*

削皮的山药可以放入醋水中，以防止变色；做山药泥时，将山药先洗净，再煮熟去皮，这样可避免接触山药的皮肤发痒，而且可使山药洁白如玉。

食疗痛风的做法 *吃法*

山药营养丰富，吃法上也比较多，可蒸、炸、炖、炒或做成泥，山药做成山药粉和小点心均可，痛风患者可根据自己的喜好和习惯选择合适的吃法。

相宜搭配 YES

山药	+	面粉	=	▶	降"三高"	
山药	+	胡萝卜	=	▶	提高免疫力	
山药	+	鸡肉	=	▶	补充营养	
山药	+	羊肉	=	▶	补脾健胃	

玫瑰山药

▶ **材料**：去皮山药150克，奶粉20克，玫瑰花5克

▶ **调料**：白糖20克

▶ **做法**：

1. 将山药放入已经烧开的电蒸锅中，蒸20分钟至熟。
2. 取出山药，装进保鲜袋中，再倒入白糖、奶粉，将山药压成泥状，装盘。
3. 取出模具，逐一填满山药泥，用勺子稍稍按压紧实。
4. 待山药泥稍定型后取出，反扣放入盘中，撒上掰碎的玫瑰花即可。

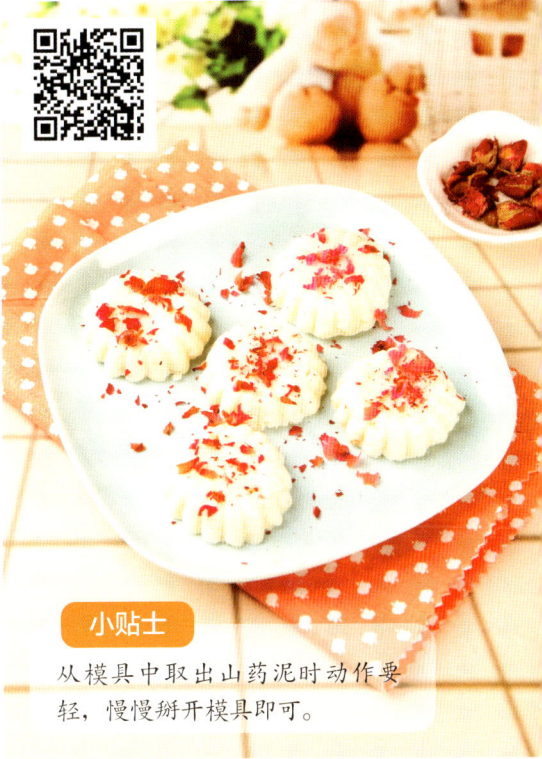

小贴士

从模具中取出山药泥时动作要轻，慢慢掰开模具即可。

健脾山药汤

▶ **材料**：排骨250克，姜片10克，山药200克

▶ **调料**：盐2克，料酒5毫升

▶ **做法**：

1. 锅中注水烧开，放入切好洗净的排骨，加入料酒，焯煮约5分钟，捞出排骨，装盘待用。
2. 砂锅中注水烧开，放入姜片、排骨，加入料酒，拌匀，盖上盖，用小火煮30分钟至排骨八九成熟。
3. 揭盖，放入山药，拌匀，盖上盖，用大火煮开后转小火续煮30分钟至食材入味。
4. 揭盖，加盐拌匀，盛出煮好的汤装碗即可。

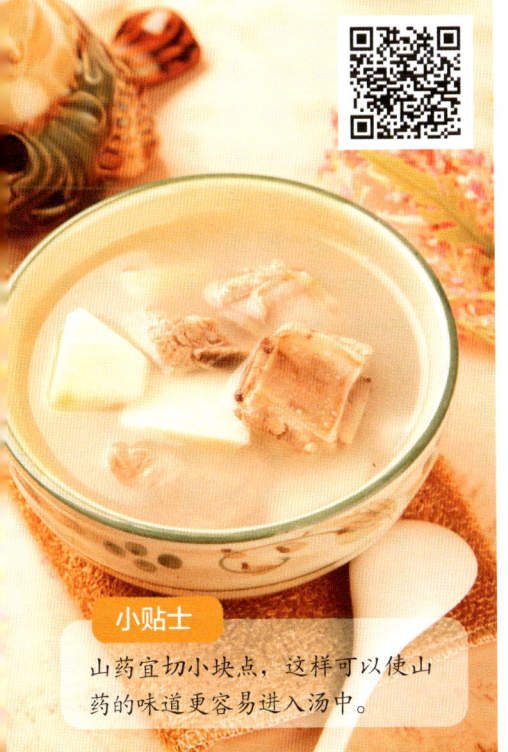

小贴士

山药宜切小块点，这样可以使山药的味道更容易进入汤中。

02 芋头

减少尿酸 促进排毒

芋头是一种低热量、低嘌呤的碱性食物。经常食用能预防血尿酸值升高,防止尿酸性结石的产生。芋头含钾元素丰富,能保护血管,增加尿酸的排出量,也有助于平稳血压。

食材档案

嘌呤:10.1毫克/100克。
酸碱度:碱性。
适用量:每餐80克。
保存方式:去皮切块,炸熟后冷藏。

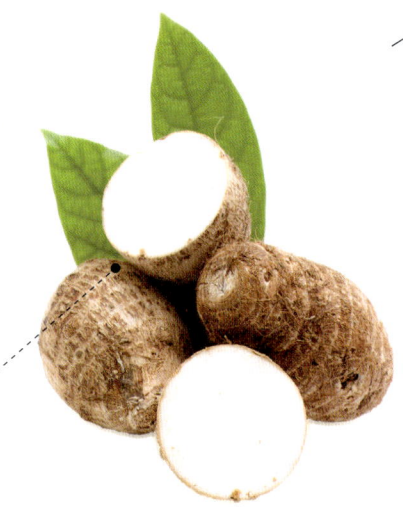

健康烹调秘籍

在给芋头削皮时一定要戴上手套,以免其黏液中所含的成分对皮肤有刺激作用。芋头必须熟透才吃,否则味苦且会刺激嗓子发痒。

相宜搭配 YES

芋头 + 鲫鱼	=	▶ 治疗脾胃虚弱
芋头 + 红枣	=	▶ 补血养颜
芋头 + 南瓜	=	▶ 降低尿酸含量

禁忌搭配 NO

芋头 + 香蕉	=	▶ 胃胀胃痛
芋头 + 柿子	=	▶ 刺激嗓子

素炒芋头片

- **材料**：去皮芋头230克，彩椒10克，红椒5克，葱花少许
- **调料**：盐、白糖各2克，鸡粉3克，食用油适量
- **做法**：

1. 洗净的芋头切片；洗好的红椒切成丁；洗净的彩椒切成丁。
2. 用油起锅，放入芋头片，油煎至呈微黄色。
3. 倒入红椒、彩椒，炒匀，加入盐、鸡粉、白糖，翻炒约2分钟至熟。
4. 放入少许葱花，炒匀，盛菜装盘即可。

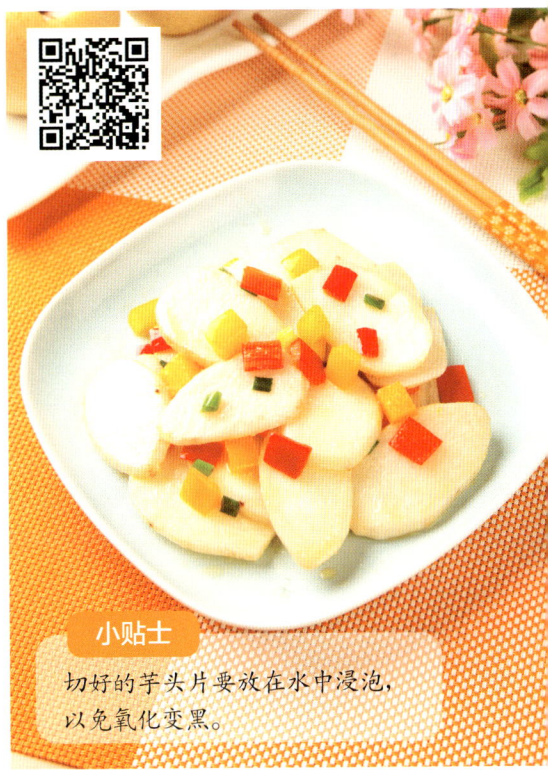

小贴士
切好的芋头片要放在水中浸泡，以免氧化变黑。

粉蒸芋头

- **材料**：去皮芋头400克，蒸肉米粉130克，葱花、蒜末各少许
- **调料**：盐2克，甜辣酱30克
- **做法**：

1. 洗净的芋头切长条，装碗，倒入甜辣酱，放入葱花、蒜末、盐，将材料拌匀。
2. 倒入蒸肉米粉，拌匀。
3. 将拌好的芋头摆在备好的盘中。
4. 蒸锅注水烧开，放上拌好的芋头，加盖，用大火蒸25分钟至熟。
5. 揭盖，取出蒸好的芋头，撒上葱花即可。

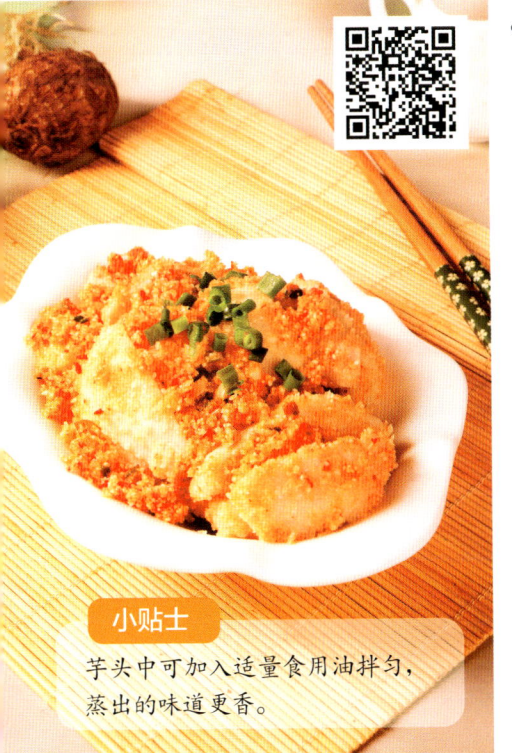

小贴士
芋头中可加入适量食用油拌匀，蒸出的味道更香。

02 土豆 — 利尿 减少尿酸

土豆属于低热量、高蛋白的碱性食物，含有丰富的维生素C和钾元素，有利尿的作用，而且土豆营养非常丰富，加之其嘌呤含量非常低，痛风患者经常食用，有利于缓解症状。

食材档案

嘌呤：3.6毫克/100克。
酸碱度：碱性。
适用量：每餐100克。
保存方式：放置在阴凉通风处2周。

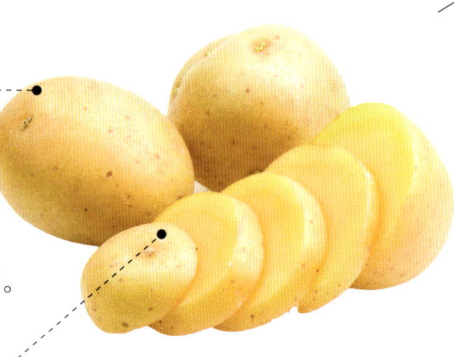

健康烹调秘籍

烹饪土豆时，土豆切好，冲洗完之后要晾干，再放到锅里炒，这样它就不会粘在锅底了。煮土豆时，先在水里加几滴醋，土豆就不会变黑。

相宜搭配 YES

- 土豆 + 辣椒 = ▶ 促进代谢
- 土豆 + 豆角 = ▶ 除烦润燥
- 土豆 + 醋 = ▶ 分解有毒物质

禁忌搭配 NO

- 土豆 + 西红柿 = ▶ 消化不良
- 土豆 + 石榴 = ▶ 引起中毒

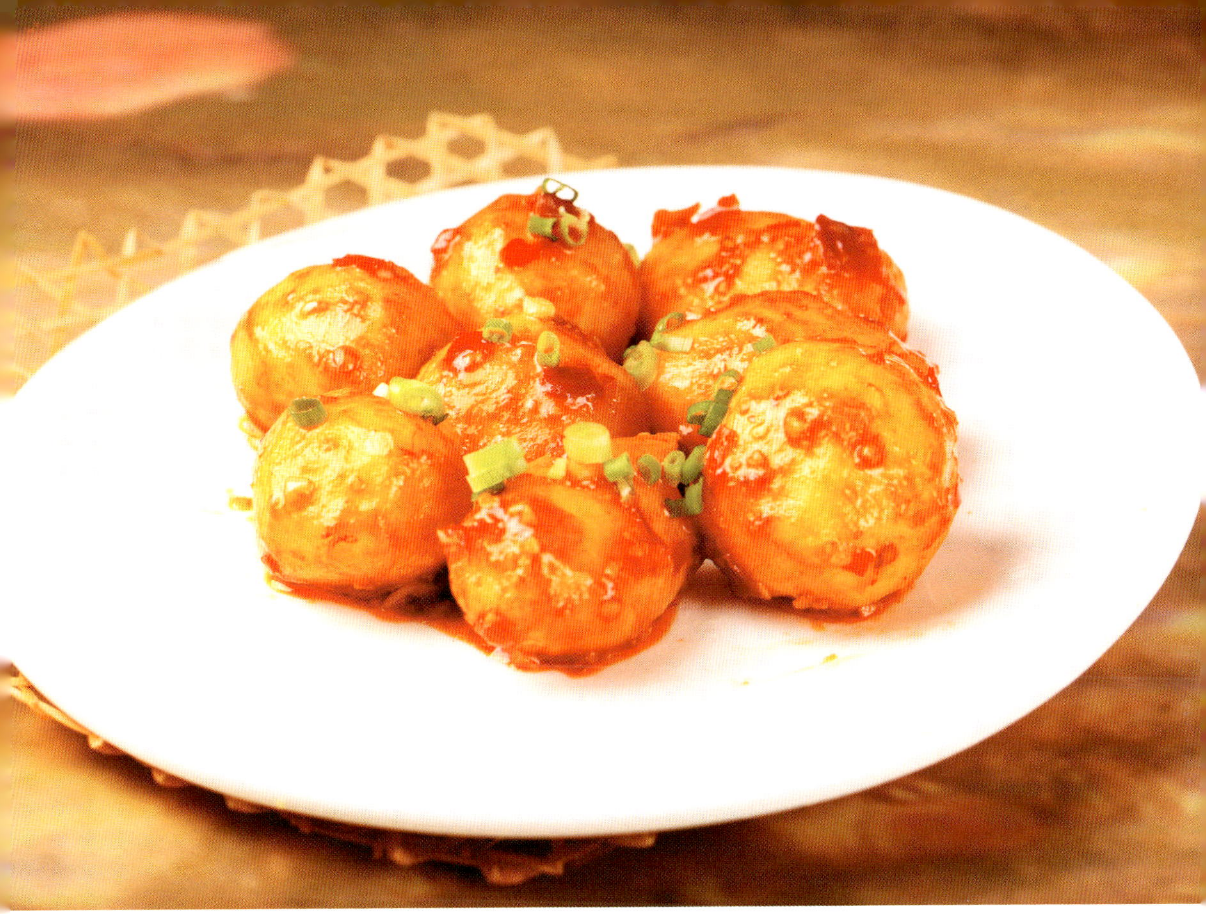

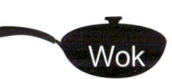 ## 红烧小土豆

与手机扫二维码
视频同步做

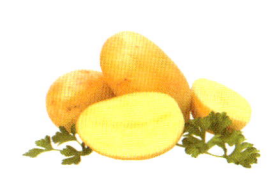

小贴士

土豆不要久炸

炸土豆的时间不宜过久，不然会影响土豆的口感。

▶ **材料：**

小土豆………400克，姜片、蒜末、葱花各少许

▶ **调料：**

豆瓣酱………10克，鸡粉………2克
白糖………3克，水淀粉………4毫升
食用油适量

▶ **做法：**

1. 热锅注油，烧至五成热，放入去皮洗净的小土豆，调成小火，炸至土豆呈金黄色，捞出炸好的土豆，沥干油。
2. 锅底留油，放入姜片、蒜末爆香，加入豆瓣酱炒香，倒入少许清水调匀，煮至沸。
3. 放入鸡粉、白糖调味，倒入小土豆炒匀，盖上盖，用小火焖2分钟，至食材入味。
4. 揭开盖子，淋入水淀粉，快速炒匀，盛菜装盘，撒上少许葱花即可。

香煎土豆片

▶ **材料**：土豆150克

▶ **调料**：盐、沙拉酱、食用油各少许

▶ **做法**：

1. 洗净去皮的土豆切成厚片，放入碗中，撒上少许盐，加入适量清水，搅匀，浸泡约5分钟。
2. 煎锅置于火上烧热，注入少许食用油，烧至三四成热，放入土豆片，炸干其水分，转小火续煎。
3. 煎约2分钟至其散出香味，再翻转土豆片，煎至两面呈金黄色。
4. 取出煎熟的土豆，摆放在盘中，挤上少许沙拉酱即可。

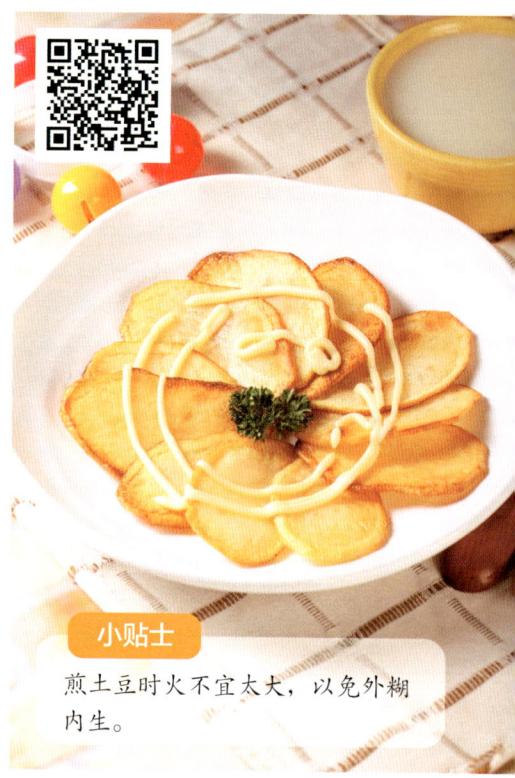

小贴士

煎土豆时火不宜太大，以免外糊内生。

清蒸土豆

▶ **材料**：土豆150克

▶ **调料**：生抽15毫升

▶ **做法**：

1. 将洗净的土豆切成片。
2. 取电饭锅，注入适量的清水，放上蒸笼，放入切好的土豆。
3. 盖上盖，按"功能"键，选择"蒸煮"功能，时间为45分钟，开始蒸煮。
4. 按"取消"键，断电，开盖，取出蒸好的土豆，淋上生抽即可。

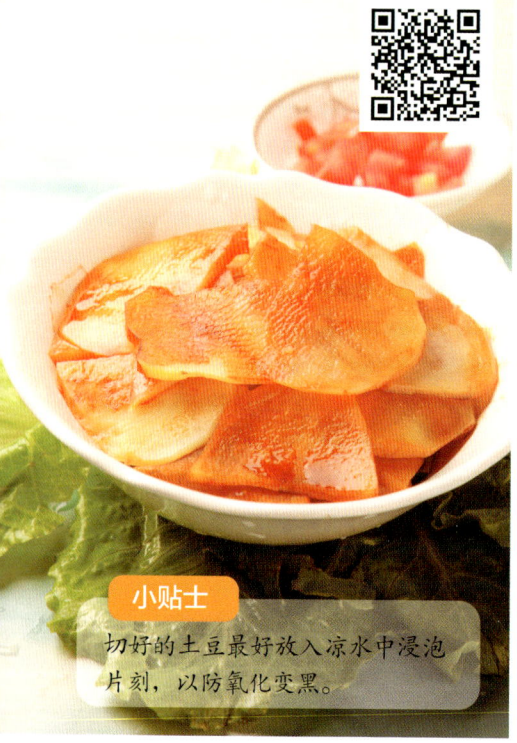

小贴士

切好的土豆最好放入凉水中浸泡片刻，以防氧化变黑。

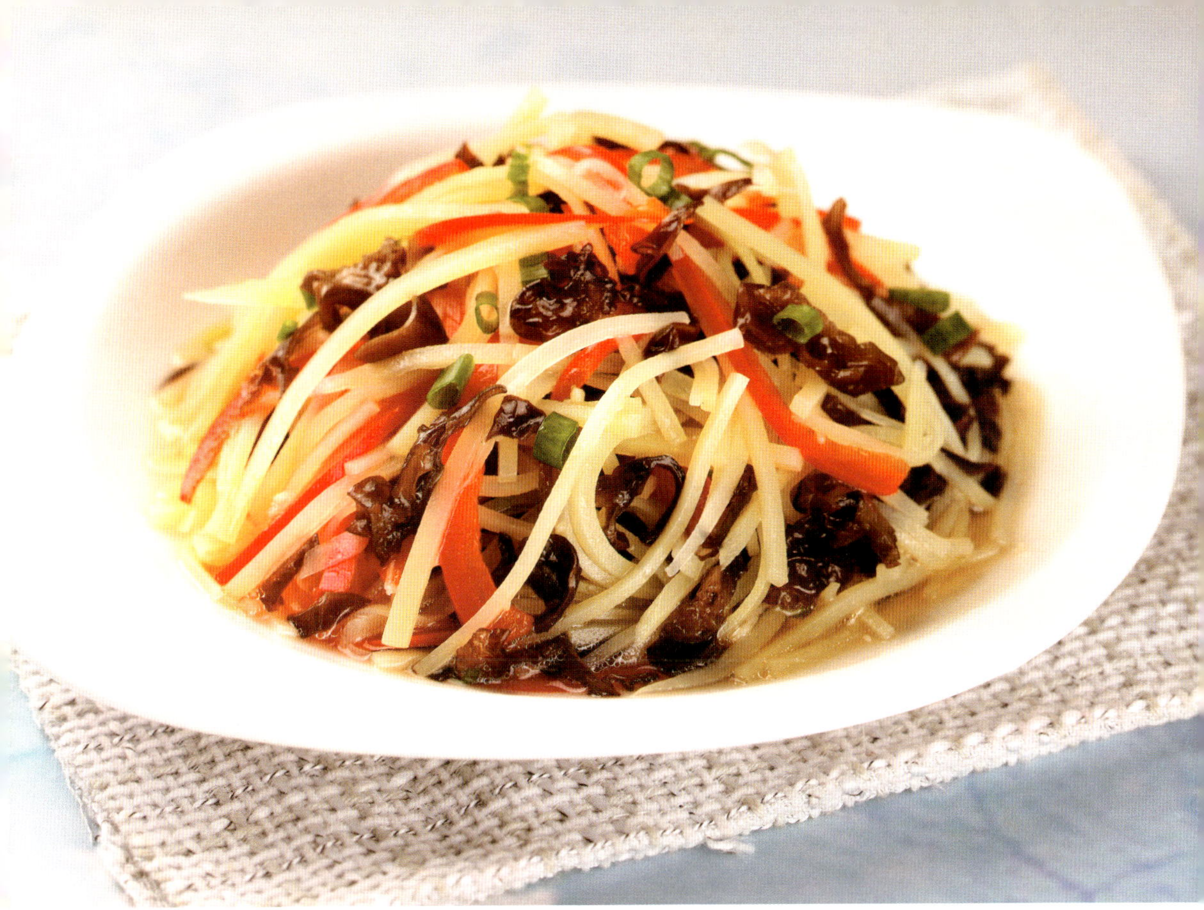

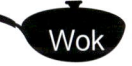

老醋土豆丝

手机扫二维码
与视频同步做

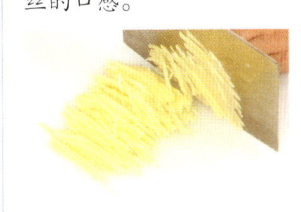

▶ **材料：**

土豆………200克，水发木耳………40克

彩椒………50克，蒜末、葱花各少许

▶ **调料：**

盐、鸡粉………各2克，白糖………4克

陈醋………7毫升，芝麻油………2毫升

▶ **做法：**

1 洗净去皮的土豆切成丝；洗好的彩椒去籽，切成丝；洗净的木耳切成丝。

2 锅中注水烧开，放入木耳丝、彩椒、土豆，搅匀，煮至食材熟透，捞出装碗。

3 放入盐、鸡粉、白糖、蒜末、葱花，淋入陈醋、芝麻油，搅拌均匀，使食材入味。

4 盛出拌好的食材，装入碗中，撒上少许葱花即可。

小贴士

土豆丝勿久焯水

土豆丝焯水的时间不宜过长，否则会影响土豆丝的口感。

02

马蹄

减少尿酸 凉血解毒

马蹄能为痛风患者提供丰富的营养，其中含的碳水化合物和钾元素能促进尿酸的排泄，并且马蹄嘌呤含量极低，痛风患者经常食用，有助于缓解症状。

食材档案

嘌呤：2.6毫克/100克。
酸碱度：碱性。
适用量：每天100克。
保存方式：置于阴凉通风处1周。

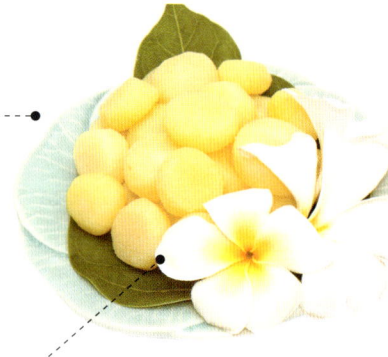

健康烹调秘籍

马蹄最好不要生吃，其表皮极易带有细菌，容易感染寄生虫、细菌。烹调前必须洗净、去皮，用开水焯烫片刻。而烹饪过的马蹄不要隔夜还吃。

相宜搭配 YES

马蹄	＋	玉米笋	＝	▶ 健脾和胃
马蹄	＋	西蓝花	＝	▶ 补充营养
马蹄	＋	胡萝卜	＝	▶ 补充胡萝卜素

禁忌搭配 NO

| 马蹄 | ＋ | 羊肉 | ＝ | ▶ 容易伤胃 |
| 马蹄 | ＋ | 牛肉 | ＝ | ▶ 容易伤胃 |

脆炒马蹄

- **材料**：马蹄100克，水发木耳50克，彩椒40克，蒜末、葱段各少许
- **调料**：盐3克，鸡粉2克，料酒10毫升，蚝油10克，水淀粉5毫升，食用油适量
- **做法**：

1. 洗净去皮的马蹄切成片；洗好的彩椒切小块；洗净的木耳切小块。
2. 锅中注水烧开，加入盐、食用油，放入马蹄、彩椒、木耳，煮至食材断生，捞出沥干。
3. 起油锅，放入少许蒜末、葱段爆香，倒入焯过水的食材，略炒片刻，加入盐、鸡粉、料酒、蚝油、水淀粉炒匀，盛菜装盘即可。

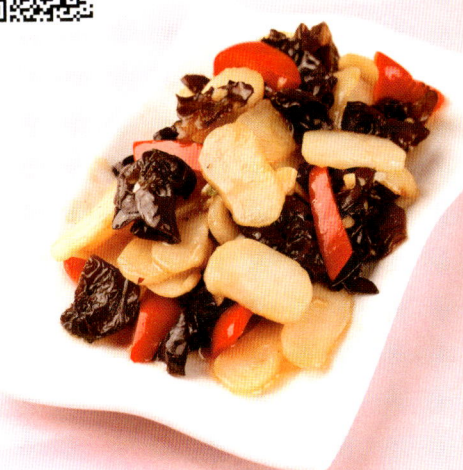

小贴士

马蹄很脆，不宜切得太薄，否则炒制时会炒碎。

马蹄炒豌豆苗

- **材料**：马蹄100克，豌豆苗90克，彩椒45克，蒜末、葱段各少许
- **调料**：盐3克，鸡粉2克，食用油适量
- **做法**：

1. 洗净去皮的马蹄切片；洗好的彩椒切成条。
2. 锅中注水烧开，加入食用油、盐，倒入马蹄、彩椒拌匀，煮半分钟至食材断生，捞出沥干。
3. 锅中注油烧热，放入蒜末、葱段，倒入洗净的豌豆苗，炒至熟，加入焯过水的食材，炒匀。
4. 放入盐、鸡粉，炒匀调味，盛菜装盘即可。

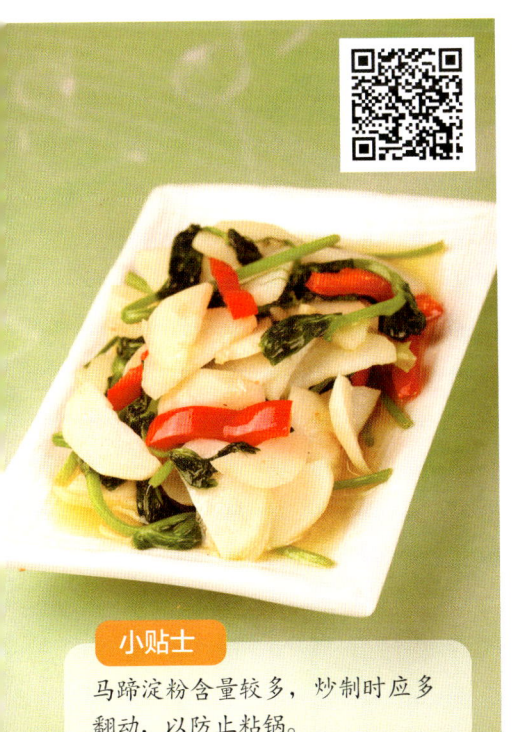

小贴士

马蹄淀粉含量较多，炒制时应多翻动，以防止粘锅。

02 黑木耳

清洁肠胃 滋阴润燥

黑木耳中的胶质有清胃涤肠的作用，对胆结石、肾结石等内源性异物也有显著的代谢功能。黑木耳还富含膳食纤维、钾元素及各种维生素，可降低血脂，促进尿酸排泄，对缓解痛风症状有辅助作用。

食材档案

嘌呤：8.8毫克/100克。
酸碱度：碱性。
适用量：每餐15克。
保存方式：晒干后置于阴凉干燥处。

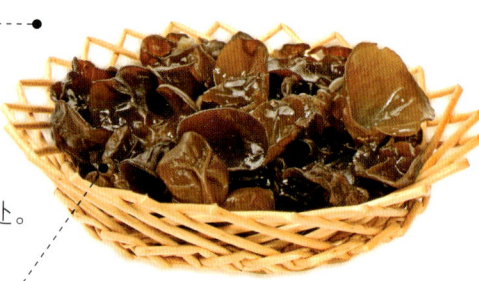

健康烹调 秘籍

鲜木耳含有一种叫卟啉的光感物质，人食用后经过太阳照射可引起皮肤瘙痒、水肿，严重的可致皮肤坏死。干木耳需要泡发后再使用，可将干木耳放入温水中，加点盐，浸泡半小时，这样可以让木耳快速变软。

食疗痛风的做法 吃法

木耳常做辅料，可凉拌、炒食、做汤，痛风患者可根据自己的喜好选择烹饪方式。

相宜搭配 YES

黑木耳 ＋ 芹菜	＝	▶ 降血压
黑木耳 ＋ 小葱	＝	▶ 健脾开胃
黑木耳 ＋ 银耳	＝	▶ 增强免疫力
黑木耳 ＋ 瘦肉	＝	▶ 补充营养

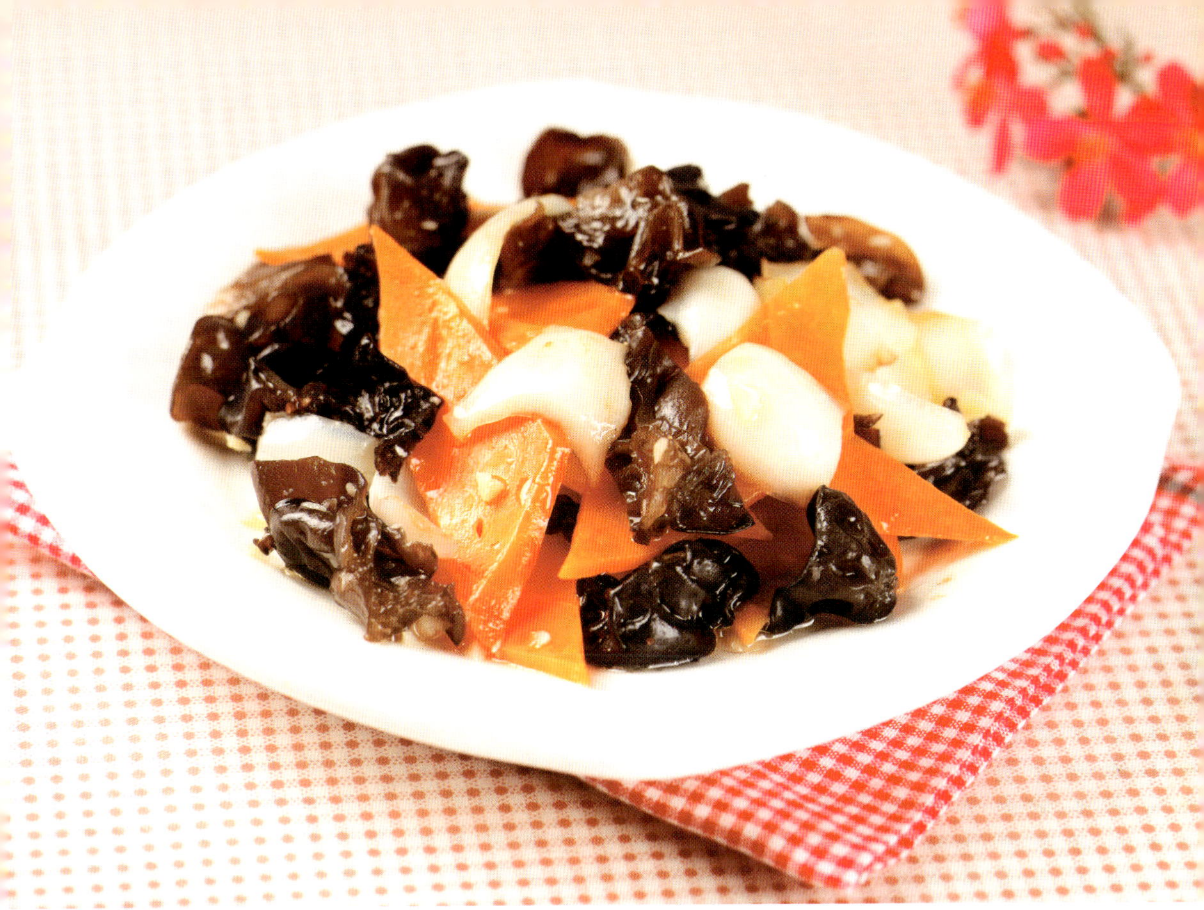

木耳炒百合

手机扫二维码与视频同步做

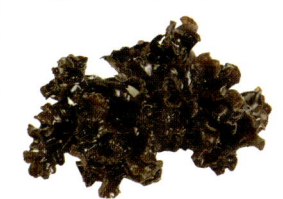

材料：

水发木耳……… 50克，鲜百合……… 40克

胡萝卜……… 70克，姜片、蒜末、葱段各少许

调料：

盐………3克，鸡粉………2克，

料酒………3毫升，生抽………4毫升

水淀粉、食用油各适量

做法：

1 洗净去皮的胡萝卜切成片；洗好的木耳切成小块。

2 锅中注水烧开，放入盐、胡萝卜片、木耳、食用油，拌煮至食材断生后捞出沥干。

3 起油锅，放入姜片、蒜末、葱段爆香，倒入百合、煮好的食材，淋入料酒，快炒至食材熟透，转小火，加入盐、鸡粉、生抽、水淀粉，炒至食材入味，盛菜装盘即可。

小贴士

切除木耳根部

木耳的根部杂质较多，口感也不好，切的时候应将其彻底清除掉。

02 肉禽、蛋类

猪肉 降脂利尿 强身健体

猪肉富含蛋白质且脂肪含量不高,嘌呤含量中等,具有降血脂、促进尿酸排泄的功效,痛风并发高脂血症患者可以食用。猪肉还有滋阴润燥、补虚养血的功效,适合痛风病人在缓解期增加营养。

食材档案

嘌呤:122.5毫克/100克。
酸碱度:酸性。
适用量:每天20克。
保存方式:洗净,用保鲜膜包好冷藏。

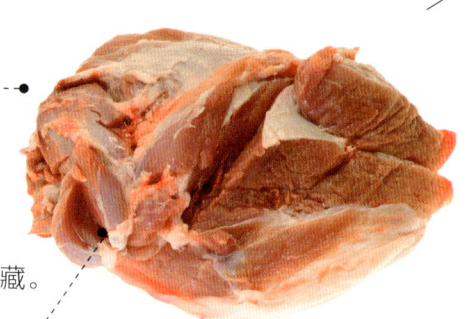

健康烹调 秘籍

在炖猪肉时,如果想使汤味更加鲜美,应把肉洗净后放入冷水中,用文火慢炖至熟;如果想使肉味更鲜美,应把肉放到沸水里炖熟。制作烧肉时也要用小火慢炖,不要用旺火猛煮或过早放盐,以免肉中的蛋白质发生凝固,使肉变质变硬。

食疗痛风的做法 吃法

痛风患者应尽量选用猪瘦肉,先将其放在开水中汆煮一下,使嘌呤含量降低,而且猪肉中的脂肪经过长时间的炖煮后会减少三到五成,胆固醇含量也会降低。

相宜搭配 YES

猪肉 + 鱼肉	=	▶	提高免疫力
猪肉 + 大米	=	▶	补充营养
猪肉 + 鹌鹑蛋	=	▶	补充矿物质
猪肉 + 红薯	=	▶	降低胆固醇

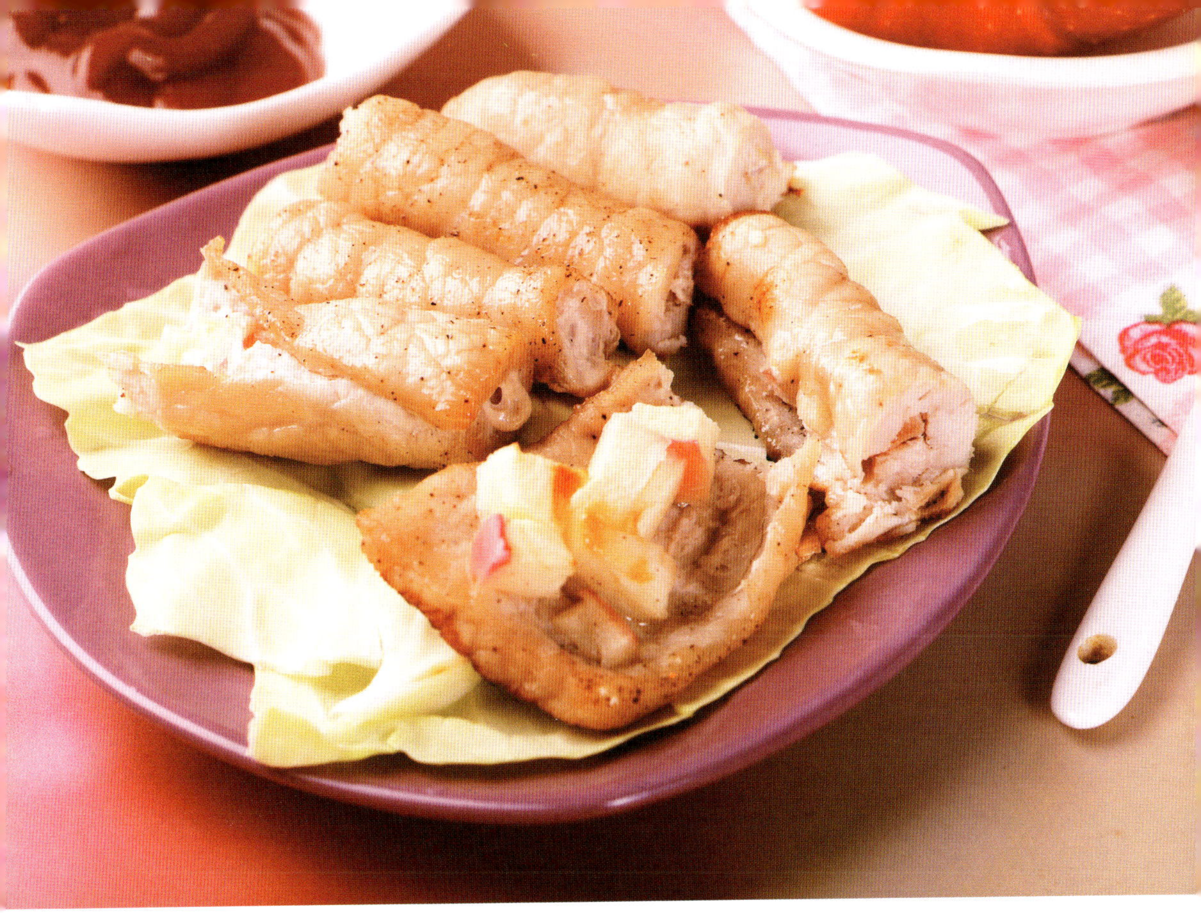

猪肉苹果卷

手机扫二维码
与视频同步做

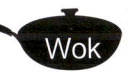

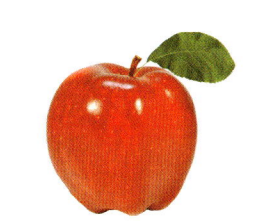

▶ **材料：**

瘦肉片………110克，苹果………125克

▶ **调料：**

盐………1克，黑胡椒粉………2克
料酒……… 5毫升

▶ **做法：**

1 瘦肉片装碗，用盐、料酒、黑胡椒粉腌渍10分钟。
2 洗净的苹果去核，切丁，放在腌好摊平的瘦肉片上，卷起，制成猪肉苹果卷。
3 备好烤箱，取出烤盘，铺上锡纸，放上猪肉苹果卷。
4 将烤盘放入烤箱中，以上、下火均为200℃，烤20分钟至熟透。
5 取出烤盘，将猪肉苹果卷装盘即可。

小贴士

苹果切碎

苹果切碎一点，制作出来的成品口感更佳。

02

猪血

营养丰富 促进排毒

猪血被称为"液态肉",也叫血豆腐,富含蛋白质,而且所含的氨基酸非常易于人体吸收,是营养滋补的佳品。另外,猪血嘌呤含量非常低,因此特别适合痛风病人食用。

食材档案

嘌呤:11.8毫克/100克。
酸碱度:碱性。
适用量:每天50克。
保存方式:宜放在冰箱冷冻保存。

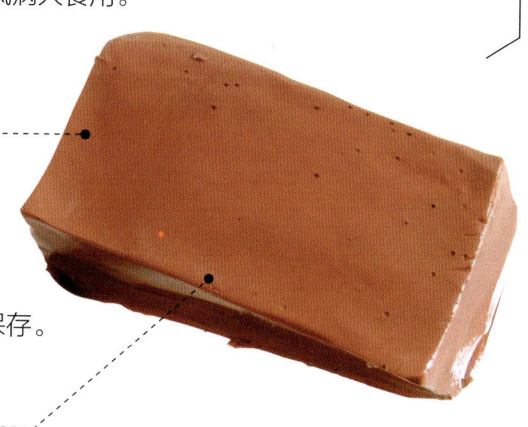

健康烹调 秘籍

猪血在烹饪之前最好先用沸水氽透,再切块炒、烧或做汤,而且烹饪时最好搭配葱、姜等配料,这样可以有效去除腥味。

相宜搭配 YES

- 猪血 + 春笋 = ▶ 利于营养吸收
- 猪血 + 大蒜 = ▶ 增强抗病能力
- 猪血 + 辣椒 = ▶ 促进新陈代谢

禁忌搭配 NO

- 猪血 + 黄豆 = ▶ 引起消化不良
- 猪血 + 海带 = ▶ 导致便秘

韭菜炒猪血

- 材料：韭菜150克，猪血200克，彩椒70克，姜片、蒜末各少许
- 调料：盐4克，鸡粉2克，沙茶酱15克，水淀粉8毫升，食用油适量
- 做法：

1. 洗净材料；韭菜切段；彩椒切粒；猪血切块。
2. 将猪血块倒入沸水中煮至五成熟，捞出沥干。
3. 用油起锅，放入少许姜片、蒜末，加入彩椒，炒香，放入韭菜段，略炒片刻。
4. 加入沙茶酱、猪血、适量清水炒匀，放入盐、鸡粉调味，用水淀粉勾芡，盛菜装盘即可。

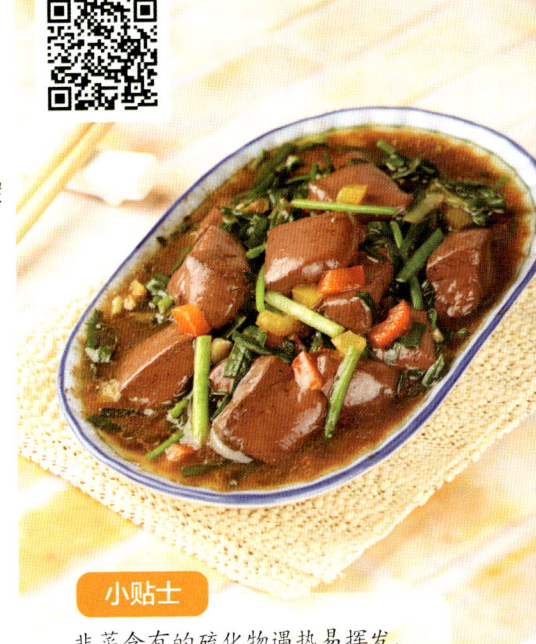

小贴士

韭菜含有的硫化物遇热易挥发，因此烹调韭菜时宜旺火快炒。

黄豆芽猪血汤

- 材料：猪血270克，黄豆芽100克，姜丝、葱丝各少许
- 调料：盐、鸡粉各2克，芝麻油、胡椒粉各适量
- 做法：

1. 洗净的猪血切成小块。
2. 锅中注水烧热，倒入猪血、姜丝，拌匀，用中小火煮10分钟。
3. 加入适量盐、鸡粉，放入洗净的黄豆芽，拌匀，用小火煮2分钟至熟。
4. 撒上适量胡椒粉，淋入适量芝麻油，拌匀入味，盛汤装碗，放上少许葱丝即可。

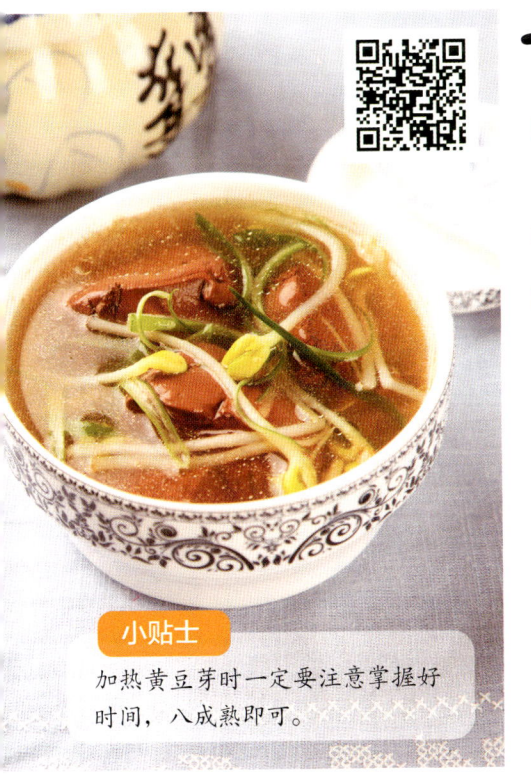

小贴士

加热黄豆芽时一定要注意掌握好时间，八成熟即可。

02 鸡肉

降低胆固醇 增强免疫力

鸡肉富含蛋白质、磷脂类和钾，能够降低对人体不利的低密度脂蛋白含量，促进尿酸排出体外。而且，中医上认为，鸡肉具有温中益气、补精填髓等功效。所以鸡肉适合身体虚弱的痛风患者食用。

食材档案

嘌呤：138毫克/100克。
酸碱度：酸性。
适用量：每天20克。
保存方式：放进冰箱里冷藏2天。

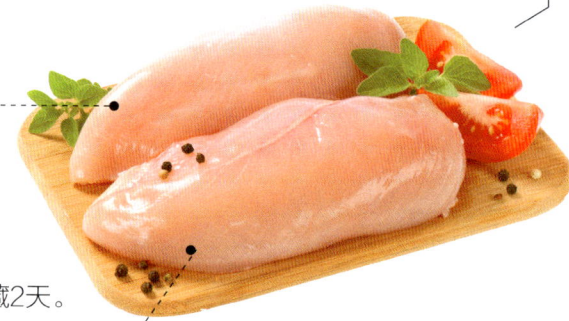

健康烹调（秘籍）

冷冻后的鸡肉会有一股腥味，先将鸡肉解冻，然后撒上姜末，放入生抽和盐，腌渍20分钟，这样就可以有效去除鸡肉的腥味了。

食疗痛风的做法（吃法）

痛风患者吃的鸡肉要先入水焯过以减少嘌呤的含量，还要弃掉高脂肪的鸡皮。此外，不宜饮用鸡汤或吃过多鸡翅等鸡肉类的食品，避免引起肥胖加重病情。

相宜搭配 YES

鸡肉	＋	雪梨	＝	▶	降低血压
鸡肉	＋	松子	＝	▶	美容抗衰
鸡肉	＋	菜心	＝	▶	增加营养
鸡肉	＋	枸杞	＝	▶	补五脏、益气血

草菇蒸鸡肉

▶ 材料：鸡肉块300克，草菇120克，姜片、葱花各少许

▶ 调料：盐3克，鸡粉3克，生粉8克，生抽4毫升，料酒5毫升，食用油适量

▶ 做法：

1. 洗净的草菇切片，放入沸水锅中，加入鸡粉、盐，拌煮至草菇断生后捞出，沥干装入碗中。
2. 倒入鸡肉块，加入盐、鸡粉、姜片、生粉、生抽、料酒、食用油拌匀，腌渍片刻。
3. 取蒸盘，倒入鸡肉块，摆好，放入烧开的蒸锅中，盖上盖，用中火蒸至全部食材熟透。
4. 揭开盖，取出鸡肉，撒上葱花，浇上热油。

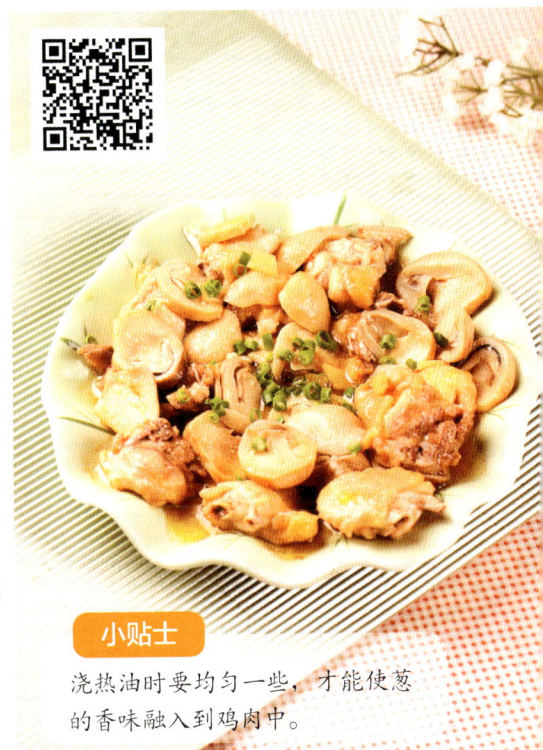

小贴士
浇热油时要均匀一些，才能使葱的香味融入到鸡肉中。

鸡肉西红柿汤

▶ 材料：鸡肉200克，西红柿70克，姜片10克，葱花5克

▶ 调料：盐3克

▶ 做法：

1. 处理好的鸡肉切成片；洗净的西红柿切成块。
2. 备好电饭锅，加入鸡肉、西红柿、姜片、盐、适量清水，拌匀。
3. 盖上盖，按下"功能"键，调至"靓汤"状态，时间定为30分钟，煮至食材熟透。
4. 按下"取消"键，揭开盖，倒入葱花，拌匀，盛出装碗即可。

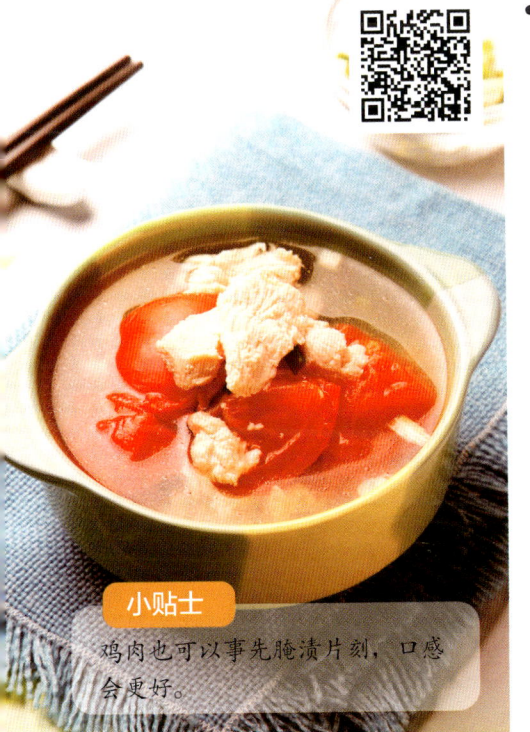

小贴士
鸡肉也可以事先腌渍片刻，口感会更好。

02

鸭肉

补虚强身 护心利尿

鸭肉有清热消炎、补虚强身的功效，且鸭肉中含有蛋白质、不饱和脂肪酸、钾，能促进尿酸排出，对痛风合并糖尿病有辅助治疗作用，但鸭肉的嘌呤含量相对较高，急性发作期的痛风患者应少食。

食材档案

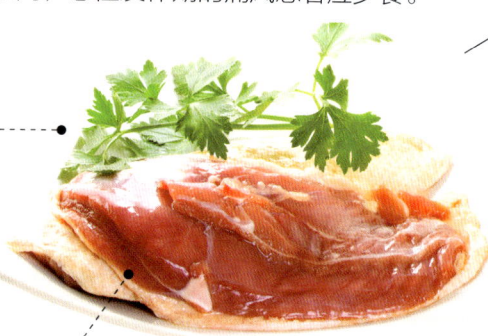

嘌呤：138.4毫克/100克。
酸碱度：酸性。
适用量：每天20克。
保存方式：用保鲜膜包好冷藏。

健康烹调 秘籍

一般炖制老鸭时，加几片火腿或少许腊肉，能够增加鸭肉的鲜香味。用鸭肉煲汤的时候，可以放入适量木瓜皮，汤的味道会更加黏稠。另外，烹调鸭肉时加入少量盐，肉汤会更鲜美。

食疗痛风的做法 吃法

鸭肉既可以焖、炒，也可以煲汤，鸭肉与芡实一起煮来吃，有利于痛风并发糖尿病的防治。注意痛风患者不宜喝鸭肉汤或者食用鸭皮。

相宜搭配 YES

鸭肉 + 青椒	=	▶ 保护心血管
鸭肉 + 洋葱	=	▶ 降压降脂
鸭肉 + 薏米	=	▶ 利水消肿
鸭肉 + 芥菜	=	▶ 滋阴润肺

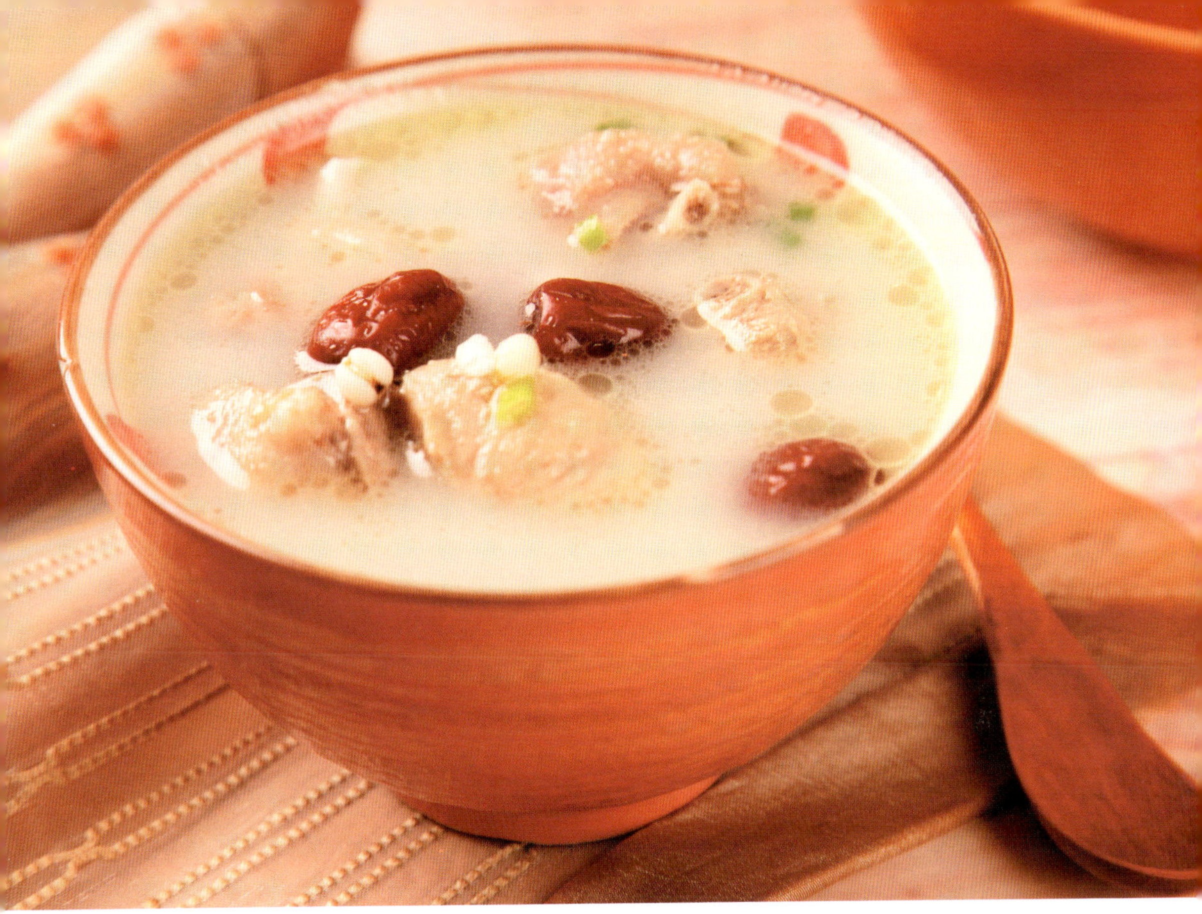

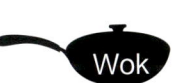 **红枣薏米鸭肉汤**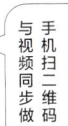

小贴士

薏米先泡发

先用水将薏米浸泡至发，这样可以节省烹煮的时间。

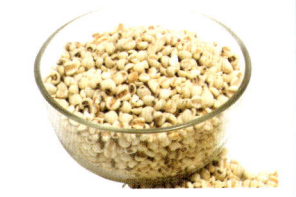

▶ **材料：**

薏米………100克，鸭肉块………300克
红枣、葱花各少许，高汤适量

▶ **调料：**

盐………2克

▶ **做法：**

1. 锅中注水烧开，放入洗净的鸭肉块，拌匀，煮2分钟，汆去血水，捞出鸭肉块后过冷水，装盘备用。
2. 另起锅，注入适量高汤烧开，加入鸭肉块、薏米、少许红枣，拌匀，盖上锅盖，大火烧开后转中火炖3小时至食材熟透。
3. 揭开锅盖，加入适量盐，拌匀，盛汤装碗，撒上葱花即可。

02

鸡蛋 痛风患者的营养库

鸡蛋中富含蛋白质、卵磷脂、钙、磷和维生素等，能为痛风患者补充蛋白质，还能缓解痛风症状。鸡蛋的氨基酸组成和人体组织蛋白最为接近，吸收率很高，能够为痛风患者提供足够的氨基酸。

食材档案

嘌呤：3.7毫克/100克。
酸碱度：酸性。
适用量：每天1个。
保存方式：放在冰箱内，大头朝上。

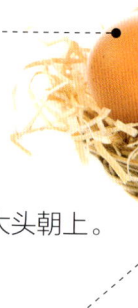

健康烹调秘籍

煎鸡蛋要用中火；将鸡蛋充分拌匀后再加入油、盐来拌匀，这样蒸出来的鸡蛋羹会很松软；煮蛋花汤时在汤滚之际加几滴醋，可做出漂亮的蛋花。

相宜搭配 YES

鸡蛋	+	西红柿	=	▶	美容养颜
鸡蛋	+	苦瓜	=	▶	排毒瘦身
鸡蛋	+	葱	=	▶	增强免疫力

禁忌搭配 NO

鸡蛋	+	菠萝	=	▶	影响消化
鸡蛋	+	柿子	=	▶	引起腹泻、结石

萝卜缨炒鸡蛋

▶ 材料：萝卜缨120克，鸡蛋2个，蒜末、葱段各少许

▶ 调料：盐3克，鸡粉2克，食用油适量

▶ 做法：

1. 洗净的萝卜缨切去根部，切成段；鸡蛋打入碗中，加入少许盐，用筷子打散、调匀。
2. 锅中注油烧热，倒入蛋液，炒熟，盛出待用。
3. 用油起锅，放入少许蒜末、葱段，爆香，倒入萝卜缨，翻炒至熟软。
4. 加入适量盐、鸡粉，炒匀调味，倒入鸡蛋，翻炒一会儿，盛菜装盘即可。

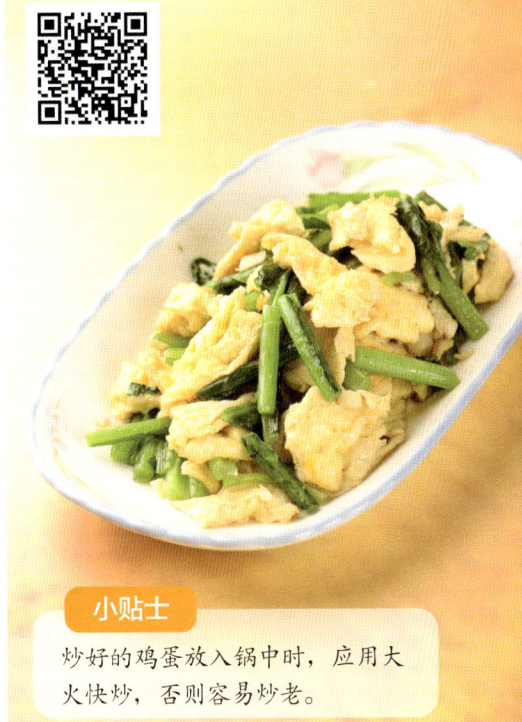

小贴士

炒好的鸡蛋放入锅中时，应用大火快炒，否则容易炒老。

艾叶煮鸡蛋

▶ 材料：鸡蛋2个，鲜艾叶30克

▶ 做法：

1. 砂锅中注水烧热，倒入洗净的艾叶、鸡蛋，用大火烧开后转小火煮约20分钟，使艾叶析出有效成分。
2. 轻轻敲打鸡蛋的外壳，使其裂开，用中火煮约10分钟，至鸡蛋上色。
3. 取出煮好的鸡蛋，浸入凉开水中。
4. 待鸡蛋放凉后去除蛋壳，摆放在盘中即成。

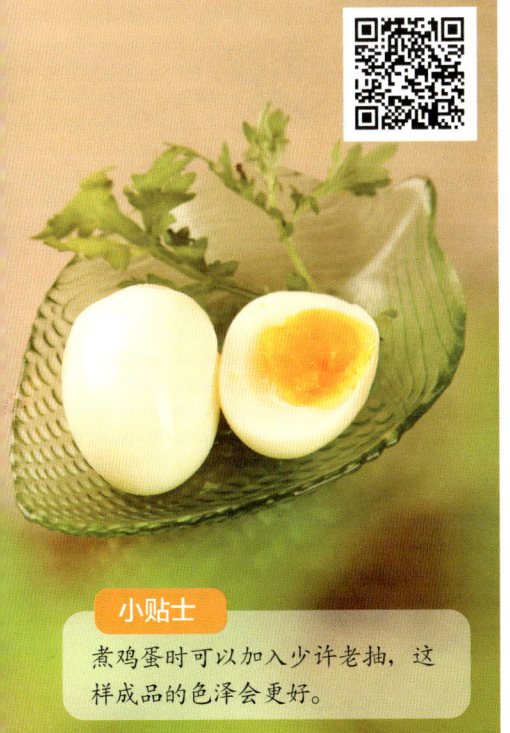

小贴士

煮鸡蛋时可以加入少许老抽，这样成品的色泽会更好。

02

鸭蛋
促进尿酸排泄

鸭蛋含蛋白质、磷脂、维生素A、B维生素、维生素D、钙、铁等营养成分，能有效降低痛风患者血液和尿液的酸度，促进尿酸排泄。鸭蛋有大补虚劳、滋阴养血的功效，有助于痛风患者补益身体。

食材档案

嘌呤：3.4毫克/100克。
酸碱度：酸性。
适用量：每天1个。
保存方式：放在冰箱内保存。

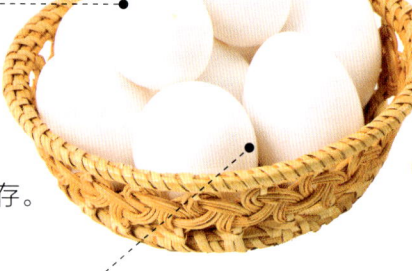

健康烹调 秘籍

鸭蛋可煎、水煮、炒，水煮鸭蛋至少要15分钟，且煮熟后应将其留在水中待其慢慢冷却。痛风患者可食用腌制的咸鸭蛋，但比较咸，不能多食。

相宜搭配 YES

 鸭蛋 ＋ 芹菜 ＝ ▶ 降低血压

 鸭蛋 ＋ 黑木耳 ＝ ▶ 提神醒脑

 鸭蛋 ＋ 百合 ＝ ▶ 滋阴润肺

禁忌搭配 NO

 鸭蛋 ＋ 牛奶 ＝ ▶ 影响钙的吸收

 鸭蛋 ＋ 桑葚 ＝ ▶ 引起肠胃不适

葱花鸭蛋

▶ **材料**：鸭蛋2个，葱花少许

▶ **调料**：盐2克，鸡粉、水淀粉、食用油各适量

▶ **做法**：

1. 将鸭蛋打入碗中，加入盐、鸡粉、水淀粉，打散、搅匀，再放入葱花，拌匀，制成蛋液。
2. 用油起锅，烧至四成热，倒入备好的蛋液，拌炒匀。
3. 再翻炒一会儿，至食材熟透。
4. 盛出炒好的鸭蛋，装在盘中即成。

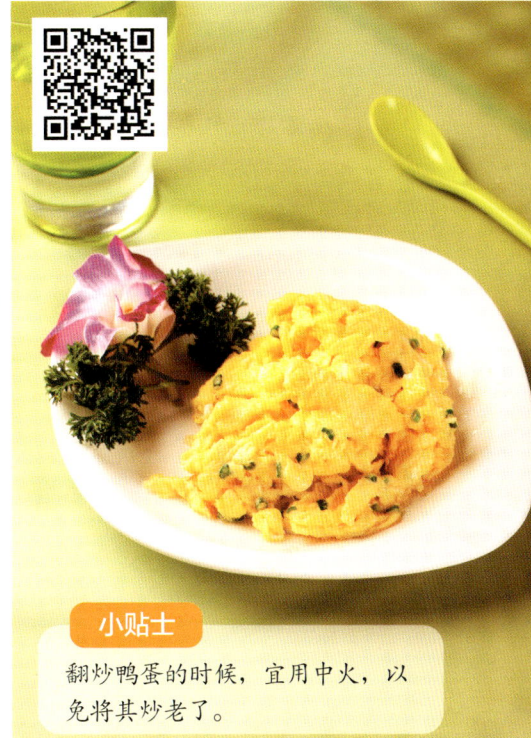

小贴士

翻炒鸭蛋的时候，宜用中火，以免将其炒老了。

鸭蛋炒洋葱

▶ **材料**：鸭蛋2个，洋葱80克

▶ **调料**：盐3克，鸡粉2克，水淀粉4毫升，食用油适量

▶ **做法**：

1. 去皮洗净的洋葱切丝；鸭蛋打入碗中，放入鸡粉、盐、水淀粉，用筷子打散、调匀。
2. 锅中加油烧热，放入洋葱，翻炒至洋葱变软，加入盐调味。
3. 倒入调好的蛋液，快速翻炒至熟。
4. 将炒熟的鸭蛋盛出，装入盘中即可。

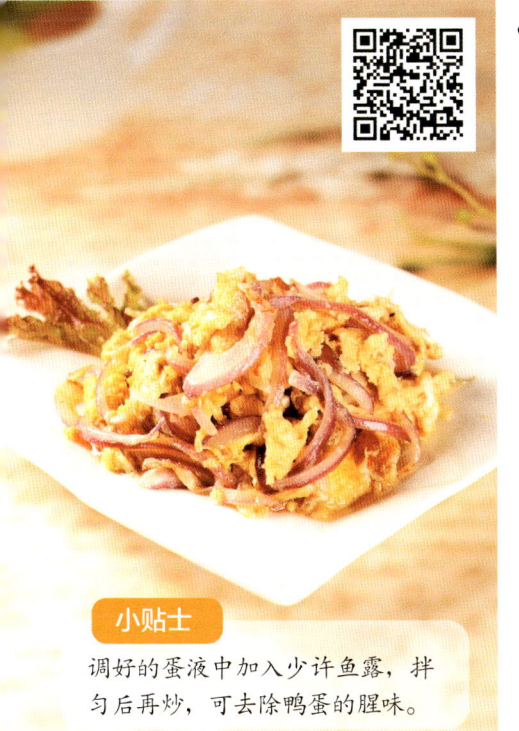

小贴士

调好的蛋液中加入少许鱼露，拌匀后再炒，可去除鸭蛋的腥味。

02 皮蛋

减少尿酸 开胃消食

皮蛋的营养成分和一般的蛋比较接近，嘌呤的含量很低，有助于痛风患者控制尿酸的含量。此外，皮蛋经过强碱的作用，蛋白和油脂分离，人体更加容易吸收，而且胆固醇的含量也相对减少了。

食材档案

嘌呤：4.3毫克/100克。
酸碱度：碱性。
适用量：每餐半个。
保存方式：密封在塑料袋内。

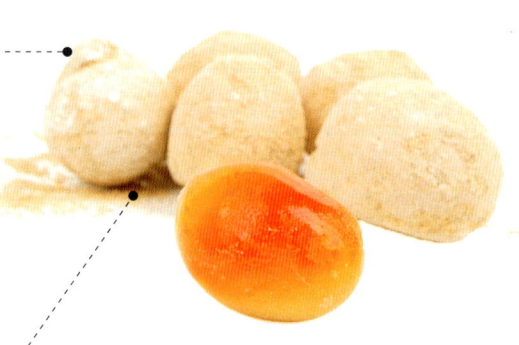

健康烹调 · 秘籍

如果不想切皮蛋的时候粘刀，可先将皮蛋去壳，直接浸泡在开水中1分钟，再用刀切开，蛋黄因遇热凝固，切的时候就不会粘刀了。

食疗痛风的做法 · 吃法

皮蛋比较容易沾染细菌，所以最好去壳后再蒸煮食用；或者加入适量的姜醋汁，能消除碱涩味，起到杀菌的作用，这样对于痛风患者来说会更安全。

相宜搭配 YES

皮蛋 ＋ 马齿苋	＝	▶ 清热解毒
皮蛋 ＋ 黄瓜	＝	▶ 促进尿酸排出
皮蛋 ＋ 瘦肉	＝	▶ 均衡营养
皮蛋 ＋ 醋	＝	▶ 开胃消食

菠菜皮蛋开胃汤

▶ 材料：菠菜100克，皮蛋1个，姜片少许

▶ 调料：盐2克，鸡粉2克

▶ 做法：

1. 锅中注水烧开，放入去壳切块的皮蛋和姜片，拌匀，用大火煮约1分钟，至香味溢出。
2. 放入洗净切段的菠菜，拌匀，稍煮片刻至软。
3. 加少许鸡粉、盐调味，拌煮片刻至食材入味。
4. 将煮好的汤料盛入汤碗中即可。

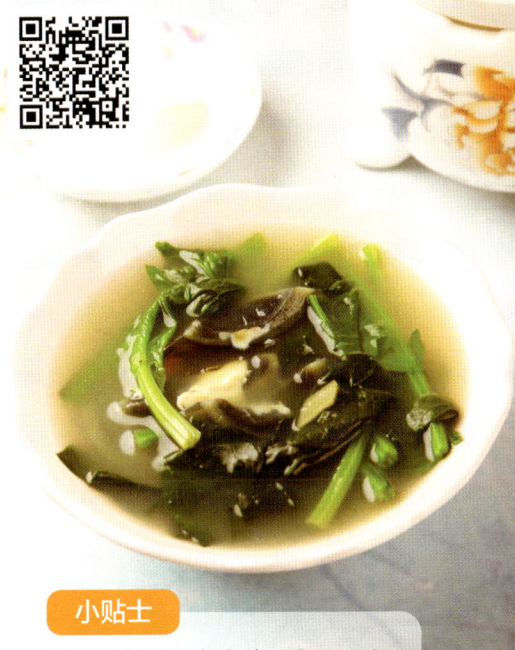

小贴士

皮蛋先在冰箱中冷藏一会儿，容易去壳，并保持其完整性。

皮蛋拌魔芋

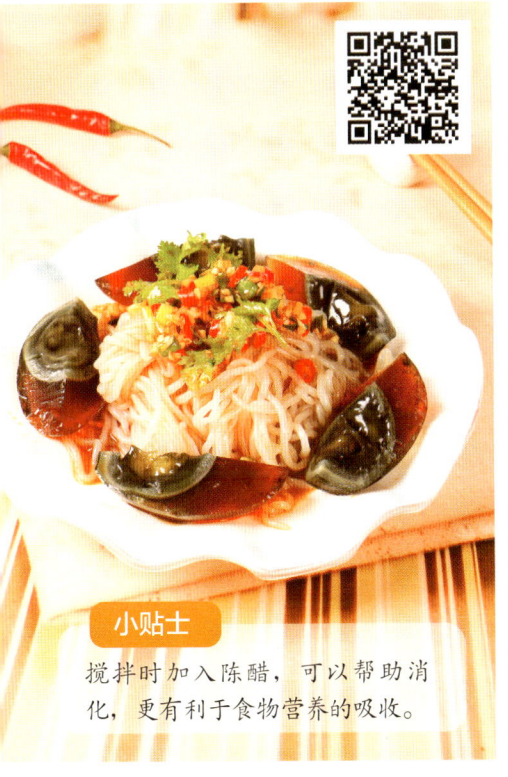

▶ 材料：魔芋大结280克，去皮皮蛋2个，朝天椒5克，香菜叶、蒜末、姜末、葱花各少许

▶ 调料：盐2克，白糖3克，芝麻油、生抽、陈醋、辣椒油各5毫升

▶ 做法：

1. 洗净的朝天椒切圈；皮蛋切小瓣儿，沿盘边摆放好。
2. 魔芋大结焯水，煮片刻，沥干水分，装盘。
3. 取一碗，倒入朝天椒圈、蒜末、姜末、葱花，加入生抽、陈醋、盐、白糖、芝麻油、辣椒油，用筷子搅拌均匀，放入香菜叶，制成调味汁，浇在魔芋大结上即可。

小贴士

搅拌时加入陈醋，可以帮助消化，更有利于食物营养的吸收。

02 鹌鹑蛋

营养丰富 减少尿酸

鹌鹑蛋含蛋白质、脑磷脂、卵磷脂、赖氨酸、胱氨酸、维生素A、维生素B_2、维生素B_1、铁、磷、钙等营养物质，可为痛风患者补充营养，还能促进尿酸排泄，缓解痛风引起的不适。

食材档案

嘌呤：3.7毫克/100克。
酸碱度：碱性。
适用量：每天60克。
保存方式：放入冰箱中冷藏。

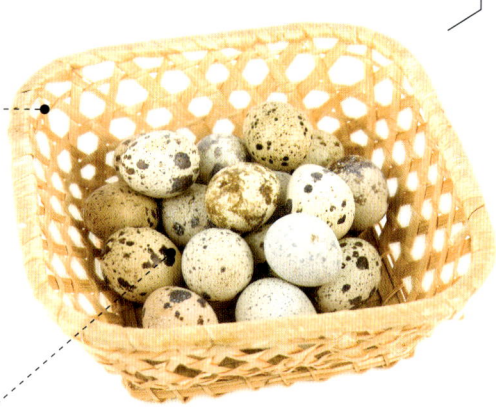

健康烹调 秘籍

新鲜的鹌鹑蛋颜色鲜明，用手轻轻摇动，没有声音，放入水中会下沉，这样的鹌鹑蛋营养最好。鹌鹑蛋可以直接煮熟后食用或做汤等，美味营养。

相宜搭配 YES

- 鹌鹑蛋 ＋ 豆腐 = ▶ 调节体内酸碱性
- 鹌鹑蛋 ＋ 苋菜 = ▶ 补充营养
- 鹌鹑蛋 ＋ 银耳 = ▶ 健脑强身

禁忌搭配 NO

- 鹌鹑蛋 ＋ 螃蟹 = ▶ 引起中毒
- 鹌鹑蛋 ＋ 猪肝 = ▶ 面生黑斑

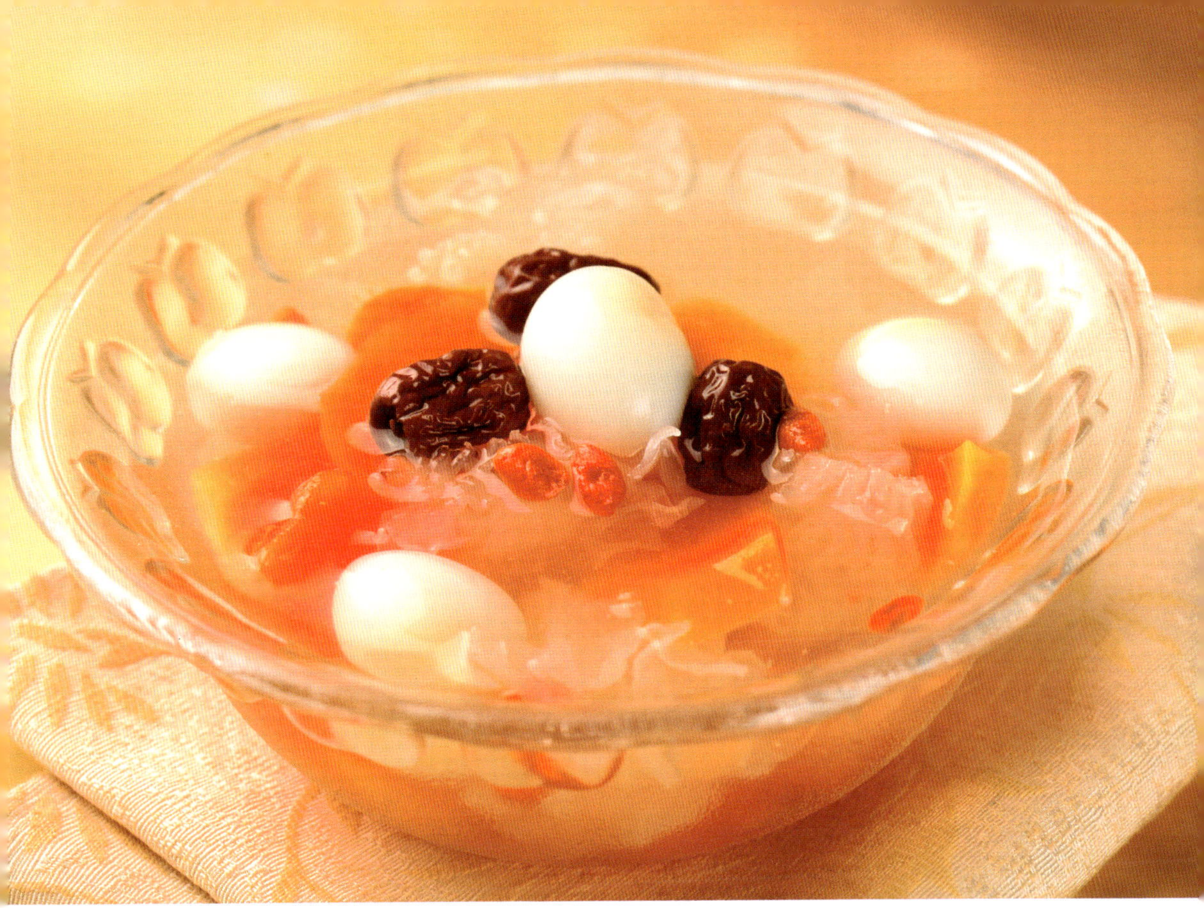

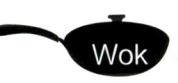 **木瓜银耳炖鹌鹑蛋**

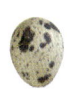

手机扫二维码 与视频同步做

小贴士

鹌鹑蛋过冷水

鹌鹑蛋煮熟后放入冷水中泡一下，可以更容易去除蛋壳。

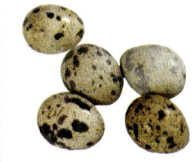

▶ 材料：

木瓜………200克，水发银耳………100克

鹌鹑蛋………90克，红枣………20克

枸杞………10克

▶ 调料：

白糖………40克

▶ 做法：

1 洗净去皮的木瓜切小块；洗好的银耳切成小块。
2 砂锅中注水烧开，放入红枣、木瓜、银耳，搅匀，盖上盖，用小火炖20分钟。
3 揭开盖，放入鹌鹑蛋、冰糖，煮5分钟，至冰糖溶化。
4 加入洗净的枸杞，再略煮片刻，继续搅拌，使其入味，然后将食材装碗即可。

02 水产类

鲫鱼
防治高血压　增强免疫力

鲫鱼蛋白质含量高，而且易于被人体吸收，适量食用可以增强人体免疫力。鲫鱼钾的含量较高，可以促进尿酸排出，此外，鲫鱼所含的不饱和脂肪酸能够防治高血压、高脂血症，使人延年益寿。

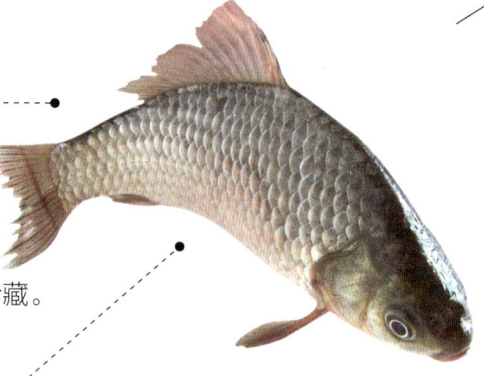

食材档案

嘌呤：137毫克/100克。
酸碱度：酸性。
适用量：每天50克。
保存方式：宰杀洗净放入冰箱冷藏。

健康烹调 秘籍

鲫鱼可以做羹、煮粥、熬汤、做成小吃。150克左右的鲫鱼适合红烧或做汤；250克左右的可红烧或清蒸；250克以上的鲫鱼肉质老，口感不好。

相宜搭配 YES

 鲫鱼 ＋ 鸡蛋 ＝ ▶ 防治心脑血管疾病

 鲫鱼 ＋ 豆豉 ＝ ▶ 清热解毒

 鲫鱼 ＋ 黑木耳 ＝ ▶ 润肤抗老

禁忌搭配 NO

 鲫鱼 ＋ 蜂蜜 ＝ ▶ 易中毒

 鲫鱼 ＋ 葡萄 ＝ ▶ 产生强烈刺激

黄花菜鲫鱼汤

- **材料**：鲫鱼350克，水发黄花菜170克，姜片、葱花各少许
- **调料**：盐3克，鸡粉2克，料酒10毫升，胡椒粉少许，食用油适量
- **做法**：

1. 锅中注油烧热，加入少许姜片，爆香，放入处理干净的鲫鱼，煎出焦香味，盛出鲫鱼。
2. 锅中倒入适量开水，放入鲫鱼、料酒、盐、鸡粉、胡椒粉、洗好的黄花菜，拌匀。
3. 盖上盖，用中火煮3分钟。
4. 揭开盖，把鱼汤盛出，装入汤碗中，撒上少许葱花即可。

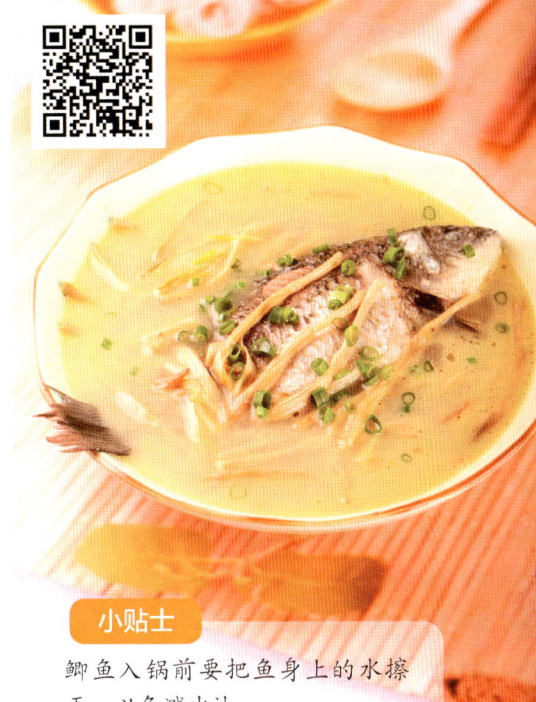

小贴士

鲫鱼入锅前要把鱼身上的水擦干，以免溅出油。

银丝鲫鱼

- **材料**：鲫鱼800克，去皮白萝卜200克，红彩椒20克，姜丝、葱段、香菜各少许
- **调料**：盐3克，鸡粉、胡椒粉各1克，料酒15毫升，食用油适量
- **做法**：

1. 洗净的白萝卜切丝；洗好的红彩椒切丝。
2. 在洗净的鲫鱼两面鱼身上划一字花刀，装盘，用盐抹匀，淋上适量料酒，腌渍10分钟。
3. 将鲫鱼放入油锅中煎至两面微黄，倒入姜丝、料酒、清水、白萝卜，拌匀，煮至食材熟软。
4. 加入红彩椒、盐、鸡粉、胡椒粉、葱段，搅拌均匀。
5. 盛出鱼和汤水，装在香锅中，放上少许香菜。

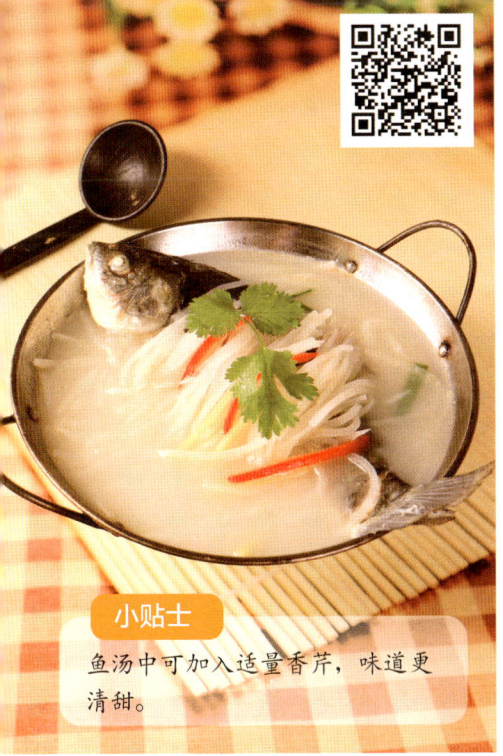

小贴士

鱼汤中可加入适量香芹，味道更清甜。

草鱼

温中补虚 降低胆固醇

草鱼能够补充人体必需的氨基酸,是温中补虚的养生食品。草鱼中含维生素D、不饱和脂肪酸、钾,可降低血清中的胆固醇,防止动脉粥样硬化,促进尿酸的排泄,对痛风并发心脑血管疾病有一定作用。

食材档案

嘌呤:140.2毫克/100克。
酸碱度:酸性。
适用量:每天50克。
保存方式:宰杀洗净放入冰箱冷藏。

健康烹调 秘籍

蒸草鱼的时候在鱼肚子里放大葱可以去除腥味,但不要放姜,以免姜的味道太浓而掩盖鱼的鲜味,但可以用鲜橘子皮代替姜去草鱼的腥味。煮鱼汤的时候,将浮沫连同煎鱼的油也一起撇去,这样鱼汤就像牛奶一样奶白好看。

食疗痛风的做法 吃法

草鱼要新鲜,煮时火候不能太大,以免把鱼肉煮散。烹调时不用放味精就很鲜美。注意草鱼的嘌呤含量较高,痛风患者需少量食用,而且不能喝草鱼汤。

相宜搭配 YES

- 草鱼 + 茶树菇 = 防治痛风
- 草鱼 + 黑木耳 = 补虚利尿
- 草鱼 + 鸡蛋 = 温补强身
- 草鱼 + 冬瓜 = 降脂降压

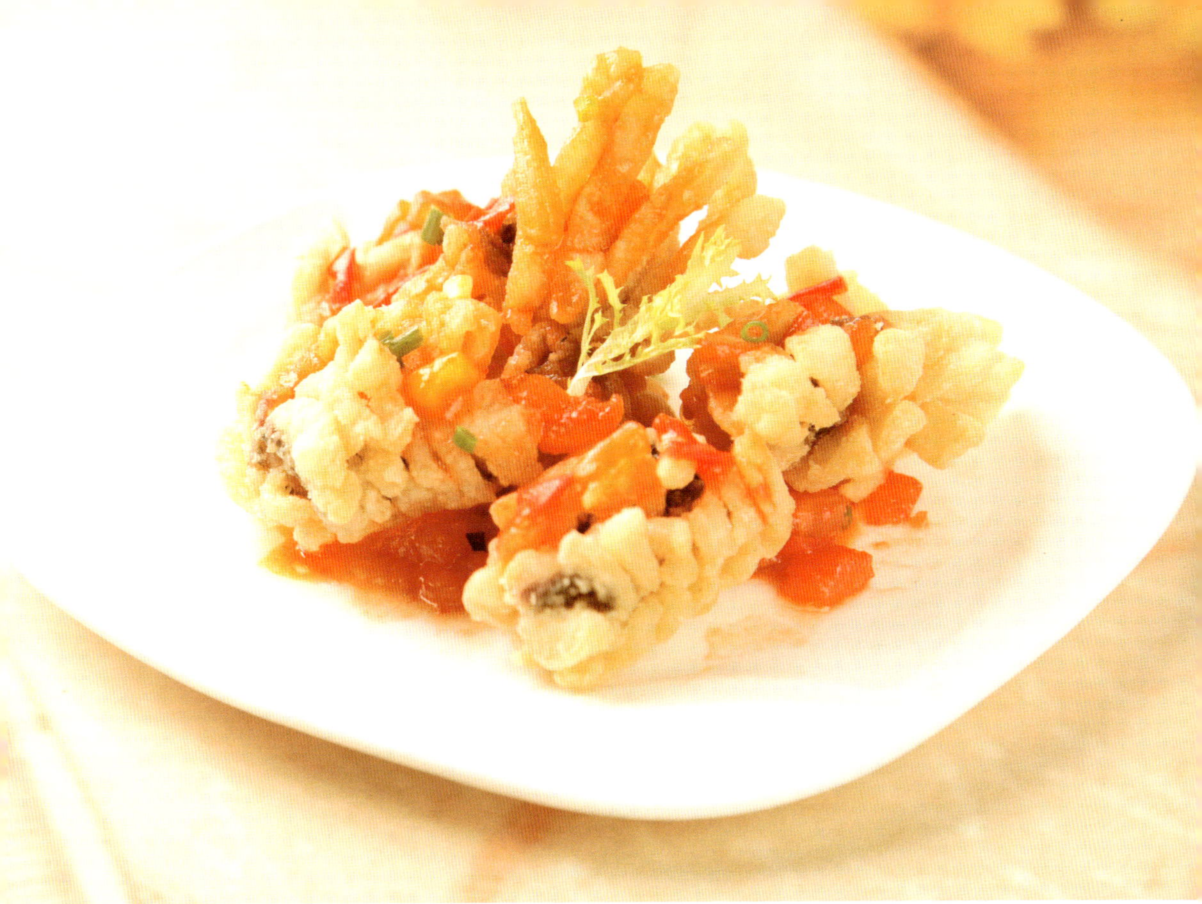

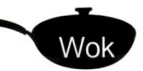

菊花草鱼

手机扫二维码
与视频同步做

▶ **材料：**

草鱼………900克，西红柿………100克，葱花少许

▶ **调料：**

盐、白糖………各2克，生粉………5克

水淀粉………5毫升，料酒………4毫升

番茄酱、食用油各适量

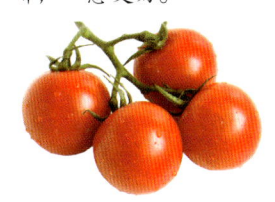

▶ **做法：**

1 洗净的西红柿切成丁；处理好的草鱼去骨取肉，在鱼肉上切十字刀，再切成大段。

2 将鱼肉放入碗中，加入盐、料酒、生粉，拌匀，腌渍10分钟。

3 油锅烧热，放入鱼肉，炸至金黄色，捞出鱼肉，沥干装盘。

4 油锅烧热，放入西红柿、番茄酱略炒，加入清水、盐、白糖、水淀粉，制成酱汁。

5 盛出酱汁，浇在鱼肉上，撒上少许葱花即可。

小贴士

西红柿切碎

将西红柿切得细碎一点，做出来的酱汁更浓郁，口感更好。

02 鳕鱼

补虚强身　保护血管

鳕鱼的蛋白质含量高，是体虚人士的最佳选择。鳕鱼中含有不饱和脂肪酸，能够预防中风，润滑关节，缓解关节炎的症状。鳕鱼富含镁元素，对心血管系统有很好的保护作用，有利于预防痛风并发症。

食材档案

嘌呤：100~150毫克/100克。
酸碱度：酸性。
适用量：每天50克。
保存方式：放入冰箱冷藏。

健康烹调秘籍

切鱼片时，要用推拉刀切片，鱼片才不会被切破。冰冻的鳕鱼要让其自然解冻，不要放入水中或者用微波炉加热解冻，否则鳕鱼肉容易散掉。

相宜搭配 YES

 鳕鱼 ＋ 辣椒 = ▶ 增进食欲

 鳕鱼 ＋ 芥蓝 = ▶ 促进酸碱平衡

 鳕鱼 ＋ 黑木耳 = ▶ 延缓衰老

禁忌搭配 NO

 鳕鱼 ＋ 香肠 = ▶ 损害肝功能

 鳕鱼 ＋ 红酒 = ▶ 产生腥味

香煎鳕鱼

- 材料：鳕鱼180克，姜片少许
- 调料：生抽2毫升，盐1克，料酒3毫升，食用油适量
- 做法：

1. 取一个干净的碗，放入洗好的鳕鱼、少许姜片，加入适量生抽、盐、料酒，抓匀，腌渍10分钟至入味。
2. 煎锅注油烧热，放入鳕鱼，用小火煎约1分钟，至煎出焦香味。
3. 翻面，煎约1分钟至鳕鱼呈焦黄色。
4. 把煎好的鳕鱼块盛出装盘即可。

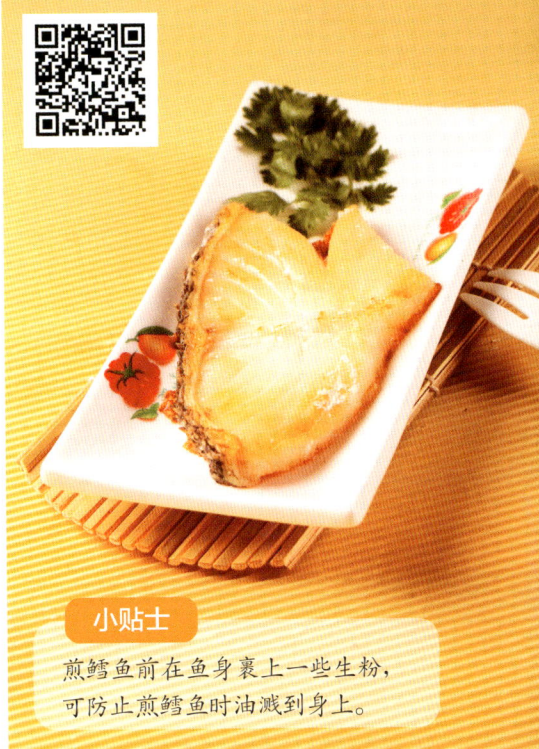

小贴士

煎鳕鱼前在鱼身裹上一些生粉，可防止煎鳕鱼时油溅到身上。

西红柿浇汁鳕鱼

- 材料：鳕鱼块320克，西红柿90克，洋葱少许
- 调料：盐3克，料酒5毫升，番茄酱、生粉各适量，食用油少许
- 做法：

1. 洗净的洋葱切成粒；洗好的西红柿切成小瓣，去除果皮，切成小丁块。
2. 把洗净的鳕鱼肉装碗，加入盐、料酒，拌匀，腌渍约10分钟，至其入味。
3. 把鳕鱼肉裹上生粉，放入油锅中煎熟，装盘。
4. 用油起锅，放入洋葱、西红柿，炒匀炒透。
5. 加入番茄酱、盐，调成味汁，将味汁浇在鱼身上即可。

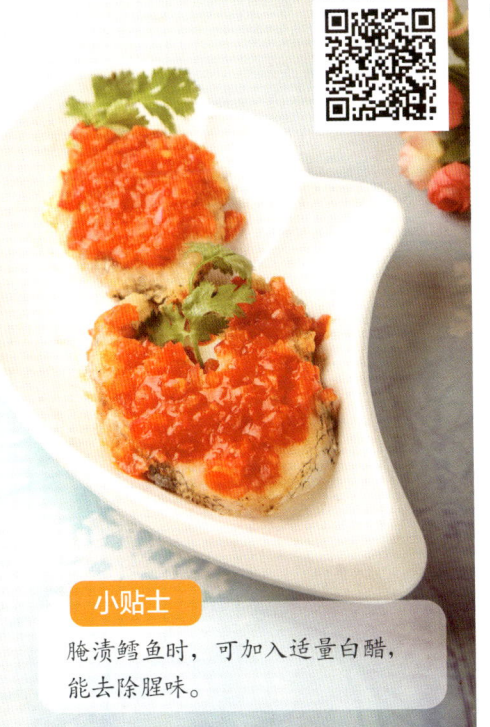

小贴士

腌渍鳕鱼时，可加入适量白醋，能去除腥味。

02

鲈鱼
缓和关节不适

鲈鱼中富含蛋白质、矿物质、多种维生素，而脂肪的含量比较低，是一种既能够补身，又不会导致肥胖的营养食物。此外，鲈鱼中还含有一定量的不饱和脂肪酸，能够帮助减缓关节的不适。

食材档案

嘌呤：75～150毫克/100克。
酸碱度：酸性。
适用量：每天50克。
保存方式：冷藏或者风干保存。

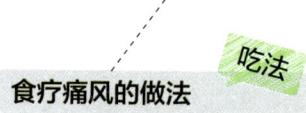

健康烹调 秘籍

鲈鱼有多种烹饪方法，常见的有红烧、清蒸或做羹、汤，其味鲜美。宰杀时应把鲈鱼的鳃夹骨斩断，倒立放血，待血污流尽后，再剖洗干净，这样可保证鲈鱼的肉质洁白。待鲜鱼剖开洗净，在牛奶中泡一会儿，既可除腥，又能增加鲜味。

食疗痛风的做法 吃法

鲈鱼最适宜用于清蒸、红烧或炖汤，营养丰富。鲈鱼肉质白嫩、清香，没有腥味，但是痛风患者不宜多食，应该限量。

相宜搭配 YES

鲈鱼 ＋ 黄芪	=	▶ 健脾补气	
鲈鱼 ＋ 黑木耳	=	▶ 补充营养	
鲈鱼 ＋ 姜	=	▶ 补虚养身	
鲈鱼 ＋ 红枣	=	▶ 补血补虚	

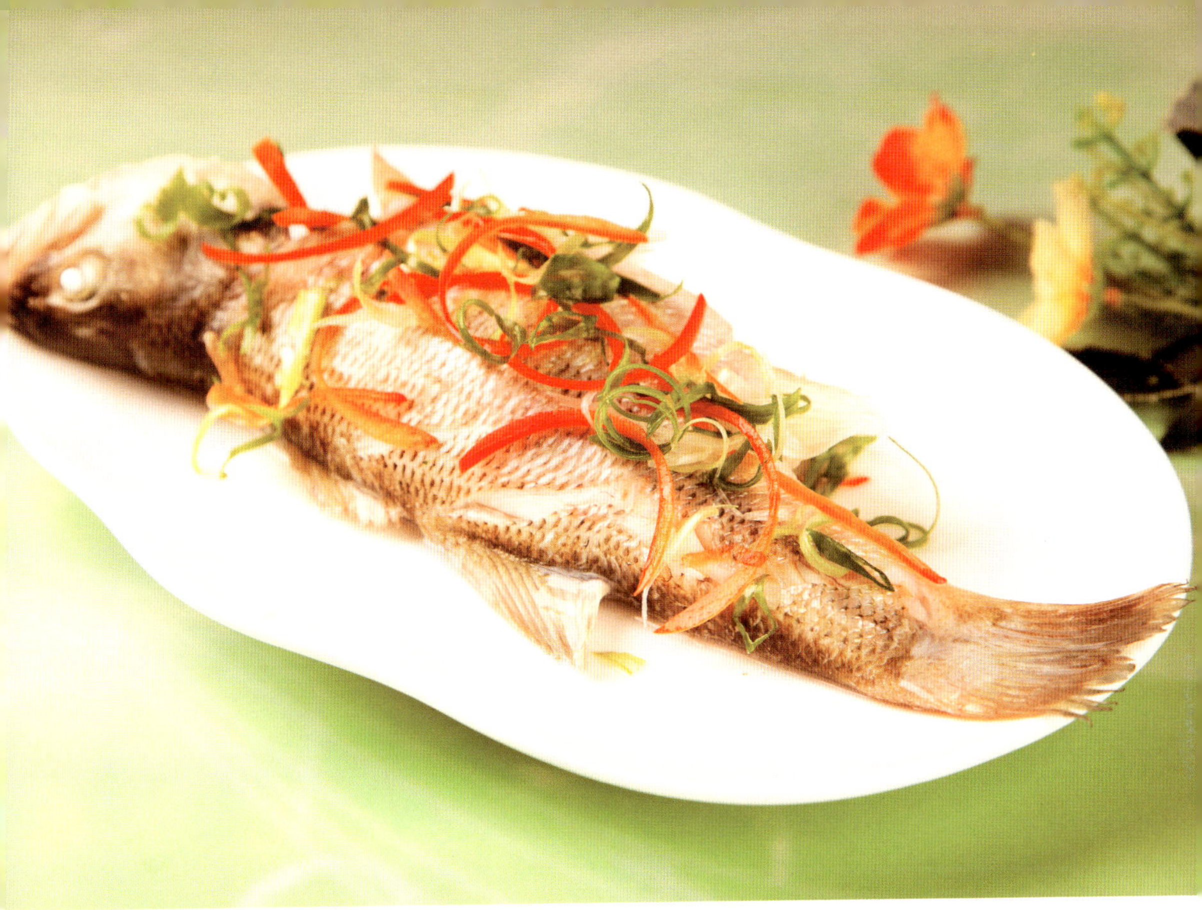

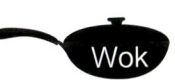

Wok 柠香鲈鱼

手机扫二维码与视频同步做

小贴士

用料酒去腥

腌渍鲈鱼时可以加点料酒，能去除腥味。

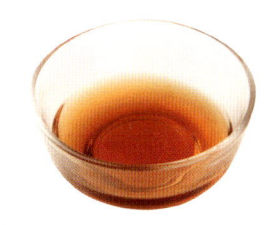

▶ **材料：**

鲈鱼………350克，柠檬………45克

彩椒………20克，姜片、葱条各少许

▶ **调料：**

盐………3克

▶ **做法：**

1 把柠檬切开，将柠檬汁挤入碗中；取部分洗净的葱切成细丝；洗好的彩椒去籽，切成丝；处理干净的鲈鱼切上花刀，放入蒸盘中。

2 用盐抹匀鱼身，将姜片、葱条塞入鱼腹中，淋上柠檬汁，腌渍10分钟。

3 蒸锅上火烧开，放入蒸盘，盖上锅盖，用中火蒸约15分钟至熟。

4 揭开锅盖，取出蒸盘，取出鱼腹中的姜片和葱条，点缀上葱丝、彩椒丝即可。

鳝鱼

养肝补肾　降低血糖

鳝鱼富含卵磷脂、鳝鱼素、钾，可以帮助降低血糖、滋肝养肾、促进尿酸的排泄，适合痛风合并糖尿病患者食用。此外，鳝鱼的钙、铁含量丰富，具有很好的补钙补血之效，能够促进骨质健康。

食材档案

嘌呤：92.8毫克/100克。
酸碱度：酸性。
适用量：每天50克。
保存方式：养在清水中（死鱼有毒）。

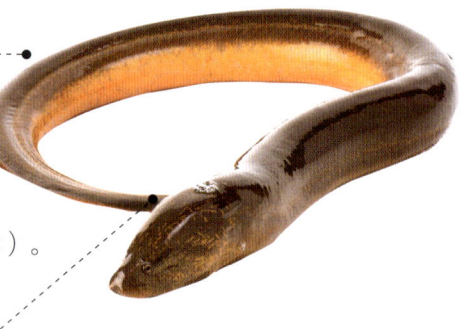

健康烹调 秘籍

鳝鱼最有效的吃法就是现杀、现烹饪，可用于炒食、煲汤。烹饪前将鳝鱼背朝下放好，用刀背从头至尾拍打一遍，这样可使烹调时受热均匀。

相宜搭配 YES

鳝鱼 ＋ 黄瓜	＝	▶ 补充营养
鳝鱼 ＋ 韭菜	＝	▶ 增强免疫力
鳝鱼 ＋ 红椒	＝	▶ 抗细胞老化

禁忌搭配 NO

鳝鱼 ＋ 南瓜	＝	▶ 影响营养的吸收
鳝鱼 ＋ 菠菜	＝	▶ 易导致腹泻

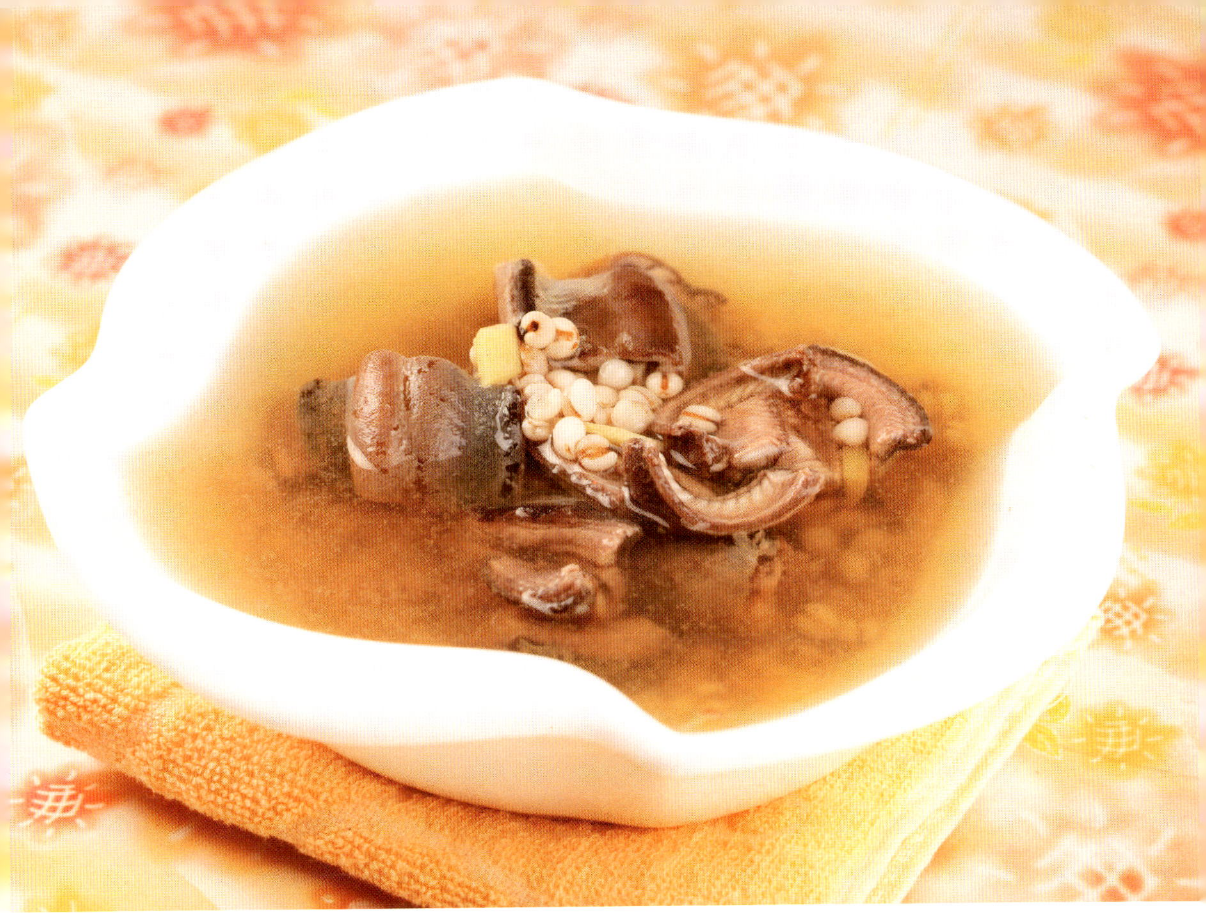

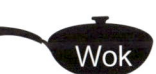 **薏米鳝鱼汤**

手机扫二维码 与视频同步做

小贴士

用面粉洗鳝鱼

可用面粉搓洗鳝鱼，以去除其表面的黏性液质，以免影响口感。

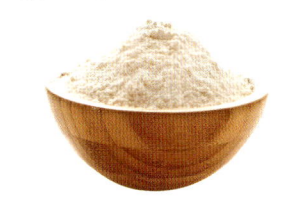

▶ **材料：**
鳝鱼⋯⋯⋯120克，水发薏米⋯⋯⋯65克
姜片少许

▶ **调料：**
盐、鸡粉⋯⋯⋯各3克，料酒⋯⋯⋯3毫升

▶ **做法：**

1. 处理干净的鳝鱼切小块，装入碗中，加盐、鸡粉、料酒，抓匀，腌渍10分钟至入味。
2. 汤锅中注水烧开，放入洗好的薏米，搅匀，盖上盖，烧开后用小火煮20分钟。
3. 揭盖，放入鳝鱼、少许姜片，盖上盖，用小火续煮15分钟，至食材熟烂。
4. 揭盖，放入盐、鸡粉，拌匀调味，盛汤装碗即可。

海藻

利水消肿　降低胆固醇

海藻能软坚、利水、退肿；常用于缓解瘿瘤、水肿等病症。海藻含有大量能降低血液中胆固醇含量的碘，对痛风并发高脂血症患者有益；海藻中的蛋氨酸、胱氨酸含量丰富，可增强痛风患者的体能。

食材档案

嘌呤：44.2毫克/100克。
酸碱度：碱性。
适用量：每餐15克。
保存方式：用塑料袋密封冷藏。

健康烹调　秘籍

浸泡海藻有利于去除海藻中过多的盐分。另外海藻汆烫时间不可过久，一会儿即可，以免影响口感，而且将汆烫好捞出的海藻放入冰水中浸泡片刻，口感会更加脆嫩。

食疗痛风的做法　吃法

海藻最常见的做法就是凉拌，也可以用于炒食、做沙拉、煮成汤、熬成粥、制成粉等。痛风患者在烹饪海藻之前最好能够先短时间地浸泡一下。

相宜搭配　YES

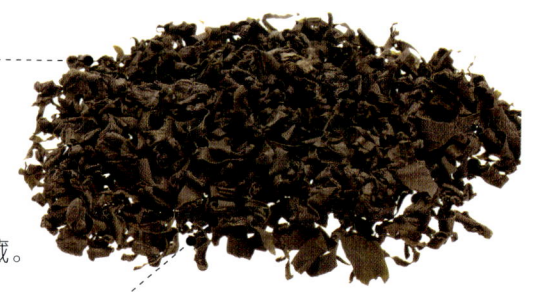

海藻 ＋ 猪肉	＝	▶ 滋阴润燥
海藻 ＋ 白萝卜	＝	▶ 消痰软坚
海藻 ＋ 芝麻	＝	▶ 减肥
海藻 ＋ 紫包菜	＝	▶ 抗细胞老化

海藻绿豆粥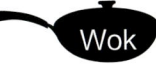

▶ **材料**：水发大米150克，水发绿豆100克，水发海藻90克

▶ **调料**：盐少许

▶ **做法**：

1. 砂锅中注水烧开，倒入洗净的绿豆、大米，快速搅拌匀，使材料散开。
2. 盖上盖，煮沸后用小火煲煮约60分钟，至米粒变软。
3. 揭盖，撒上洗净的海藻，搅拌匀，转中火续煮片刻，至食材熟透。
4. 加入盐，拌煮至米粥入味，盛粥装碗即可。

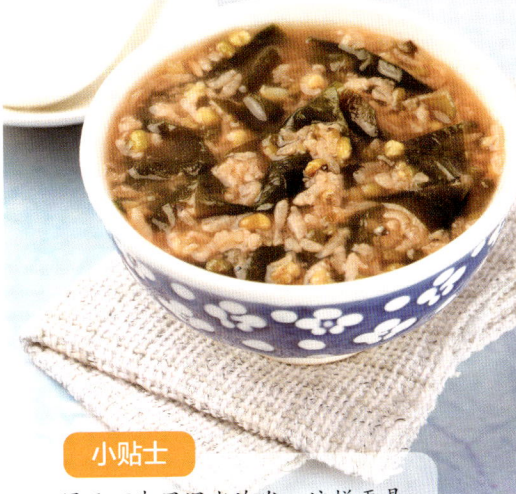

小贴士

绿豆可先用温水泡发，这样更易煮熟透，缩短烹煮的时间。

凉拌海藻

▶ **材料**：水发海藻180克，彩椒60克，熟白芝麻6克，蒜末、葱花各少许

▶ **调料**：盐3克，鸡粉2克，陈醋8毫升，白醋10毫升，生抽、芝麻油各少许

▶ **做法**：

1. 将洗净的彩椒切粗丝；海藻清洗干净。
2. 锅中注水烧开，放入少许盐、白醋、海藻，煮至沸，放入彩椒，煮至食材断生后捞出沥干。
3. 把食材装碗，放入蒜末、葱花、盐、鸡粉、陈醋、芝麻油、生抽，拌匀至食材入味。
4. 取盘子，盛入食材，撒上熟白芝麻即成。

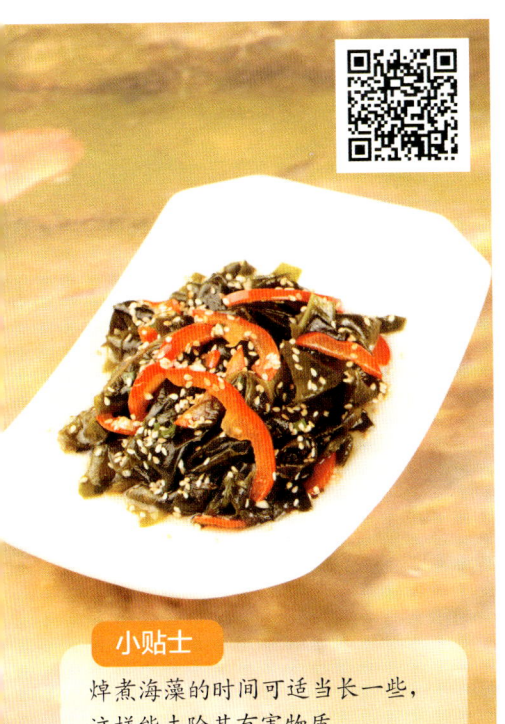

小贴士

焯煮海藻的时间可适当长一些，这样能去除其有害物质。

02 海参

滋阴养血 促进代谢

海参有补肾、滋阴、养血、益精之效，海参中含有的活性物质酸性多糖、多肽等能大大提高人体免疫力，帮助抵抗多种疾病的侵袭。海参中的牛磺酸、烟酸等能促进代谢，有助于尿酸排出。

食材档案

嘌呤：4.2毫克/100克。
酸碱度：碱性。
适用量：涨发品每次80克。
保存方式：放入冰箱冷藏。

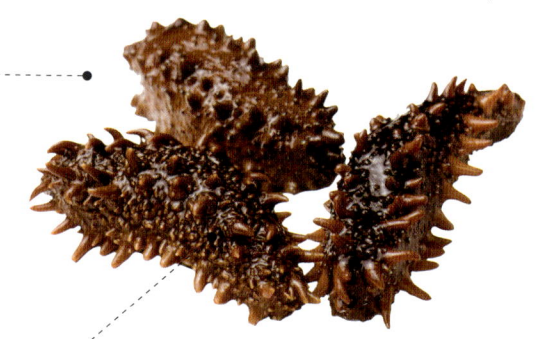

健康烹调 （秘籍）

干海参在烹饪之前最好先用冷水浸泡2小时，等到涨大的时候再取出，然后剖腹，剔除肠腔，洗净之后再浸泡1小时，就可以制作食用了。但是需要注意在泡发海参时，切莫沾染油脂、碱、盐，否则会妨碍海参吸收膨胀，降低出品率。

食疗痛风的做法 （吃法）

海参可以凉拌，也可以炒食、煮粥、红烧和煲汤等，但是烹饪海参时最好不要加醋。相对而言，煮粥、煲汤对痛风患者更加有益。

相宜搭配 YES

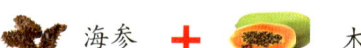

海参 + 木瓜	=	▶	舒筋活络
海参 + 西蓝花	=	▶	润肺止咳
海参 + 菠菜	=	▶	补血补铁
海参 + 鸭肉	=	▶	滋养五脏

桂圆炒海参

▶ **材料**：莴笋200克，水发海参200克，桂圆肉50克，枸杞、姜片、葱段各少许

▶ **调料**：盐4克，鸡粉4克，料酒10毫升，生抽5毫升，水淀粉5毫升，食用油适量

▶ **做法**：

1. 洗净去皮的莴笋切成薄片。
2. 锅中注水烧开，加入盐、鸡粉、洗好的海参、料酒、莴笋、食用油，拌煮片刻，捞出食材。
3. 起油锅，放入少许姜片、葱段，爆香，倒入莴笋、海参，炒匀。
4. 加入生抽、水淀粉炒匀，放入桂圆肉，炒匀，盛出，撒上枸杞即可。

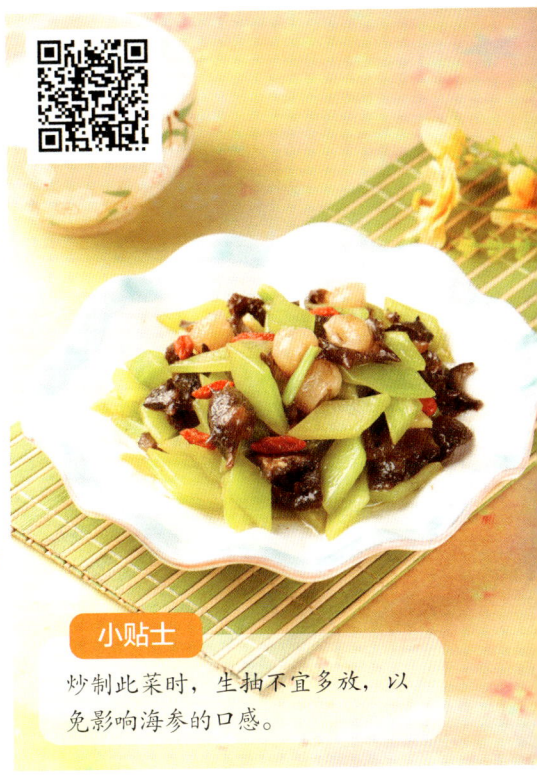

小贴士

炒制此菜时，生抽不宜多放，以免影响海参的口感。

海参粥

▶ **材料**：海参300克，粳米250克，姜丝少许

▶ **调料**：盐、鸡粉各2克，芝麻油少许

▶ **做法**：

1. 将洗净的海参切开，去除内脏，再切成丝，放入沸水锅中，汆煮片刻，捞出装盘。
2. 砂锅中注水烧热，倒入粳米拌匀，盖上盖，用大火煮开后转小火煮40分钟至粳米熟软。
3. 揭盖，加入盐、鸡粉，拌匀，倒入海参、姜丝，拌匀，盖上盖，续煮10分钟至食材入味。
4. 揭盖，少许淋入芝麻油拌匀，盛粥装碗即可。

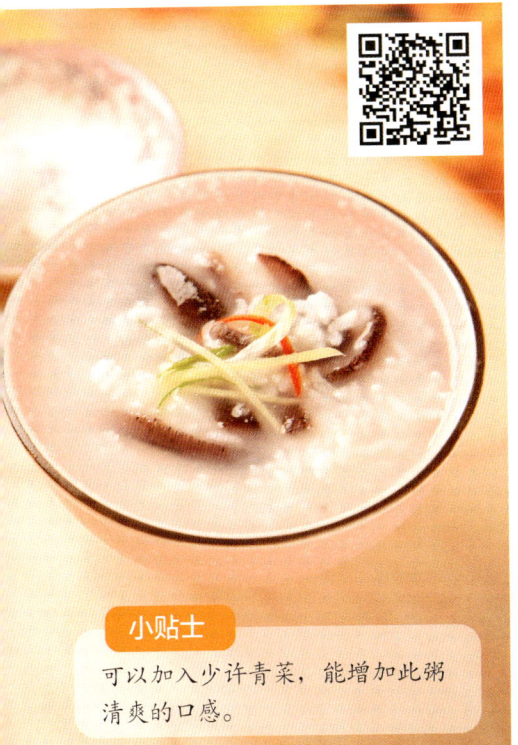

小贴士

可以加入少许青菜，能增加此粥清爽的口感。

海蜇皮

降压消肿　清热解毒

海蜇皮中含有蛋白质、脂肪、无机盐、维生素A、B族维生素等十多种营养物质，还含有硫胺素、核黄素及碘等，具有扩张血管和降压的作用，还能促进尿酸排出，适宜痛风并发高血压患者食用。

食材档案

嘌呤：9.3毫克/100克。
酸碱度：碱性。
适用量：每次40克。
保存方式：用盐层层腌渍，密封。

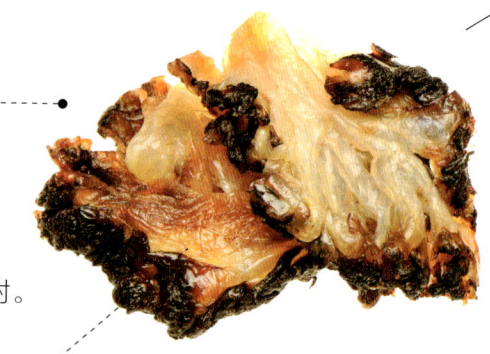

健康烹调秘籍

新鲜的海蜇含水多，皮厚，还含有毒素，只有经过食盐加明矾腌渍3次（俗称三矾）使鲜海蜇脱水3次，才能让毒素排尽。

相宜搭配 YES

海蜇皮 ＋ 黑木耳	=	润肠、美白
海蜇皮 ＋ 白菜	=	通利肠胃
海蜇皮 ＋ 黄瓜	=	降低血压

禁忌搭配 NO

海蜇皮 ＋ 柿子	=	引起腹胀
海蜇皮 ＋ 红枣	=	引发寒热病症

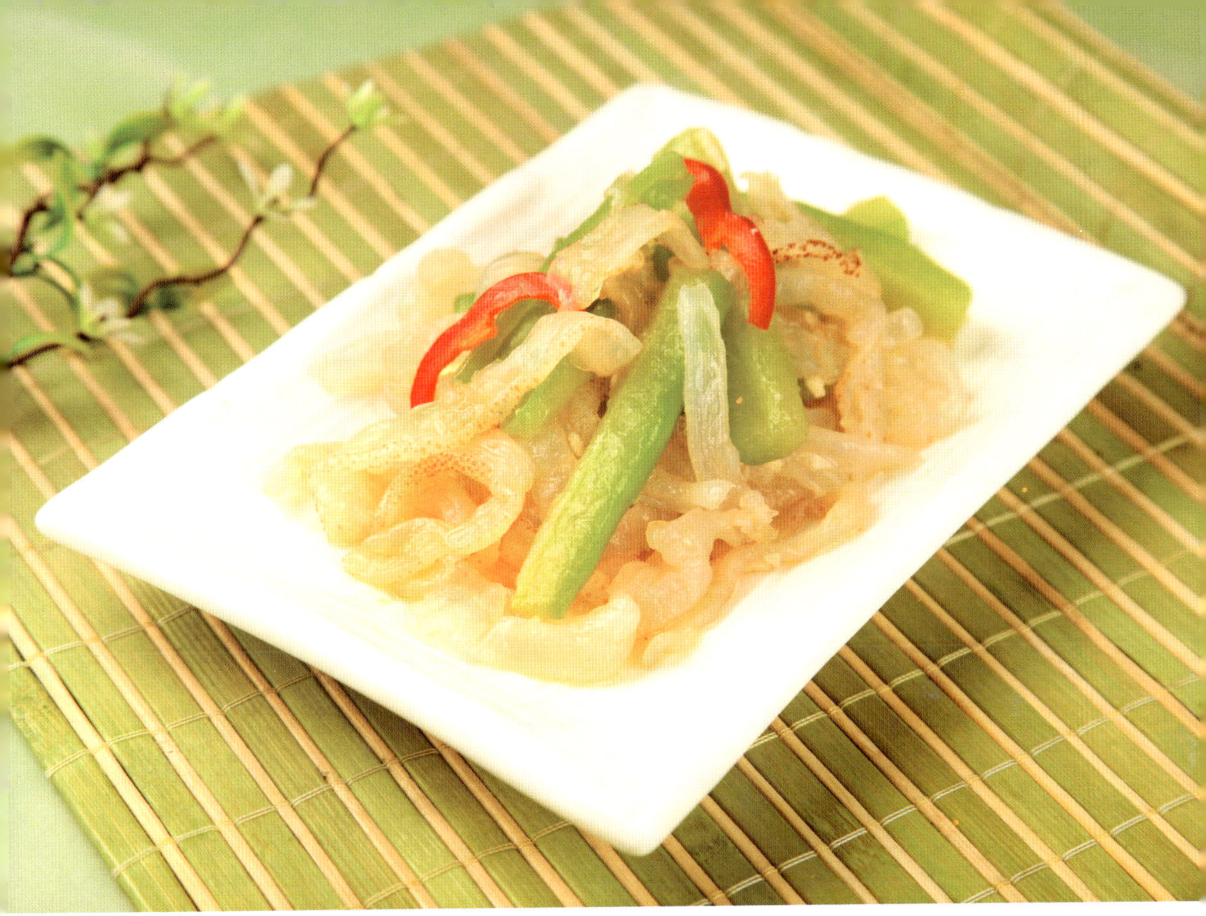

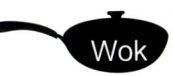 苦瓜海蜇丝

小贴士

用淡盐水泡苦瓜

苦瓜可在淡盐水中泡一会儿，能很好地减轻其苦味。

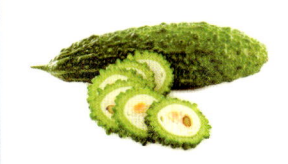

▶ **材料：**

水发海蜇丝………150克，苦瓜………90克
蒜末少许

▶ **调料：**

盐、鸡粉………各2克，白糖………3克
陈醋………5毫升，芝麻油………6毫升

▶ **做法：**

1 洗好的海蜇切段；洗净的苦瓜去瓤，切粗丝。
2 锅中注水烧开，倒入海蜇，略煮，捞出放入清水中。
3 沸水锅中倒入苦瓜，煮至其断生，捞出沥干待用。
4 取一个大碗，倒入海蜇丝、苦瓜，拌匀，加入盐、鸡粉、白糖、陈醋、芝麻油、少许蒜末，拌匀，盛菜装盘即可。

02 水果类

苹果

健脾益胃　碱化尿液

苹果中的胶质和微量元素铬能维持血糖的稳定，有效地降低胆固醇；苹果属于碱性食物，食用后能够中和体内的酸性食物，使结晶的尿酸溶解，变为碱性尿液排出体外，对缓解痛风症状非常有益。

食材档案

嘌呤：1.3毫克/100克。
酸碱度：强碱性。
适用量：每天1~2个。
保存方式：用塑料袋包好常温下放置。

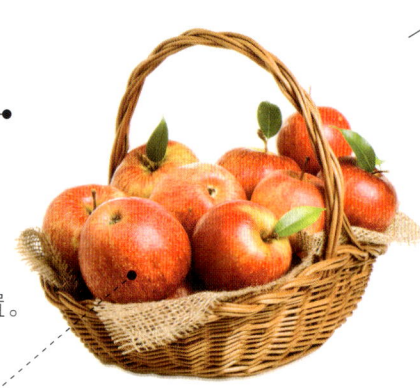

健康烹调　秘籍

苹果打湿后，加点盐在苹果表皮来回轻搓，然后再用水冲干净；或者用热水洗苹果，这样很容易将苹果表皮的保鲜剂等脏东西洗掉。

食疗痛风的做法　吃法

苹果可以直接洗净食用，也可以搭配合适材料熬煮粥、汤，做成菜肴或者榨汁饮用。对痛风患者而言，只要不把苹果做得太油腻或者搭配禁忌食物，都有好处。

相宜搭配 YES

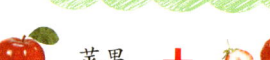

苹果 ＋ 草莓 = ▶ 增强免疫力

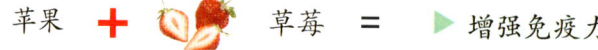

苹果 ＋ 香蕉 = ▶ 防止铅中毒

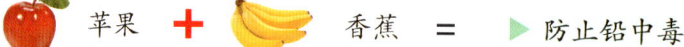

苹果 ＋ 银耳 = ▶ 润肺止咳

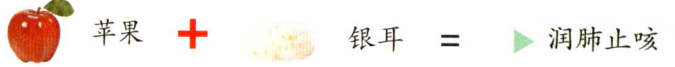

苹果 ＋ 胡萝卜 = ▶ 明目、助消化

Wok 拔丝苹果

▶ **材料**：去皮苹果2个，高筋面粉90克，泡打粉60克，熟白芝麻20克

▶ **调料**：白糖40克，食用油适量

▶ **做法**：

1. 洗净的苹果切开，去籽，切块。
2. 取一碗，倒入部分高筋面粉、泡打粉，注入适量清水，拌匀，制成面糊。
3. 取一盘，放入苹果块，撒上剩余的高筋面粉，混合均匀，倒入面糊中，充分混合均匀。
4. 将苹果块放入油锅，炸至金黄色，捞出装盘。
5. 锅底留油，加入白糖，拌煮至其溶化，倒入苹果块，炒匀，盛出装盘，撒上熟白芝麻。

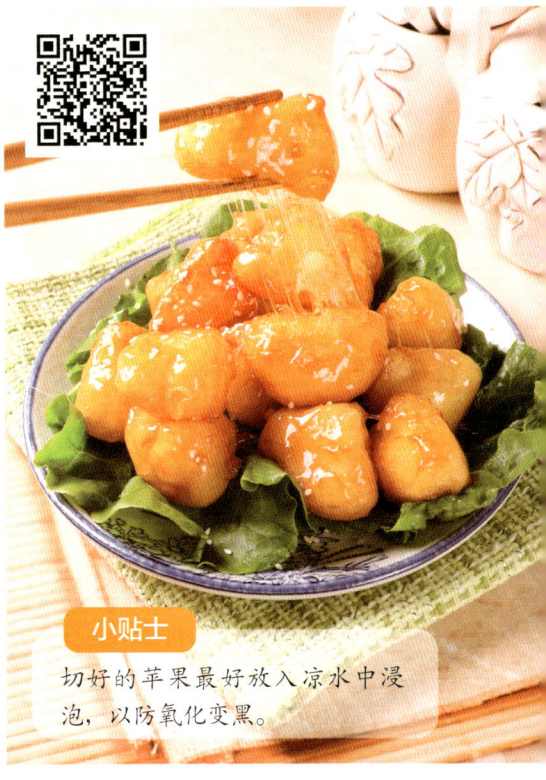

小贴士

切好的苹果最好放入凉水中浸泡，以防氧化变黑。

Wok 奶香苹果汁

▶ **材料**：苹果100克，纯牛奶120毫升

▶ **做法**：

1. 洗净的苹果取果肉，切小块。
2. 取榨汁机，选择搅拌刀座组合，倒入苹果块。
3. 注入适量的纯牛奶，盖好盖子。
4. 选择"榨汁"功能，榨出果汁，装入杯中。

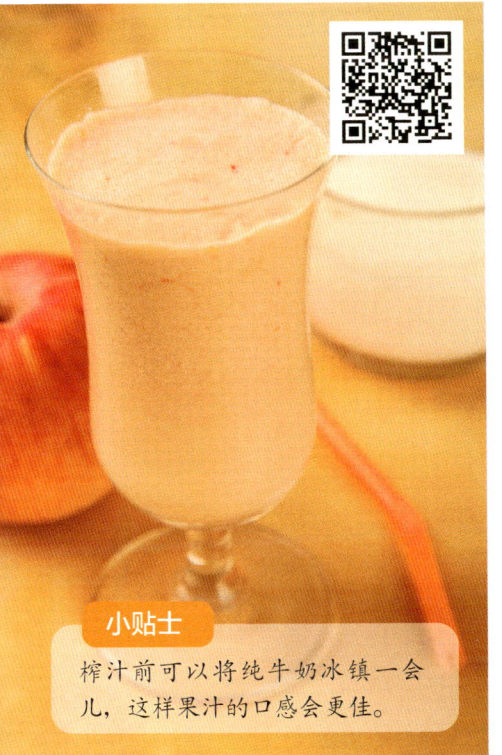

小贴士

榨汁前可以将纯牛奶冰镇一会儿，这样果汁的口感会更佳。

02 梨

降低血压 减少尿酸

梨富含B族维生素、维生素E和果胶，能减轻疲劳，增强心肌活力，保护心血管，降低血压；还可润肠、促消化，有利于体内废物及尿酸排出体外，对防治痛风、风湿病和关节炎有一定的辅助疗效。

食材档案

嘌呤：1.1毫克/100克。
酸碱度：强碱性。
适用量：每天1个。
保存方式：装箱或袋中冷藏。

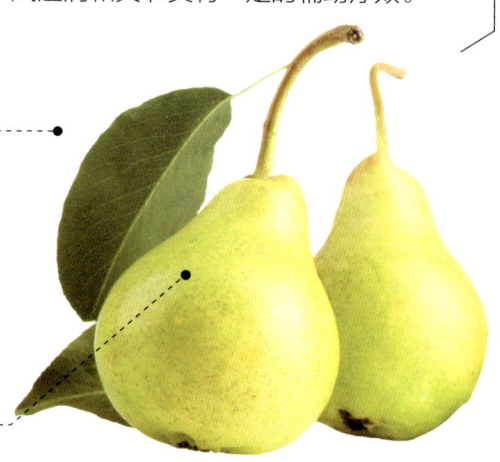

健康烹调 秘籍

为防止农药危害身体，最好洗净削皮食用。挖梨核时，可先用小刀切开，挖个洞，再用小勺子把籽取出，这样不仅简单而且梨还会相当完整。

相宜搭配 YES

 梨 ＋  冰糖 ＝ ▶ 养血生津

 梨 ＋ 菠萝 ＝ ▶ 缓解咳嗽

 梨 ＋ 猪肺 ＝ ▶ 清热润肺、助消化

禁忌搭配 NO

 梨 ＋ 螃蟹 ＝ ▶ 引起腹泻

 梨 ＋ 猪肉 ＝ ▶ 伤肾

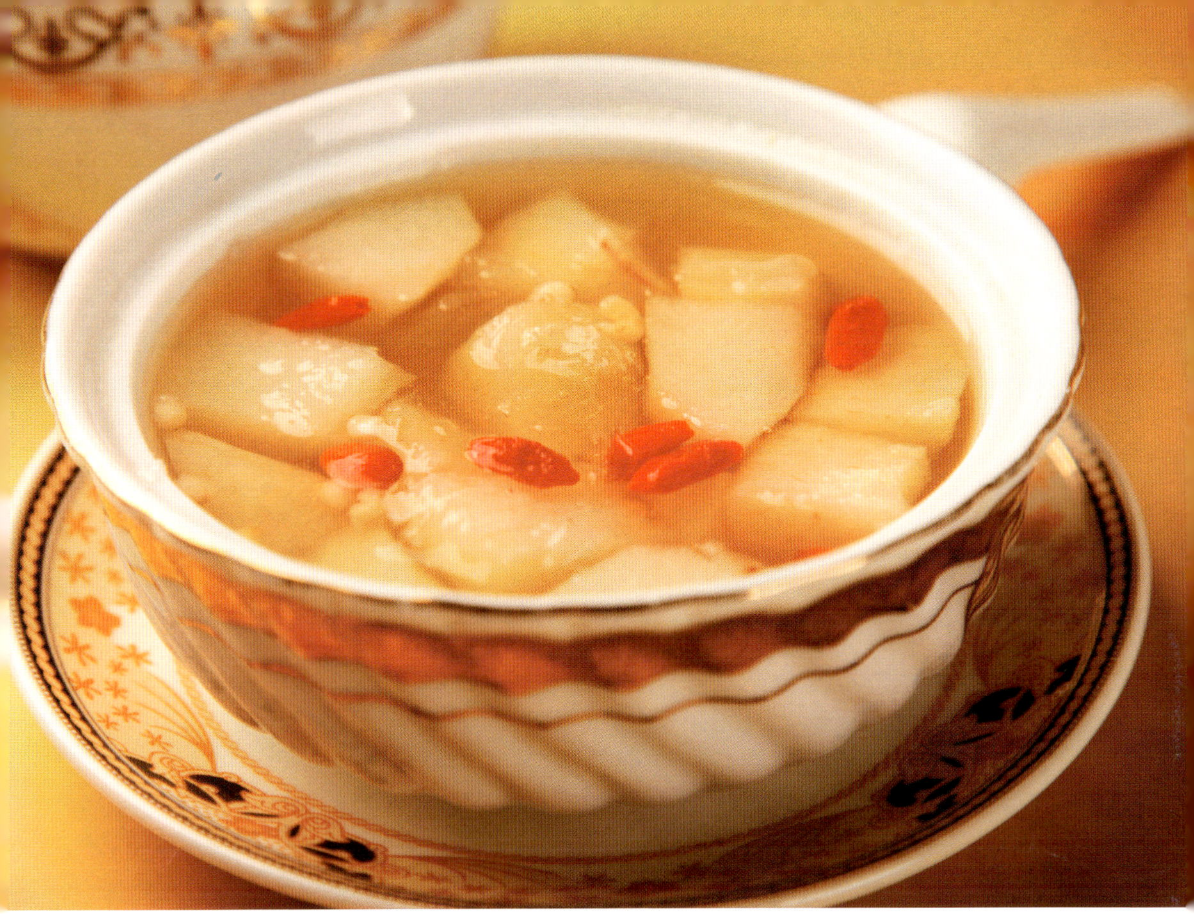

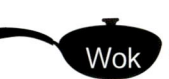

燕窝川贝母梨

手机扫二维码与视频同步做

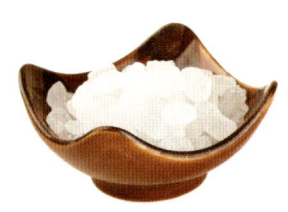

▶ 材料：

雪梨……… 300克，水发燕窝……… 30克

川贝母、枸杞各适量

▶ 调料：

冰糖少许

▶ 做法：

1 洗净的雪梨切开，取一半，去核，切成小块。

2 取一大碗，倒入雪梨块、枸杞、川贝母，放入冰糖、燕窝，注入少许清水。

3 蒸锅上火烧开，放入蒸碗，盖上盖，用中火蒸约20分钟至食材熟透。

4 揭开盖，取出蒸碗，趁热食用即可。

小贴士

加冰糖调味

加入少许冰糖，可增加成品的甜爽口味。

02 菠萝

消炎去肿　开胃消食

菠萝中含有一种叫"菠萝朊酶"的物质，它能分解蛋白质，还有溶解阻塞于组织中的纤维蛋白和血凝块的作用，能改善局部的血液循环，消除炎症和水肿。因此，食用菠萝能改善痛风的症状。

食材档案

嘌呤：0.9毫克/100克。
酸碱度：碱性。
适用量：每天100克。
保存方式：放在冰箱或阴凉、干燥处。

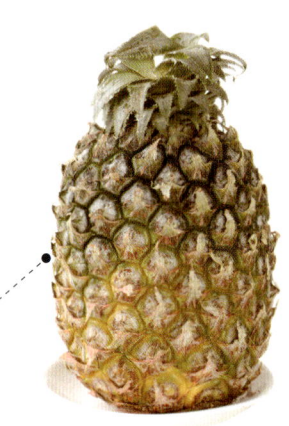

健康烹调 秘籍

菠萝直接吃会有酸涩的感觉，且容易导致过敏。所以，把新鲜菠萝切片，放入淡盐水中浸泡30分钟，即可改善口感，防止过敏，可放心食用。

相宜搭配 YES

菠萝	＋	蜂蜜	＝	▶	开胃生津
菠萝	＋	茅根	＝	▶	治疗肾炎
菠萝	＋	杏仁	＝	▶	润肺止咳

禁忌搭配 NO

菠萝	＋	牛奶	＝	▶	影响消化吸收
菠萝	＋	白萝卜	＝	▶	破坏维生素C

花菜菠萝稀粥

▶ 材料：菠萝肉160克，花菜120克，水发大米85克

▶ 做法：

1. 去皮洗净的菠萝肉切成小丁块；洗好的花菜去除根部，切成小朵。
2. 砂锅中注水烧开，倒入洗净的大米，拌匀，盖上盖，烧开后用小火煮30分钟。
3. 揭盖，倒入花菜，拌匀，再盖上盖，用小火续煮10分钟。
4. 揭盖，倒入菠萝肉，拌匀，用小火续煮3分钟，盛粥装碗即可。

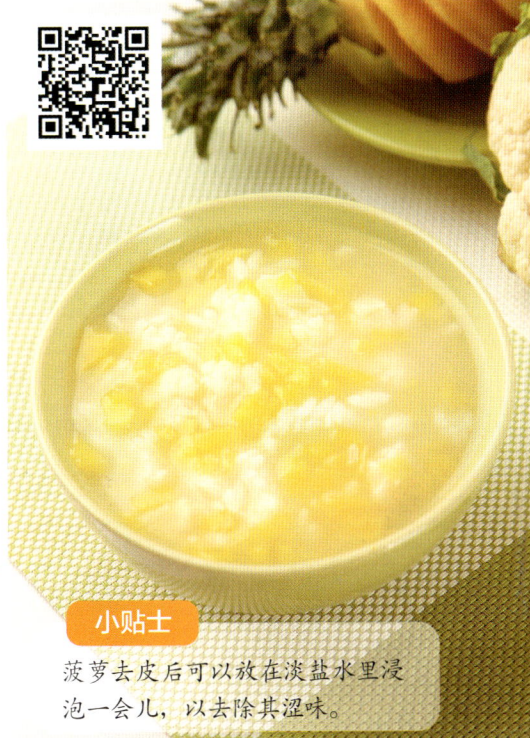

小贴士
菠萝去皮后可以放在淡盐水里浸泡一会儿，以去除其涩味。

鲜榨菠萝汁

▶ 材料：菠萝肉270克

▶ 做法：

1. 菠萝肉切小丁块。
2. 取榨汁机，放入适量的菠萝肉块，选择第一档，榨出汁水。
3. 分两次倒入余下的果肉，榨取菠萝汁。
4. 将榨好的菠萝汁装入杯中即可。

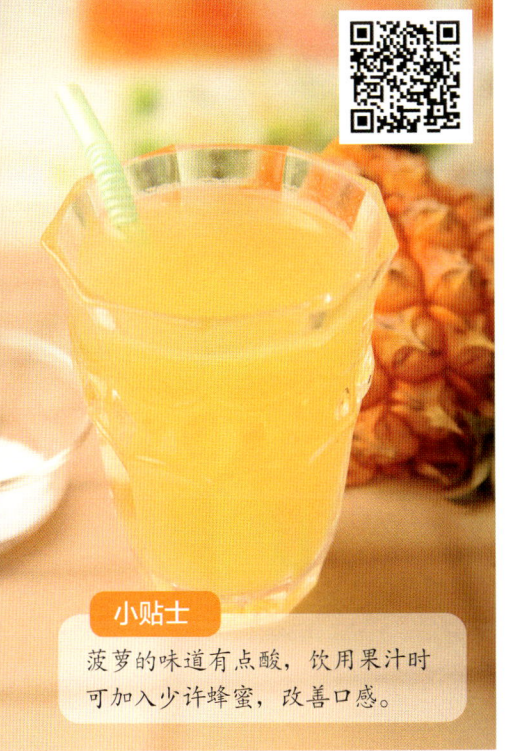

小贴士
菠萝的味道有点酸，饮用果汁时可加入少许蜂蜜，改善口感。

02

橙子 — 促进尿酸溶解排出

橙子中维生素C、胡萝卜素以及钾的含量丰富，能软化和保护血管，降低胆固醇和血脂，促进尿酸的溶解以及排泄，从而改善血液循环，对防治痛风并发高血压、高脂血症有一定辅助作用。

食材档案

嘌呤：3毫克/100克。
酸碱度：碱性。
适用量：每天1~2个。
保存方式：松散放在阴凉通风处。

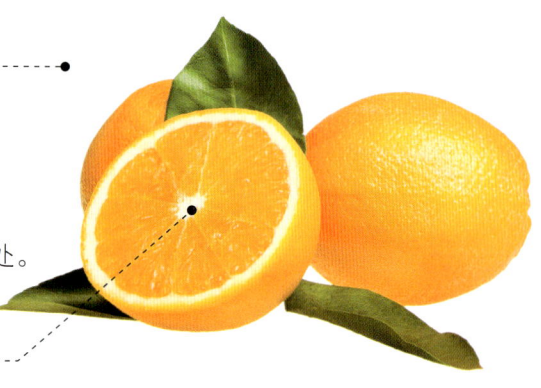

健康烹调秘籍

橙子可以直接剥皮吃；也可以将橙子去皮后切成小块，放入榨汁机中榨成汁来饮用；还可以与其他食物搭配制成菜肴后食用。

相宜搭配 YES

- 橙子 + 香蕉 = ▶ 排毒养颜
- 橙子 + 玉米 = ▶ 促进维生素的吸收
- 橙子 + 蜂蜜 = ▶ 美容养颜

禁忌搭配 NO

- 橙子 + 牛奶 = ▶ 影响消化
- 橙子 + 螃蟹 = ▶ 破坏维生素C

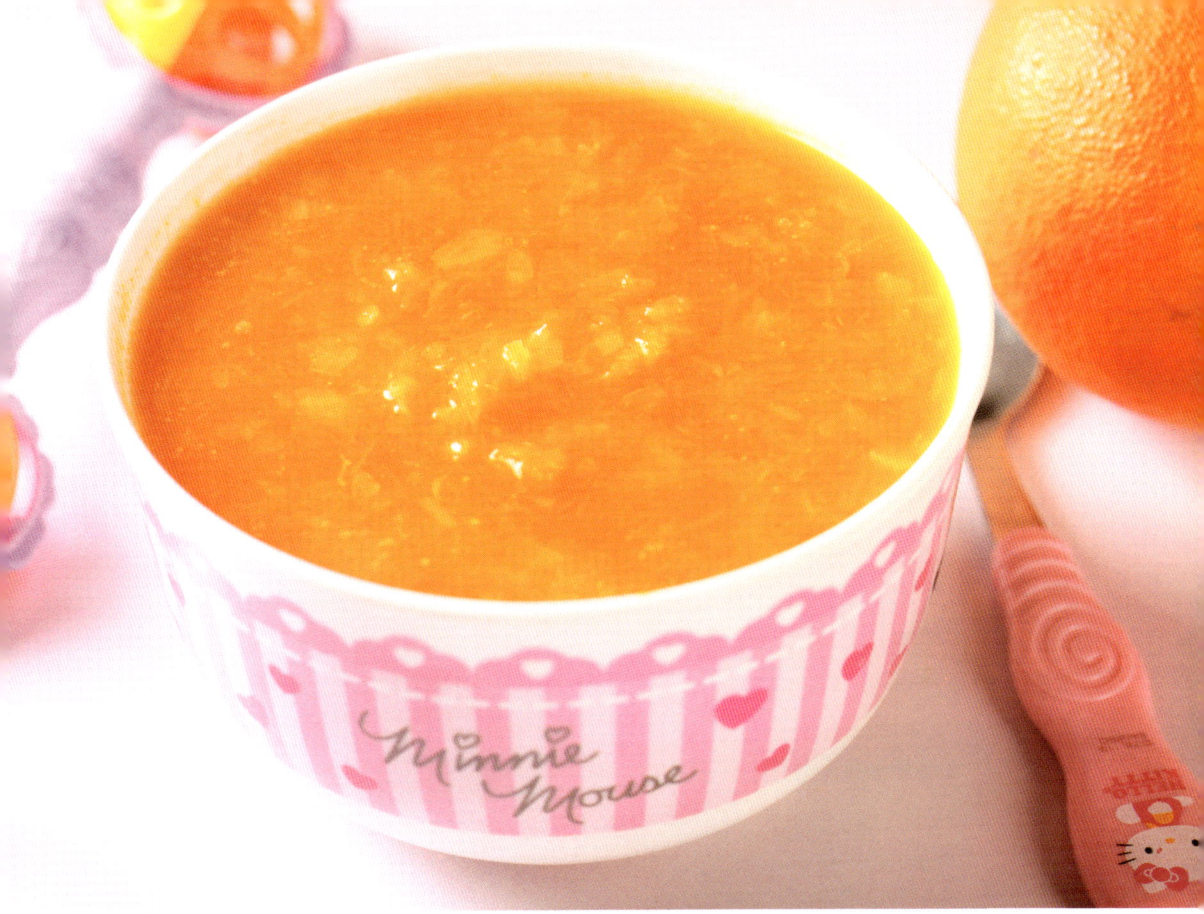

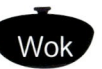 橙子南瓜羹

与手机扫二维码
视频同步做

小贴士

冰糖不要多放

南瓜本身有甜味，所以冰糖可以少放些。

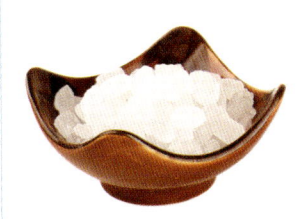

▶ 材料：
南瓜………200克，橙子………120克

▶ 调料：
冰糖适量

▶ 做法：

1. 洗净去皮的南瓜切成片；洗好的橙子切去头尾，切取果肉，再剁碎。
2. 蒸锅上火烧开，放入南瓜片，蒸约20分钟至南瓜软烂，取出南瓜，放凉，放入碗中，捣成泥状。
3. 锅中注水烧开，倒入适量冰糖，拌煮至溶化，倒入南瓜泥、橙子肉，拌匀。
4. 用大火煮1分钟，撇去浮沫，盛出食材，装入碗中即可。

02

橘子
行气消食 排出尿酸

橘子富含维生素C、膳食纤维及果胶，可促进通便、降低胆固醇、促进尿酸排泄；其含的橘皮苷可预防冠心病和动脉硬化，有助于使动脉粥样硬化发生逆转，适宜痛风患者食用。

食材档案

嘌呤：2.2毫克/100克。
酸碱度：碱性。
适用量：每天1~2个。
保存方式：放入冰箱中冷藏。

健康烹调 秘籍

多吃橘子容易上火，而要避免上火，可以先将橘子洗干净，放在40~50℃温水中浸泡约1分钟，然后将橘子擦干，放入微波炉内热至微焦。这样橘子皮中的养分就会渗透到橘子里去，既可美容，又不会导致上火。

食疗痛风的做法 吃法

橘子可以直接剥皮后吃，但最好保留橘络一起食用。也可以做成蜜饯、罐头、果汁等来食用。对痛风患者而言，直接食用或者榨汁饮用更加合适。

相宜搭配 YES

橘子	+	菠萝	=	▶ 防治急性喉炎
橘子	+	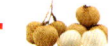 桂圆	=	▶ 防治痢疾
橘子	+	生姜	=	▶ 防治感冒
橘子	+	香蕉	=	▶ 润肠通便

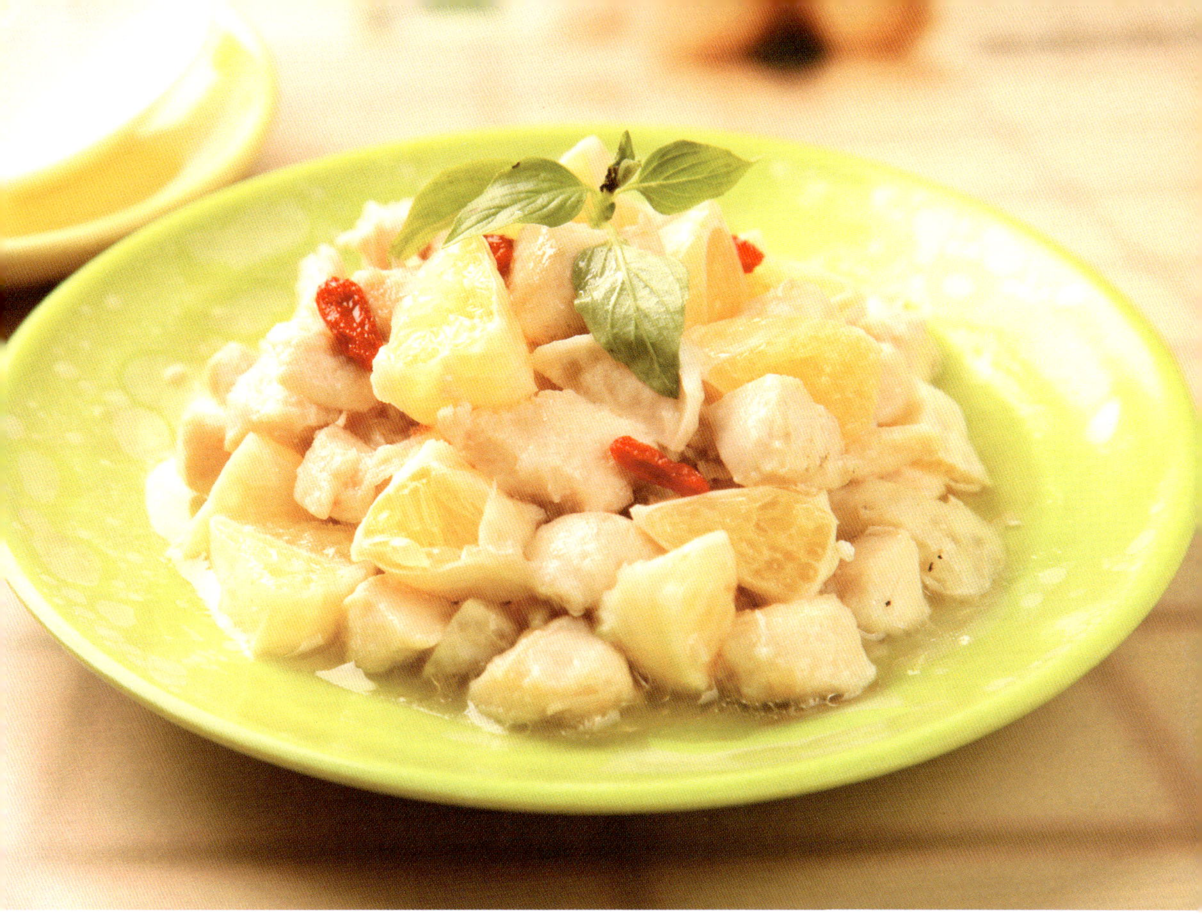

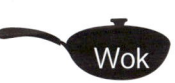 **蜜橘鸡丁**

手机扫二维码 与视频同步做

小贴士

多放白糖

调味时白糖可适量多放一些,这样能中和橘子的酸味,改善口感。

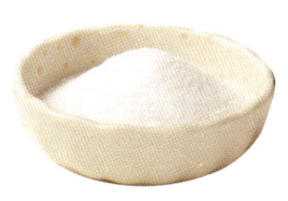

▶ 材料:

鸡胸肉………150克,蜜橘肉………100克

鸡蛋清、枸杞各少许

▶ 调料:

盐………2克,料酒………3毫升

生粉、水淀粉、食用油各适量,鸡粉、白糖各少许

▶ 做法:

1. 将蜜橘肉切小块;洗净的鸡胸肉切丁。
2. 把鸡丁装碗,加入少许盐、鸡蛋清,撒上生粉,拌匀,注入食用油,腌渍10分钟。
3. 用油起锅,倒入腌渍好的鸡丁,炒至其转色,注入少许清水,倒入蜜橘肉,炒香。
4. 用中火略煮,加入盐、白糖、鸡粉、料酒,炒匀,用水淀粉勾芡,盛菜装盘,撒上枸杞即可。

02

哈密瓜

止渴利尿 防暑除燥

哈密瓜营养丰富，含有蛋白质、膳食纤维及钾等多种营养成分，而且嘌呤含量极低，能促进尿酸排出，还能够保持正常的心率和血压，可以有效地预防痛风并发冠心病。

食材档案

嘌呤：4毫克/100克。
酸碱度：碱性。
适用量：每天100克。
保存方式：放在阴凉通风处。

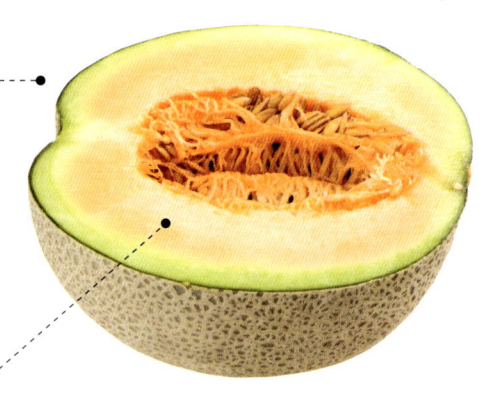

健康烹调 秘籍

哈密瓜可用于生吃、榨汁、炒菜。注意炒制的哈密瓜宜选厚皮、没有熟透的瓜。一般绿皮和麻皮的哈密瓜成熟时顶端会变成白色，黄皮的哈密瓜则变成鲜黄色。

相宜搭配 YES

哈密瓜	＋		李子	＝	▶ 美容养颜
哈密瓜	＋		胡萝卜	＝	▶ 润肠通便
哈密瓜	＋		银耳	＝	▶ 润肺止咳

禁忌搭配 NO

哈密瓜	＋		香蕉	＝	▶ 加重肾衰竭
哈密瓜	＋		梨	＝	▶ 引起腹胀

哈密瓜南瓜稀粥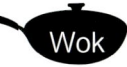

▶ 材料：水发大米110克，南瓜40克，哈密瓜35克

▶ 做法：

1. 洗净去皮的南瓜切成粒；洗好去皮的哈密瓜切成丁。
2. 砂锅中注水烧开，倒入洗净的大米，拌匀，烧开后用小火煮约20分钟。
3. 倒入南瓜、哈密瓜，搅匀，用小火续煮约20分钟至食材熟透。
4. 搅拌至粥浓稠，盛粥装碗即可。

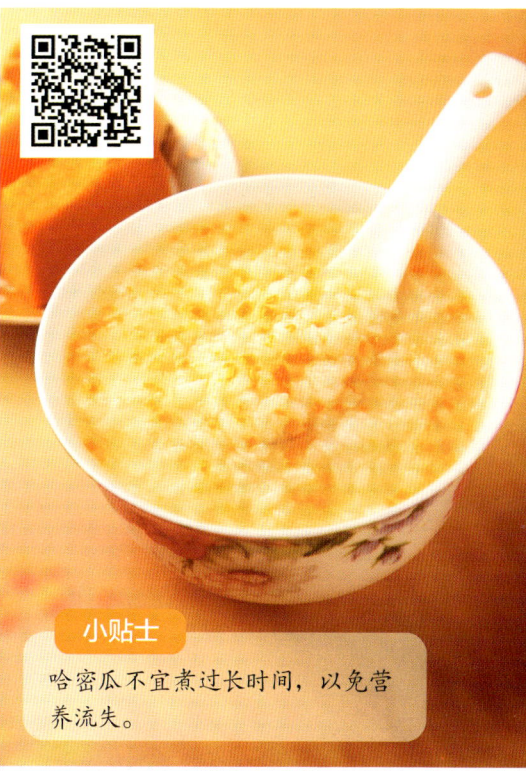

小贴士
哈密瓜不宜煮过长时间，以免营养流失。

椰香哈密瓜球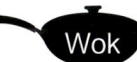

▶ 材料：哈密瓜800克，椰浆20毫升，牛奶200毫升

▶ 做法：

1. 用挖球器挖取哈密瓜果肉。
2. 把哈密瓜球放入杯中。
3. 砂锅中倒入牛奶、椰浆，略煮一会儿。
4. 盛出煮好的奶汁，倒入杯中即可。

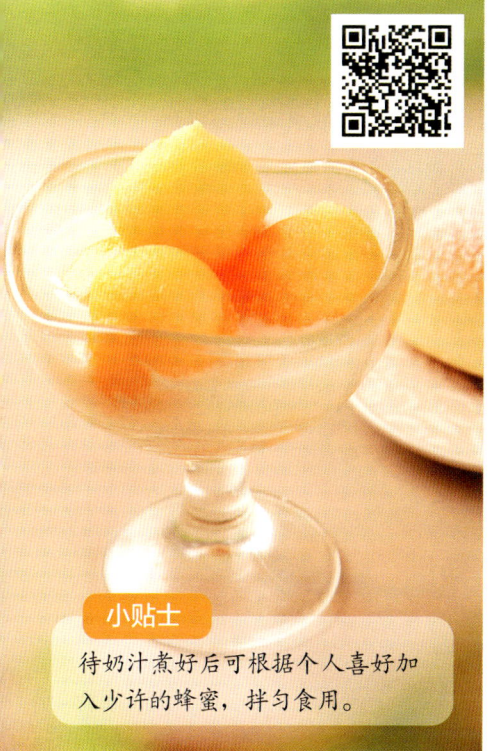

小贴士
待奶汁煮好后可根据个人喜好加入少许的蜂蜜，拌匀食用。

02

红枣

养血安神　排出尿酸

红枣所含的芦丁可软化血管、降低血压，还能防治高血压。而且红枣嘌呤含量很低，可降低血脂、预防动脉硬化，有助于尿酸盐的溶解，促进尿酸排出体外，对防治痛风并发高血压有较好的作用。

食材档案

嘌呤：6毫克/100克。
酸碱度：碱性。
适用量：每餐50克。
保存方式：放置在阴凉通风处。

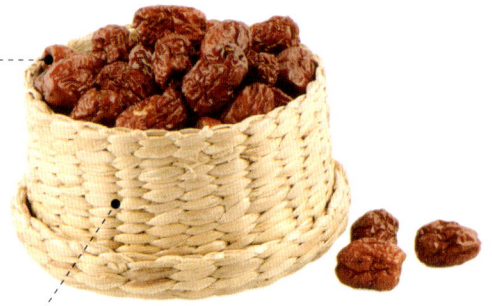

健康烹调 *秘籍*

红枣可以泡水喝，但要注意由于红枣的外皮包裹，直接将红枣泡水是没有用的，营养成分出不来。最好是先将红枣放在铁锅里炒硬、炒黑，这样经开水一泡，红枣表皮就会裂开了，里面的营养成分便会慢慢地渗出来。

食疗痛风的做法 *吃法*

红枣直接吃、做糕点、熬粥、炖汤都可以，还可做成蜜饯、红枣奶或者泡水饮用。对痛风患者来说，用红枣做汤（非油腻的汤）或粥，对防治痛风更适合。

相宜搭配 YES

红枣	+	木瓜	=	▶	滋补催乳
红枣	+	甘草	=	▶	养心安神
红枣	+	乌鸡	=	▶	防治月经紊乱
红枣	+	莲子	=	▶	补气和血

养颜红枣糕

▶ 材料：红枣100克，马蹄粉100克

▶ 调料：冰糖40克

▶ 做法：

1. 砂锅中注入适量清水，倒入洗好的红枣，盖上盖，大火煮开之后转小火煮30分钟。
2. 揭盖，捞出红枣，放入冰糖，拌煮至其溶化。
3. 将马蹄粉倒入碗中，加入适量清水，拌匀，倒入红枣汤，顺时针搅拌，制成红枣糕糊。
4. 将养颜红枣糕糊倒入容器中，再放入烧开的蒸锅中，盖上盖，大火蒸30分钟至熟，取出，放凉后切块，装盘即可。

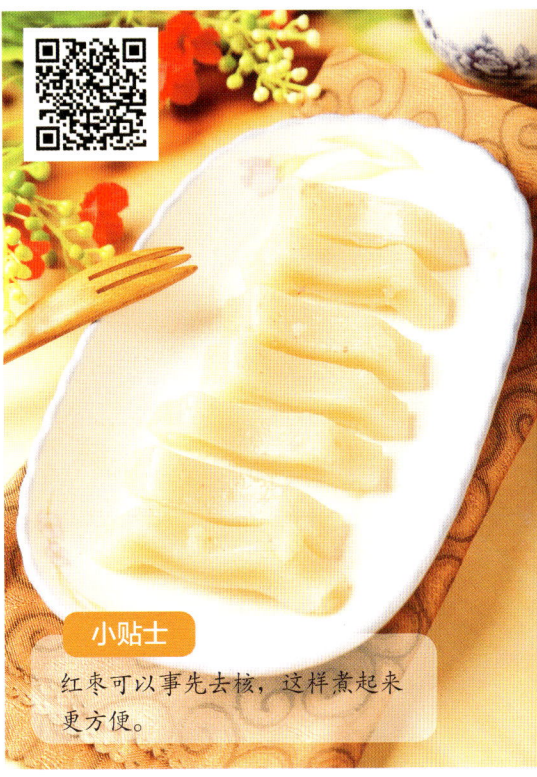

小贴士

红枣可以事先去核，这样煮起来更方便。

板栗桂圆红枣甜汤

▶ 材料：板栗肉70克，桂圆肉、红枣各少许

▶ 调料：冰糖4克

▶ 做法：

1. 洗净的红枣切开，去核，取果肉切碎；洗净的板栗肉对半切开。
2. 砂锅中注水烧热，倒入桂圆肉、板栗肉、红枣，盖上盖，烧开后用小火煮约30分钟。
3. 揭开盖，倒入冰糖，拌匀，煮至溶化，盛汤装碗即可。

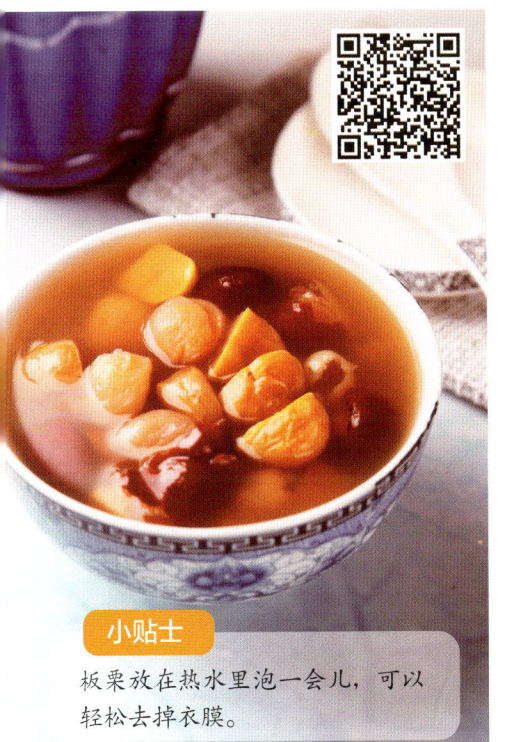

小贴士

板栗放在热水里泡一会儿，可以轻松去掉衣膜。

02 李子

促进尿酸排出

李子含蛋白质、脂肪、胡萝卜素、B族维生素、维生素C、烟酸等营养素及钾、钙、磷、铁等矿物质，能降低血液和尿液的酸度，促进尿酸排泄；还有较强的利尿作用，对痛风患者更为有利。

食材档案

嘌呤：4.2毫克/100克。
酸碱度：碱性。
适用量：每天3～5个。
保存方式：放入冰箱中冷藏。

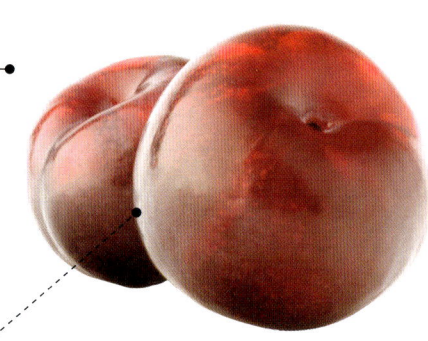

健康烹调秘籍

李子的表皮上可能有农药残留，可去皮食用。简单的去皮方法就是在李子顶部划一个十字口，入开水烫一下，便很容易剥皮。

相宜搭配 YES

李子 ＋ 菠萝	=	▶ 消脂减肥
李子 ＋ 绿茶	=	▶ 清热利湿、活血
李子 ＋ 香蕉	=	▶ 美容养颜

禁忌搭配 NO

李子 ＋ 鸭蛋	=	▶ 伤脾胃
李子 ＋ 鸡蛋	=	▶ 引起中毒

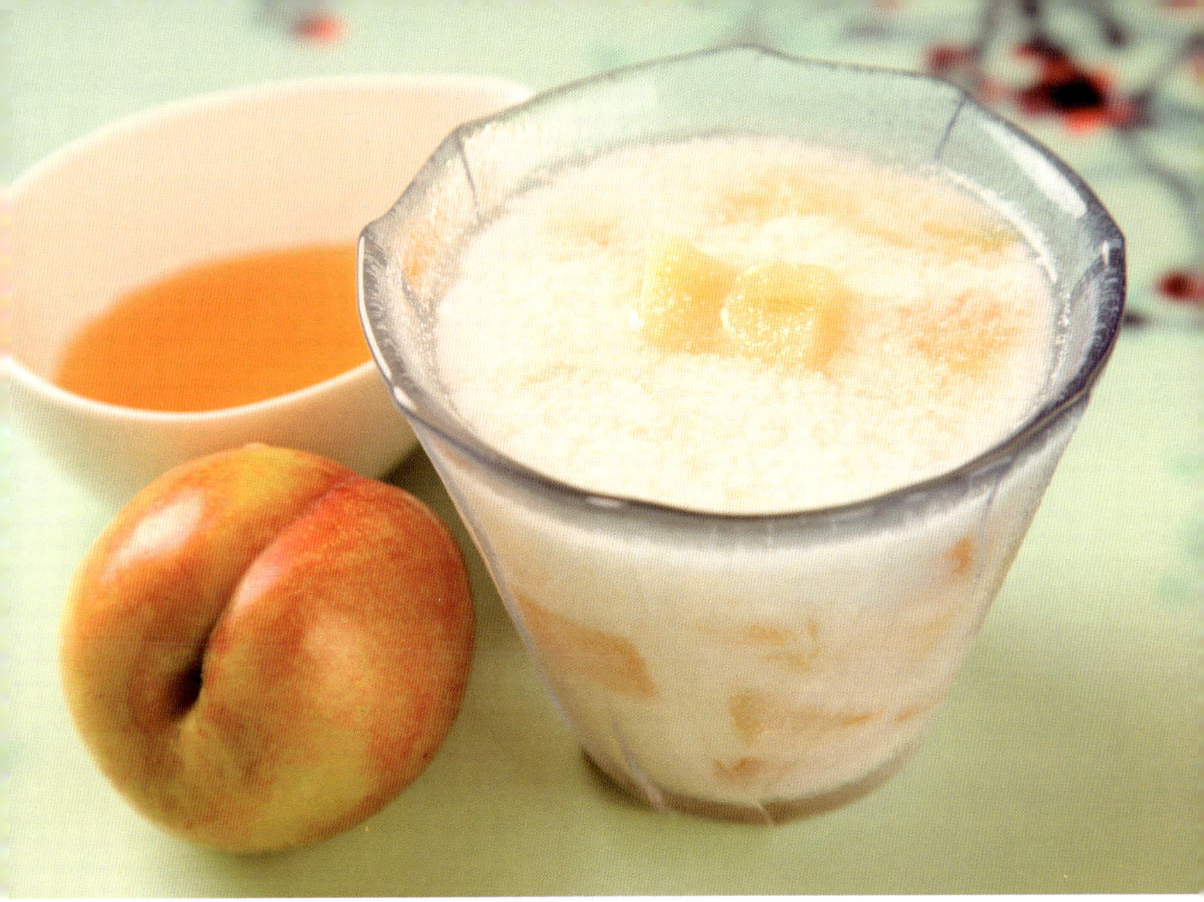

李子蜂蜜牛奶

手机扫二维码
与视频同步做

▶ **材料：**

李子………200克，牛奶………400毫升

▶ **调料：**

蜂蜜少许

▶ **做法：**

1 洗好的李子去核，切成丁。

2 砂锅置火上，倒入牛奶、李子，拌匀，煮约5分钟至汤汁入味。

3 关火后待其放凉，加入少许蜂蜜，拌匀，装入杯中即可。

小贴士

小火煮牛奶

煮牛奶的时候宜用小火，以免破坏牛奶中的营养成分。

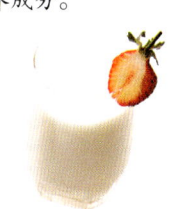

02 芒果 —— 降低血脂 增强免疫力

芒果中维生素C以及钾、膳食纤维、维生素E等营养元素的含量比较丰富，能够降低人体内的血脂，促进尿酸的排泄，提高人体的免疫力。因此，芒果对痛风合并高血压有良好的防治效果。

食材档案

嘌呤：2毫克/100克。
酸碱度：碱性。
适用量：每天1个。
保存方式：放在阴凉通风处。

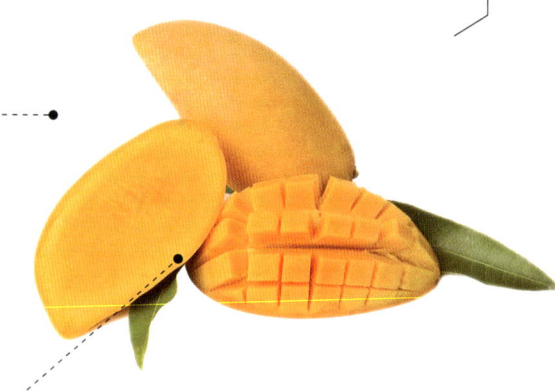

健康烹调 秘籍

芒果可以剥皮后食用果肉，也可以去皮取果肉榨成果汁，然后调入蜂蜜、白糖等直接饮用；或者将果汁做料制成冰激凌、饼干之类的食品。

相宜搭配 YES

芒果 + 蜂蜜	=	▶ 防止晕车
芒果 + 猪肉	=	▶ 治疗鼻出血
芒果 + 牛奶	=	▶ 抗衰老

禁忌搭配 NO

芒果 + 大葱	=	▶ 导致黄疸
芒果 + 大蒜	=	▶ 导致黄疸

芒果炖银耳汤

▶ **材料**：芒果300克，水发银耳150克

▶ **调料**：冰糖15克

▶ **做法**：

1. 银耳切去根部，再切成小朵；洗净去皮的芒果切成小块。
2. 取电饭锅，倒入银耳、芒果块、冰糖，注入适量清水至水位线，拌匀。
3. 盖上盖，按"功能"键，选择"甜品汤"功能，时间为2小时，开始蒸煮。
4. 按"取消"键，断电，稍稍搅拌至入味，盛出煮好的汤，装入碗中即可。

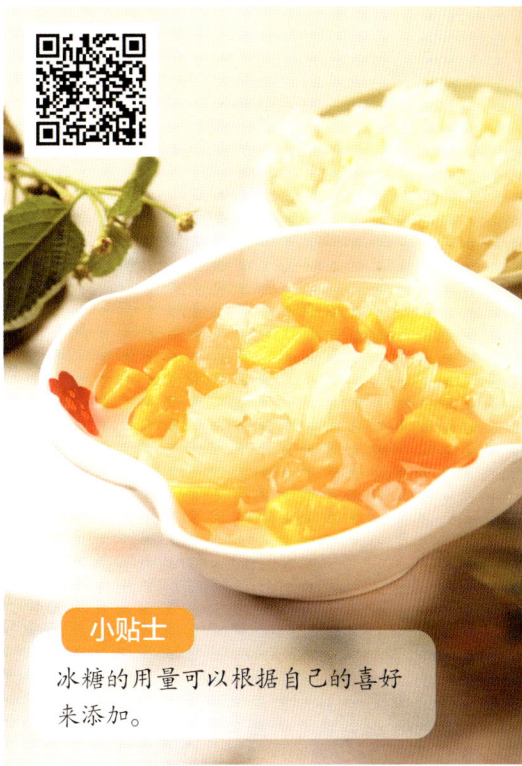

小贴士
冰糖的用量可以根据自己的喜好来添加。

芒果汁

▶ **材料**：芒果125克

▶ **调料**：白糖少许

▶ **做法**：

1. 洗净的芒果取果肉，切小块。
2. 取榨汁机，倒入切好的芒果，加入少许白糖，注入适量纯净水，盖好盖子。
3. 选择"榨汁"功能，榨出芒果汁。
4. 倒出榨好的芒果汁，装入杯中即成。

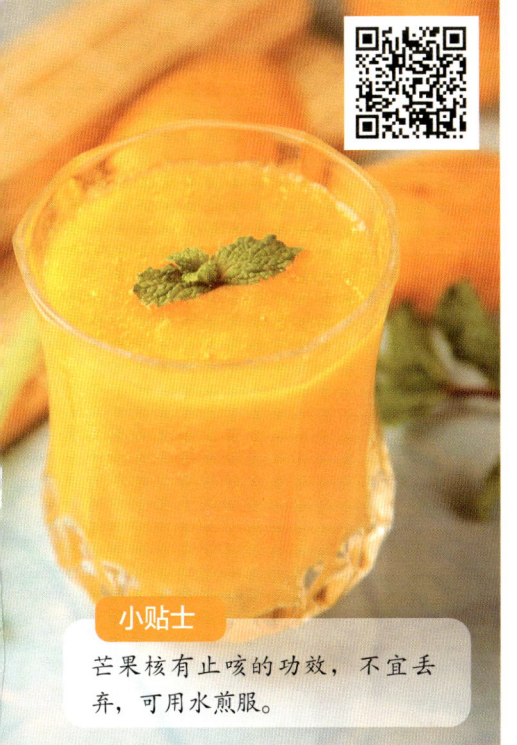

小贴士
芒果核有止咳的功效，不宜丢弃，可用水煎服。

02

柠檬
止血 预防肾结石

柠檬中的柠檬酸有收缩、增固毛细血管，降低通透性，提高凝血功能及血小板数量的作用；同时柠檬中的维生素C、微量元素可增强人体造血功能，对防治痛风有良好的辅助效果。

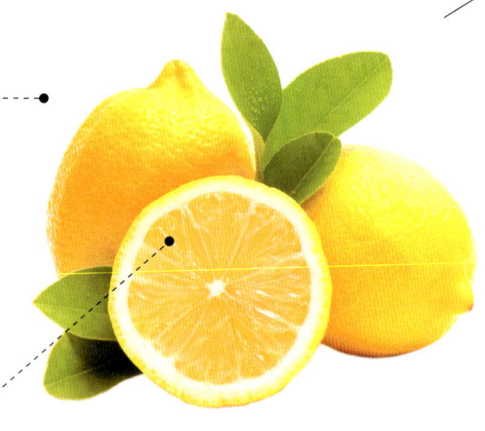

食材档案

嘌呤：3.4毫克/100克。
酸碱度：碱性。
适用量：每餐50克。
保存方式：放入冰箱中冷藏。

健康烹调 秘籍

柠檬适宜配菜、入汤调味、制成果酱或者榨汁、泡水饮用。若用干柠檬片泡水，最好用40℃至60℃的温水泡，用开水泡会很苦涩，用凉水泡则难泡出味。

相宜搭配 YES

 柠檬 ＋  红茶 ＝ ▶ 利尿去毒

 柠檬 ＋  香菇 ＝ ▶ 治风破血

 柠檬 ＋ 莲藕 ＝ ▶ 降血脂

禁忌搭配 NO

 柠檬 ＋ 牛奶 ＝ ▶ 影响蛋白质吸收

 柠檬 ＋ 山楂 ＝ ▶ 影响肠胃消化功能

酸甜柠檬红薯

▶ **材料**：红薯200克，柠檬汁40克

▶ **调料**：白糖5克，食用油适量

▶ **做法**：

1. 将洗净去皮的红薯切滚刀块。
2. 用油起锅，加入白糖，炒匀，用小火炒至溶化，呈暗红色。
3. 注入适量清水，拌匀，用大火煮沸，倒入红薯，搅拌均匀。
4. 烧开后用小火煮30分钟，倒入柠檬汁，拌匀，用大火略煮，盛出装碗即可。

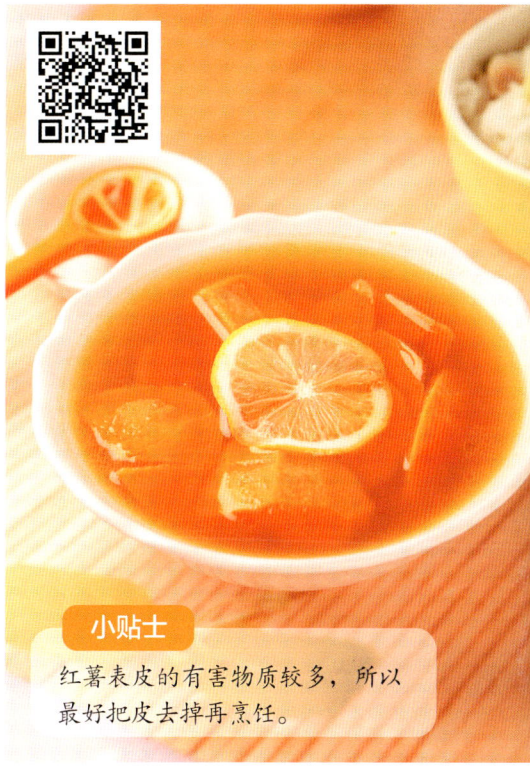

小贴士

红薯表皮的有害物质较多，所以最好把皮去掉再烹饪。

薄荷柠檬汁

▶ **材料**：柠檬50克，薄荷15克

▶ **调料**：白糖适量

▶ **做法**：

1. 柠檬肉切小块；洗净的薄荷取鲜叶。
2. 取备好的榨汁机，放入柠檬和薄荷鲜叶。
3. 撒上适量白糖，注入适量纯净水，盖好盖子。
4. 选择"榨汁"功能，榨出果汁，装入杯中。

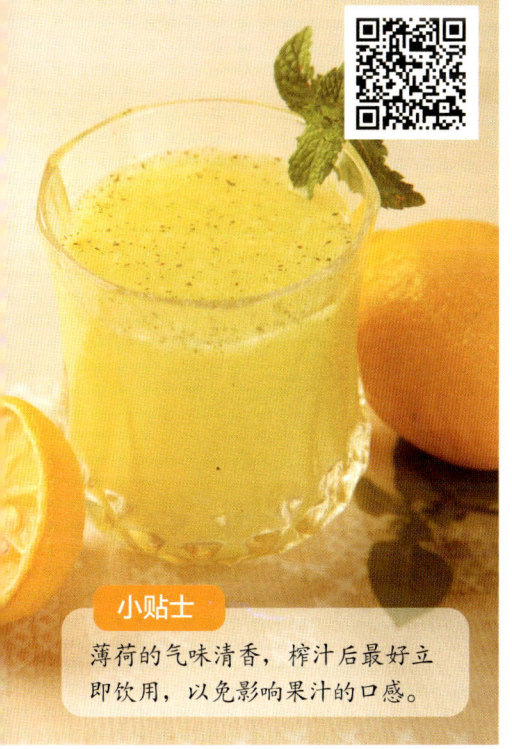

小贴士

薄荷的气味清香，榨汁后最好立即饮用，以免影响果汁的口感。

02

枇杷

促进尿酸排泄

枇杷富含纤维素、果胶、胡萝卜素、苹果酸、柠檬酸、钾、磷、铁、钙及维生素A、B族维生素、维生素C等，能促进尿酸排泄，减少尿酸沉积，清热消炎，能够缓解痛风引起的关节肿痛。

食材档案

嘌呤：1.3毫克/100克。
酸碱度：碱性。
适用量：每餐1~2个。
保存方式：放在阴凉、通风处。

健康烹调 秘籍

枇杷可以直接食用，必须剥皮食用，而且枇杷核中含有毒素苦杏仁甙，不可食用。

相宜搭配 YES

枇杷 + 冰糖	=	▶	清肺、化痰、止咳
枇杷 + 蜂蜜	=	▶	治伤风感冒
枇杷 + 海蜇皮	=	▶	清热、化痰、止咳

禁忌搭配 NO

枇杷 + 牛奶	=	▶	引起身体不适
枇杷 + 胡萝卜	=	▶	破坏营养素

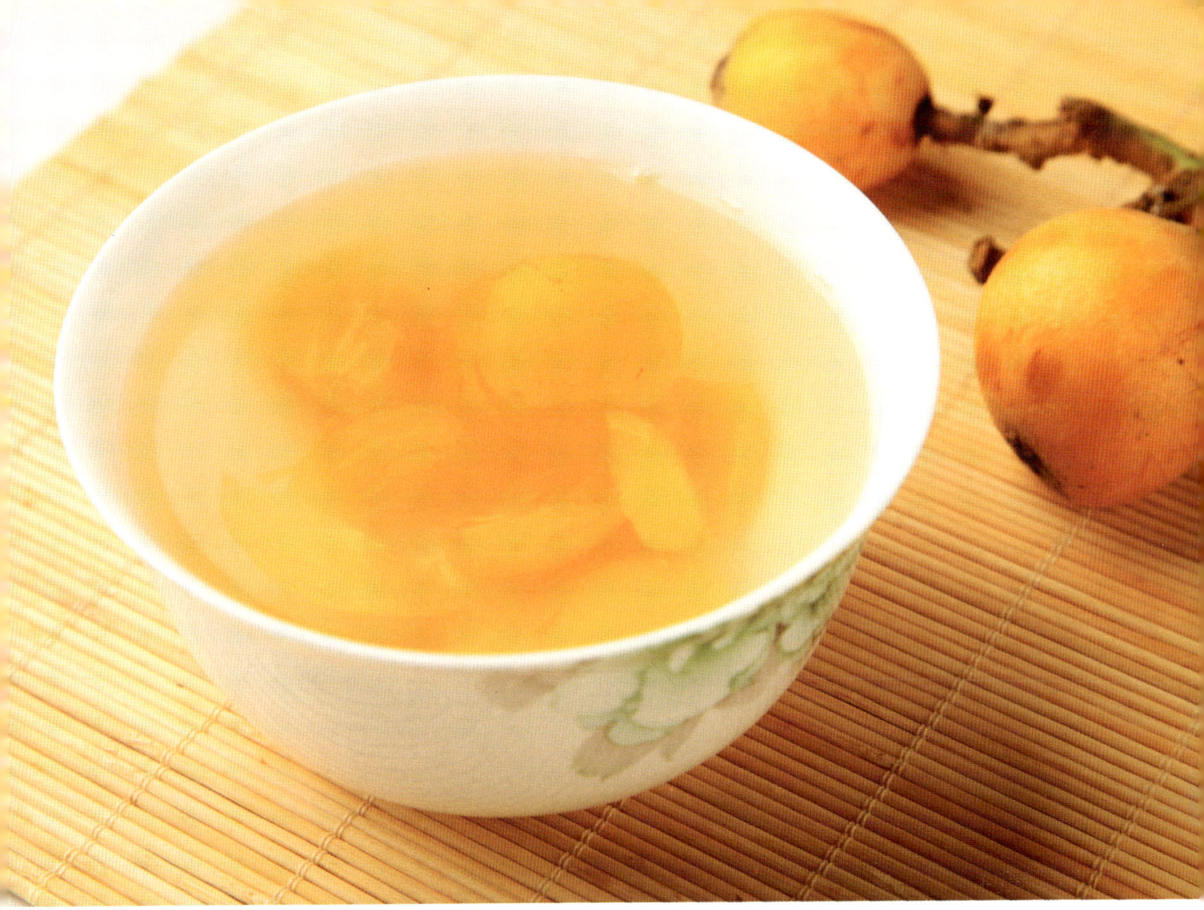

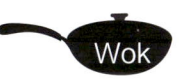 **枇杷糖水**

手机扫二维码 与视频同步做

小贴士

去尽枇杷核

枇杷果核的白膜有苦味，因此要去尽，以免影响口感。

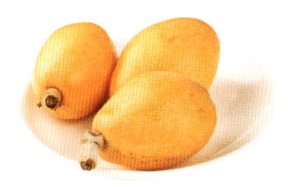

▶ 材料：
枇杷………160克

▶ 调料：
冰糖………30克

▶ 做法：

1 洗净的枇杷去除头尾，去核，切成小瓣，去除果皮。
2 砂锅中注水烧开，倒入枇杷，盖上盖，烧开后用小火煮约10分钟。
3 揭开盖，倒入冰糖，拌匀，略煮一会儿，至其溶化。
4 盛出煮好的糖水即可。

02

葡萄

养气益血 通利小便

葡萄是一种碱性水果，富含钾元素，而且嘌呤含量微乎其微，能够促进尿酸的排泄；葡萄中所含的白藜芦醇能够很好地阻止血栓的形成，降低人体血清中的胆固醇，经常食用可缓解痛风并发高脂血症。

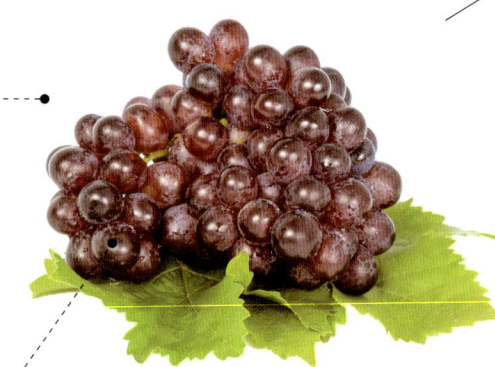

食材档案

嘌呤：0.9毫克/100克。
酸碱度：碱性。
适用量：每天100克。
保存方式：放入冰箱冷藏。

健康烹调 *秘籍*

在清水中加入适量面粉，搅拌均匀，静置2分钟之后，提着葡萄放入水中轻轻摆动，等清水变浑浊时，将葡萄取出，再用清水冲干净即可。

食疗痛风的做法 *吃法*

葡萄可以直接吃，洗净后连皮一块吃可获得更多的营养成分。或者将葡萄洗干净后，再搅打成果汁，过滤后饮用。痛风患者喝葡萄汁每天饮用3杯即可。

相宜搭配 YES

葡萄	+	柠檬	=	▶ 排毒瘦身		
葡萄	+	枸杞	=	▶ 补血		
葡萄	+	山药	=	▶ 补虚养身		
葡萄	+	薏米	=	▶ 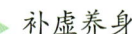 健脾利湿		

金珠葡萄

- **材料**：鸡蛋1个，葡萄130克，面粉40克
- **调料**：白糖4克，生粉20克，食用油适量
- **做法**：

1. 洗净的葡萄剥去皮；鸡蛋打入碗中，搅散，加入适量白糖，拌匀，放入面粉，拌成糊。
2. 取一个干净的盘子，放上葡萄，撒上适量生粉，让葡萄均匀地粘上生粉。
3. 热锅注油烧热，将葡萄均匀裹上鸡蛋糊，放入锅中，搅匀，用小火炸至金黄色。
4. 将炸好的葡萄捞出，沥干油，放入盘中，摆好即可。

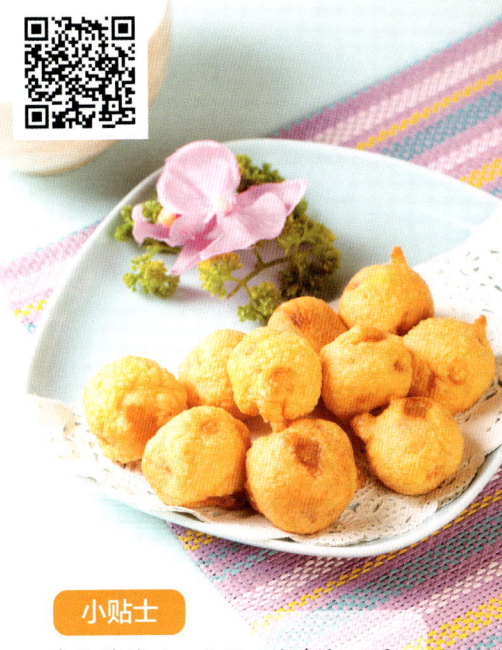

小贴士

在炸葡萄时，火候不宜太大，否则很容易炸糊。

葡萄胡萝卜汁

- **材料**：葡萄75克，胡萝卜50克
- **做法**：

1. 洗净的胡萝卜切成丁；洗好的葡萄切小瓣。
2. 取榨汁机，选择搅拌刀座组合，倒入葡萄、胡萝卜，加入适量温开水。
3. 盖上盖，选择"榨汁"功能，榨出蔬果汁。
4. 取下搅拌杯，将榨好的蔬果汁倒入杯中即可。

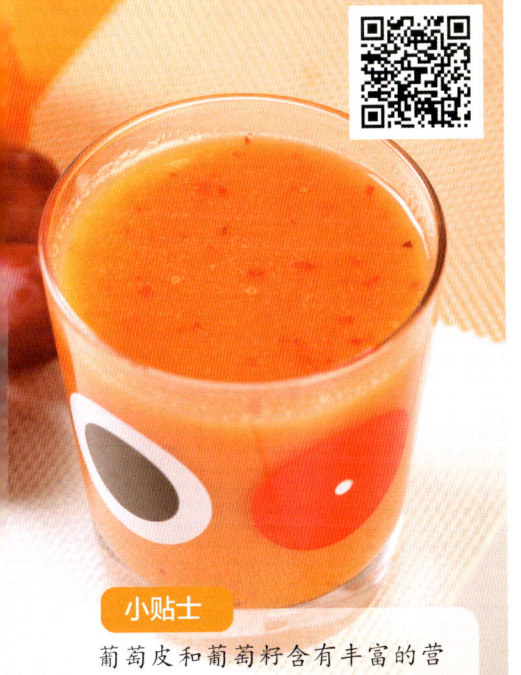

小贴士

葡萄皮和葡萄籽含有丰富的营养，可以不用去除。

02

石榴

降低血脂　减少尿酸

> 石榴属浆果类，含有多种营养成分，如糖分、酸、磷、钙、铁等。石榴的维生素E和多酚含量高，抗氧化强，涩肠止血，可很好地降低血脂，促进尿酸的排泄，可作为治疗痛风的辅助食物。

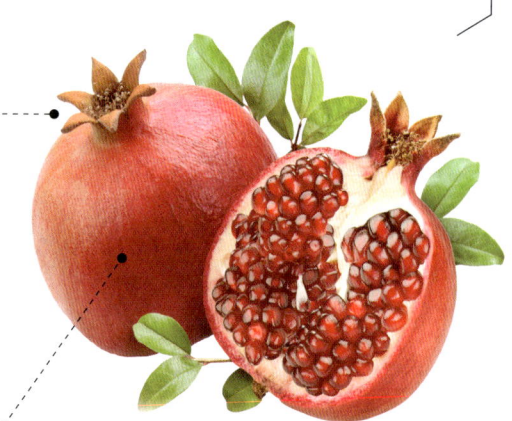

食材档案

嘌呤：0.8毫克/100克。
酸碱度：碱性。
适用量：每天1个。
保存方式：放在阴凉、通风处。

健康烹调 *秘籍*

在石榴的顶端横切一刀，去顶。然后用刀顺着石榴的白筋在外皮上划几刀，划开石榴皮。再用刀尖把中间白色部份的内心划断，抽掉中间的白心，轻轻一掰，很容易就能取出石榴籽。

食疗痛风的做法 *吃法*

石榴可以生食，也可以榨汁饮用，都会有很好的风味以及食疗效果。石榴皮可晒干后泡水饮用。但痛风患者宜喝温热的饮品，榨汁或泡水宜适当加热。

相宜搭配 YES

石榴 ＋ 生姜	＝	▶ 增加食欲
石榴 ＋ 槟榔	＝	▶ 驱虫
石榴 ＋ 冰糖	＝	▶ 镇静安神
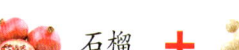石榴 ＋ 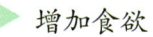梨	＝	▶ 利尿降脂

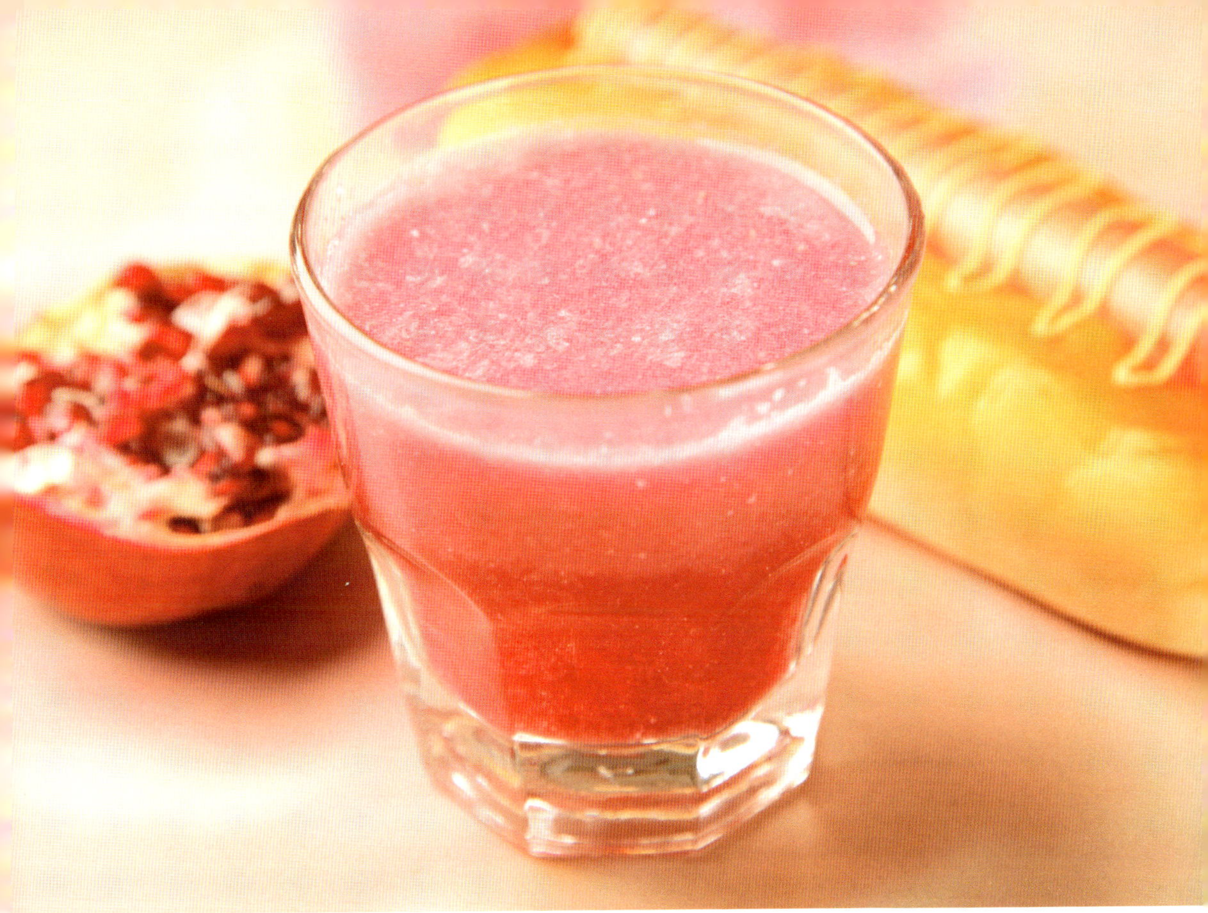

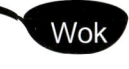 石榴汁

▶ 材料：
　石榴果肉……… 150克

▶ 调料：
　蜂蜜少许

▶ 做法：

1 取榨汁机，选择搅拌刀座组合，倒入备好的石榴肉。
2 注入适量的纯净水，盖好盖子。
3 选择"榨汁"功能，榨取果汁。
4 倒出石榴汁，装入杯中，加入少许蜂蜜拌匀即成。

手机扫二维码 与视频同步做

小贴士

水不宜太多

石榴的水分较多，注入的纯净水不宜太多，以免稀释了果汁的浓度。

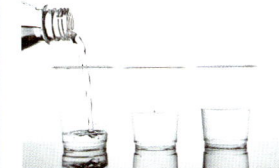

02

桃子

促进尿酸排泄

桃属于高钾低钠水果,还富含钙、镁、多种维生素和果胶,是典型的碱性食物,能降低血液和尿液的酸度,防止尿酸沉积在体内,促进尿酸排泄,适合痛风患者食用。

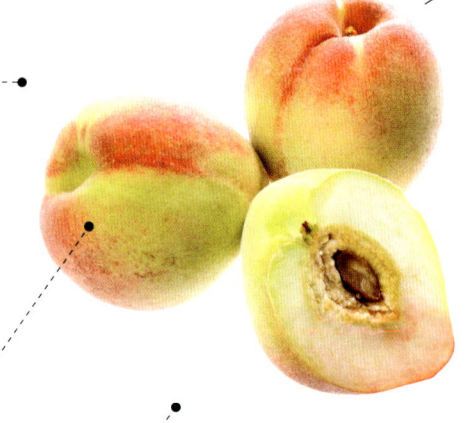

食材档案

- 嘌呤:1.3毫克/100克。
- 酸碱度:碱性。
- 适用量:每餐1~2个。
- 保存方式:放在低温阴凉处。

健康烹调 秘籍

桃子表皮上有毛,如果不清除可能会引起过敏反应,可以用粗盐直接搓桃子的表皮,然后再用水冲洗,便能较干净地去除桃毛。

食疗痛风的做法 吃法

桃子可以直接吃,或者榨成新鲜果汁饮用,也可以制成罐头、果脯、果酱等食用。但新鲜的食用方法对痛风患者而言可获得更好的食疗效果。

相宜搭配 YES

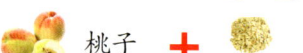

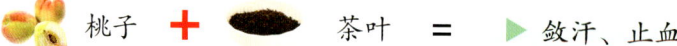

桃子 + 燕麦 = ▶ 益气养胃

桃子 + 茶叶 = ▶ 敛汗、止血

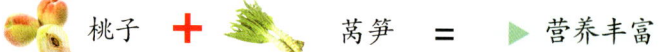

桃子 + 莴笋 = ▶ 营养丰富

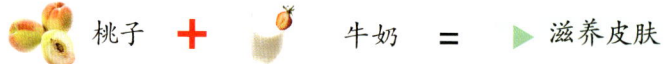

桃子 + 牛奶 = ▶ 滋养皮肤

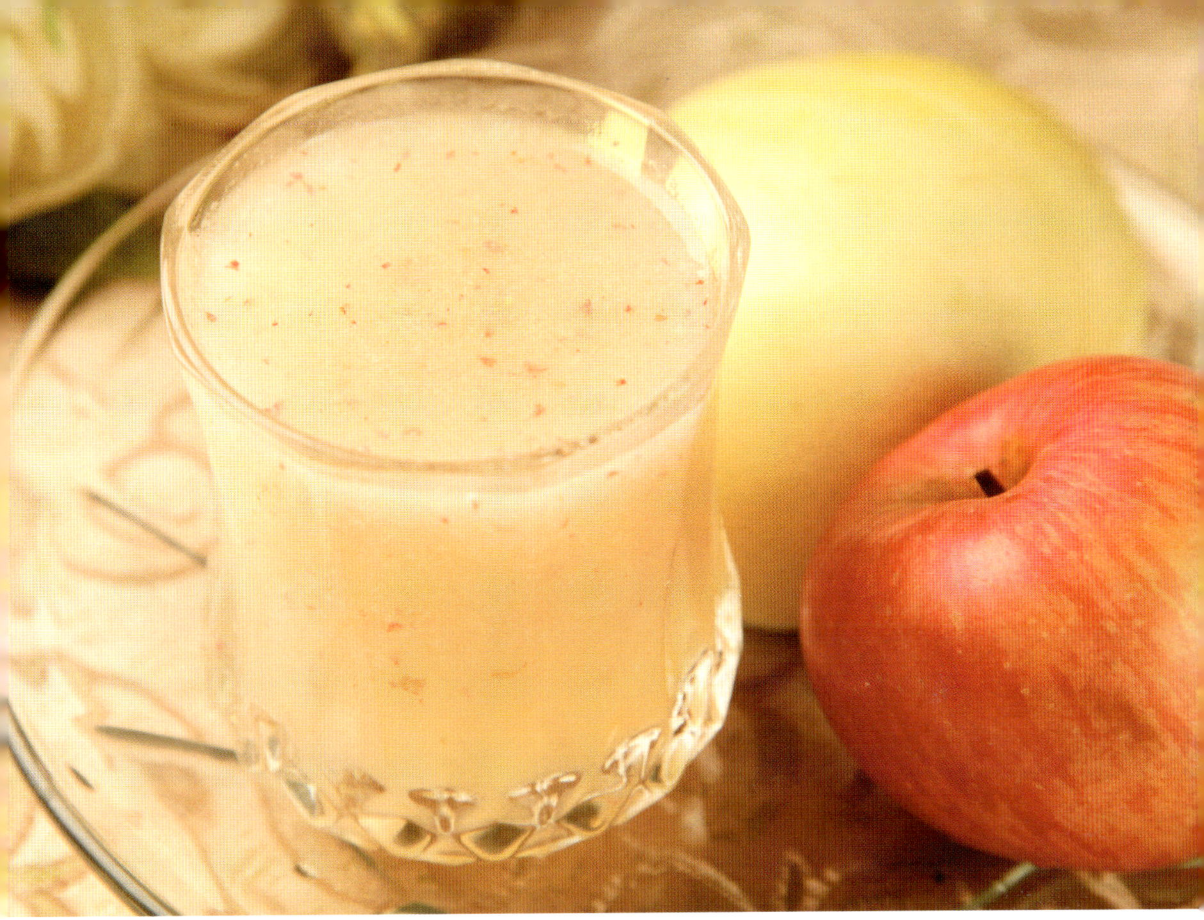

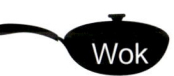 ## 桃子香瓜汁

手机扫二维码 与视频同步做

小贴士

加少许冰块

加入少许冰块再饮用，口感更好。

▶ 材料：

桃子⋯⋯ 85克，香瓜⋯⋯ 65克

▶ 做法：

1. 洗好的桃子切取果肉，再切小块。
2. 洗净去皮的香瓜切瓣，去籽，切成小块。
3. 取榨汁机，选择搅拌刀座组合，倒入桃子、香瓜，注入适量矿泉水，盖上盖，选择"榨汁"功能，榨取果汁。
4. 揭开盖，倒出果汁，装入杯中即可。

西瓜

清热解暑 除烦止渴

西瓜中的瓜氨酸有利尿作用，可以降低血中的尿酸。而且西瓜富含维生素，几乎不含嘌呤，能促进机体新陈代谢，使尿酸排出体外，适宜痛风急性期和高血压患者食用，但血糖高的患者不宜食用。

食材档案

嘌呤：1.1毫克/100克。
酸碱度：碱性。
适用量：每天不超过200克。
保存方式：切开的西瓜宜密封冷藏。

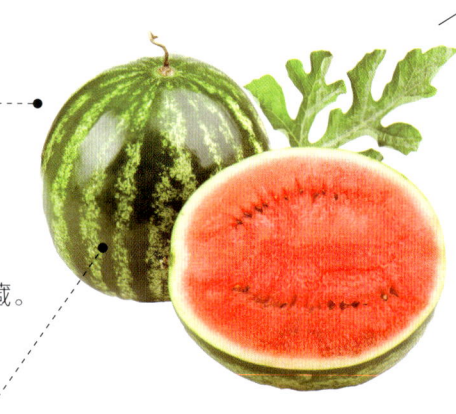

健康烹调秘籍

如果想吃清凉甘甜的西瓜，可以用冰冷的清水浸泡西瓜，最好是井水，其次可用自来水加入冰块来浸泡西瓜。

食疗痛风的做法吃法

西瓜可以直接食用，也可榨汁饮用。西瓜皮削去表层老皮后可切成丝、片、块，用烧、煮、炒、焖、拌等方法烹调。痛风患者最好吃温热的食品。

相宜搭配 YES

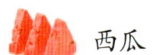 西瓜 ＋ 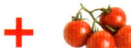 西红柿 ＝ ▶ 健胃消食

 西瓜 ＋ 鳝鱼 ＝ ▶ 补虚损、祛风湿

 西瓜 ＋ 冬瓜 ＝ ▶ 祛热除烦、利尿

 西瓜 ＋ 冰糖 ＝ ▶ 清热除烦

西瓜翠衣炒鸡蛋

▶ **材料**：西瓜皮200克，芹菜70克，西红柿120克，鸡蛋2个，蒜末、葱段各少许

▶ **调料**：盐、鸡粉各3克，食用油适量

▶ **做法**：

1. 洗净的芹菜切成段；去除硬皮的西瓜皮切成条；洗净的西红柿切成瓣。
2. 鸡蛋打入碗中，放少许盐、鸡粉，打散、调匀，倒入热油锅中，炒至熟，盛出待用。
3. 锅中注油烧热，倒入少许蒜末，爆香，倒入芹菜、西红柿、西瓜皮、熟鸡蛋，翻炒至熟。
4. 放入盐、鸡粉调味，盛菜装盘，撒上葱段。

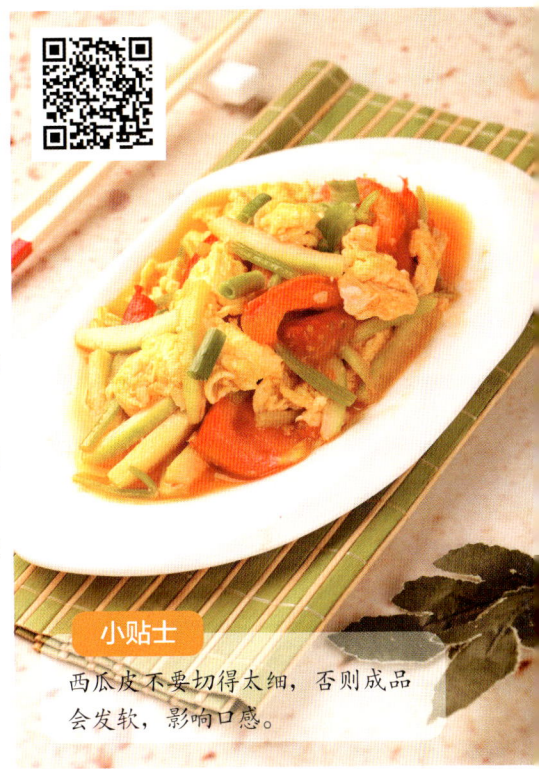

小贴士

西瓜皮不要切得太细，否则成品会发软，影响口感。

西瓜草莓汁

▶ **材料**：去皮西瓜150克，草莓50克，柠檬半只

▶ **做法**：

1. 西瓜切块；洗净的草莓去蒂，切块。
2. 将西瓜块和草莓块倒入榨汁机中，挤入柠檬汁，注入100毫升凉开水。
3. 盖上盖，启动榨汁机，榨约15秒成果汁。
4. 将果汁倒入杯中即可。

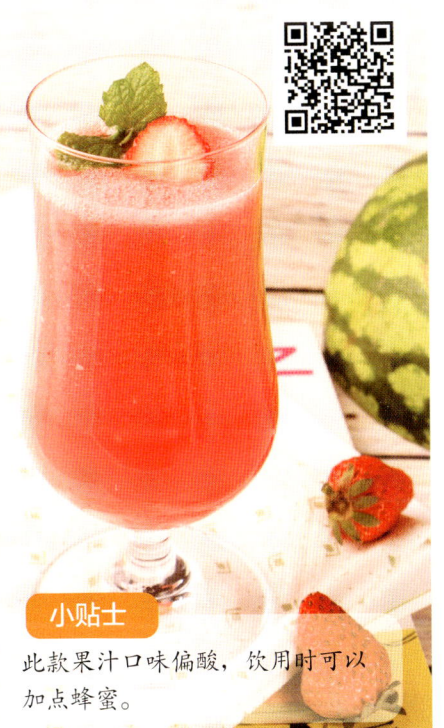

小贴士

此款果汁口味偏酸，饮用时可以加点蜂蜜。

02

香蕉
清热通便 解解痛风

> 香蕉是低热量、低脂肪、低胆固醇食物，有利于减肥降脂，非常适合痛风并发肥胖症、高脂血症患者食用；香蕉富含钾元素，能促进尿酸排出体外，减少尿酸沉积，不过痛风并发肾病患者不宜多食。

食材档案

嘌呤：1.2毫克/100克。
酸碱度：碱性。
适用量：每天100克。
保存方式：放在10~25℃的环境中。

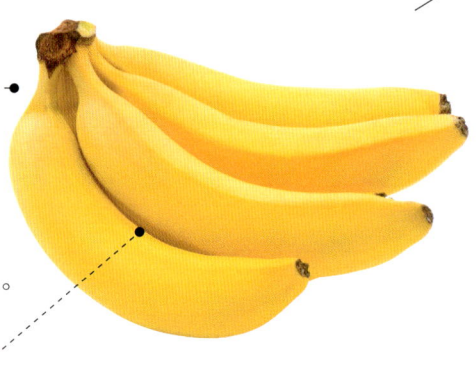

健康烹调 秘籍

香蕉果肉暴露在空气中时容易氧化发黑，因此烹饪过程中需注意不要过早去皮切片，或注意用保鲜膜密封。

相宜搭配 YES

 香蕉 ＋ 牛奶 = ▶ 生津润肠

 香蕉 ＋ 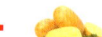 土豆 = ▶ 防癌抗癌

 香蕉 ＋ 芝麻 = ▶ 养心安神、补脾

禁忌搭配 NO

 香蕉 ＋ 芋头 = ▶ 导致腹胀

 香蕉 ＋ 红薯 = ▶ 引起身体不适

香蕉鸡蛋饼

▶ **材料**：香蕉1根，鸡蛋2个，面粉80克

▶ **调料**：白糖适量，食用油适量

▶ **做法**：

1. 将鸡蛋打入碗中；香蕉去皮，把香蕉肉压烂，剁成泥。
2. 把香蕉泥放入鸡蛋中，加入白糖，用筷子打散，再加入面粉拌匀，制成香蕉蛋糊。
3. 热锅注油，倒入香蕉蛋糊，慢火煎至两面焦黄熟透。
4. 把香蕉蛋饼盛出，用刀将蛋饼切成数等份小块，装入盘中即可。

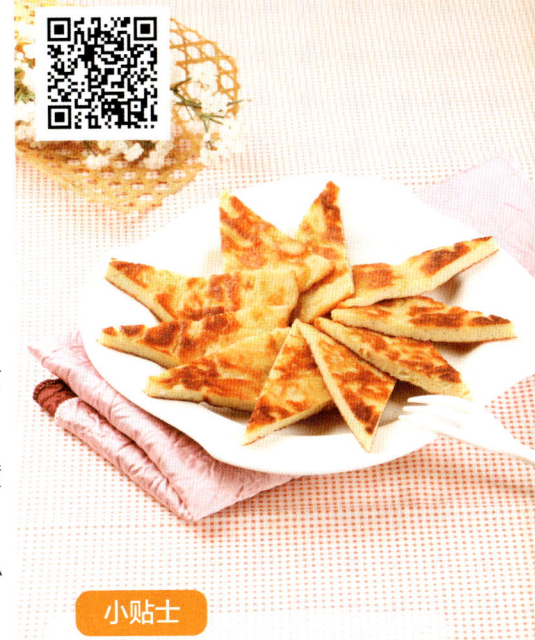

小贴士

拌制香蕉蛋糊时，面粉不要放太多，以免成品口感过硬。

冰糖蒸香蕉

▶ **材料**：香蕉120克

▶ **调料**：冰糖30克

▶ **做法**：

1. 将洗净的香蕉剥去果皮，用斜刀切片，放入蒸盘，摆好，撒上适量冰糖。
2. 蒸锅注水烧开，把蒸盘放在蒸锅里。
3. 盖上锅盖，用中火煮7分钟。
4. 揭开锅盖，取出蒸好的食材即可。

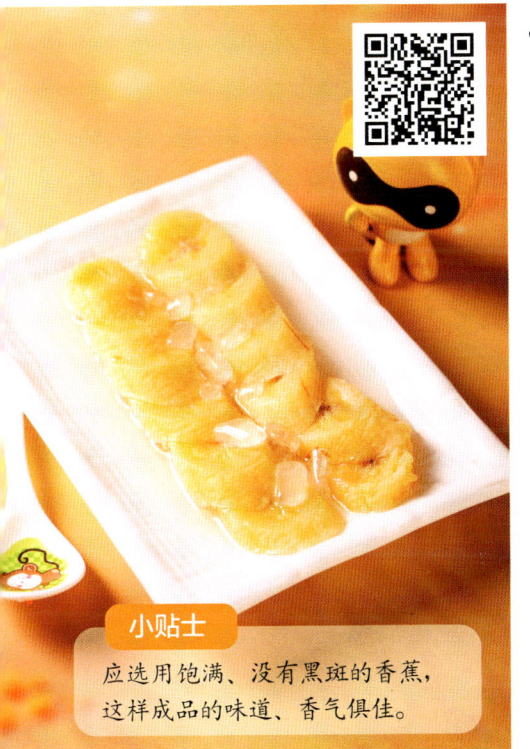

小贴士

应选用饱满、没有黑斑的香蕉，这样成品的味道、香气俱佳。

杨桃

清热 助消化

> 杨桃富含维生素C、果胶及各种有机酸,对人体有滋养、助消化的作用,还能补充人体水分、减少机体对脂肪的吸收、降低血糖,并促进尿酸及体内热毒排出,对防治痛风并发糖尿病有辅助作用。

食材档案

嘌呤:1.4毫克/100克。
酸碱度:碱性。
适用量:每天1个。
保存方式:放在通风、阴凉处。

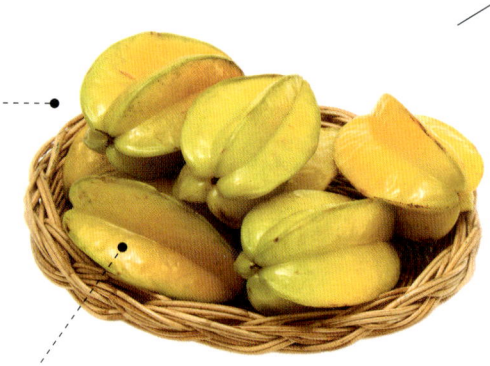

健康烹调 *秘籍*

杨桃有酸杨桃与甜杨桃之分,甜杨桃可以直接食用或者榨汁饮用,而酸杨桃有苦涩的感觉,比较适合用来炖汤。

食疗痛风的做法 *吃法*

杨桃可直接洗净食用,或者榨汁饮用;也可做冷盘或与其他食物搭配制成菜肴食用;还可搭配合适食材,熬煮成粥食用。痛风患者可选择任意喜欢的吃法。

相宜搭配 YES

杨桃 ＋ 西瓜	=	▶ 补润养肺
杨桃 ＋ 芡实	=	▶ 健脾益胃
杨桃 ＋ 菠萝	=	▶ 开胃消食
杨桃 ＋ 白糖	=	▶ 消暑利水

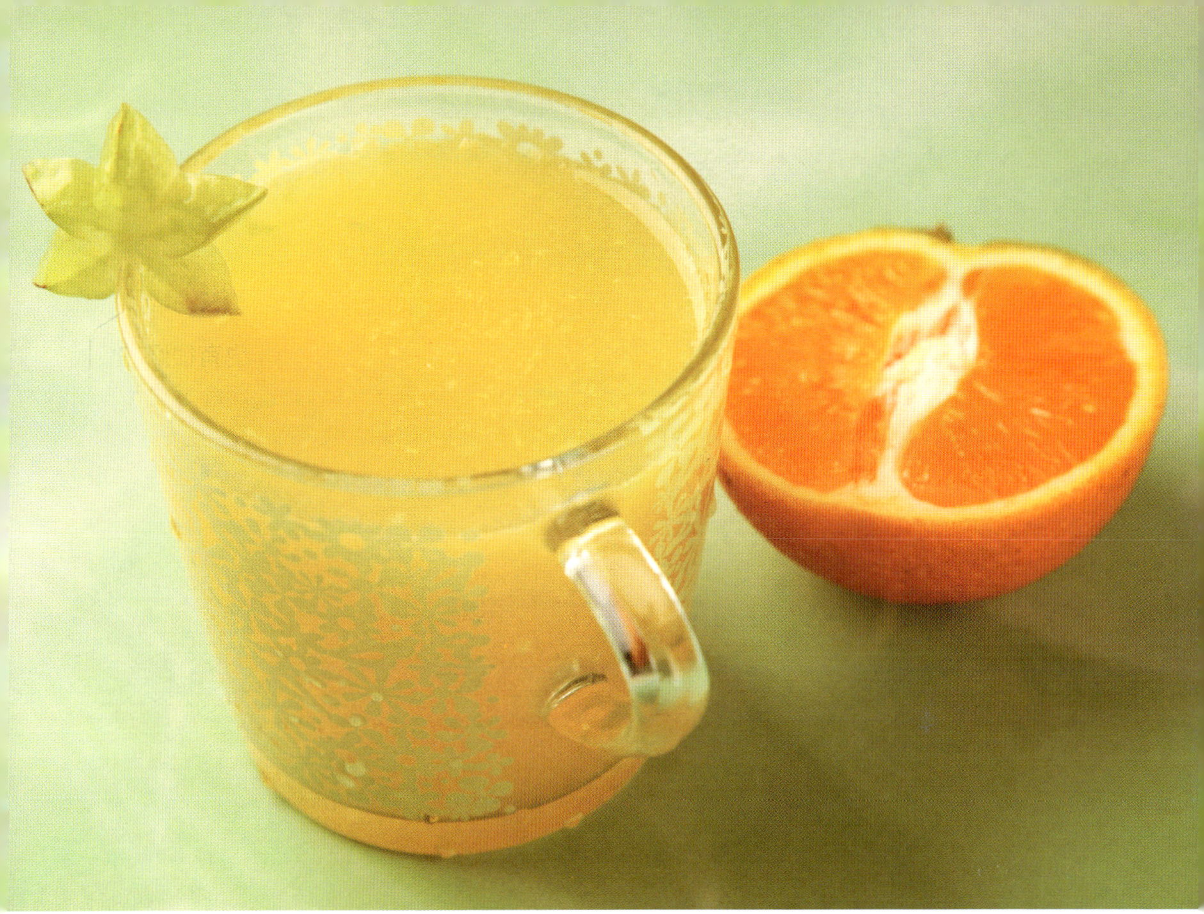

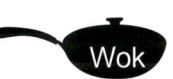 **杨桃甜橙汁**

手机扫二维码
与视频同步做

▶ 材料：

杨桃………165克，橙子………120克

▶ 做法：

1 洗净的杨桃切开，去除硬芯，切成小块。
2 洗好的橙子切成瓣，去皮，切成块。
3 取榨汁机，选择搅拌刀座组合，倒入杨桃、橙子、适量温开水，盖上盖。
4 选择"榨汁"功能，榨出果汁，倒入杯中即可。

小贴士

压榨时间不宜久

压榨的时间不要太长，以保留较多的水果纤维，营养会更高。

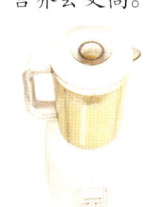

02 木瓜

舒筋活络 净化血液

木瓜能舒筋活络、净化血液，对关节肿痛、肌肤麻木也有很好的作用，而且木瓜富含维生素C及糖类，能有效地补充身体的糖分，促进尿酸的排泄，对痛风以及痛风并发心血管疾病和肥胖患者有益。

食材档案

嘌呤：1.6毫克/100克。
酸碱度：碱性。
适用量：每天100克。
保存方式：放在阴凉、干燥处。

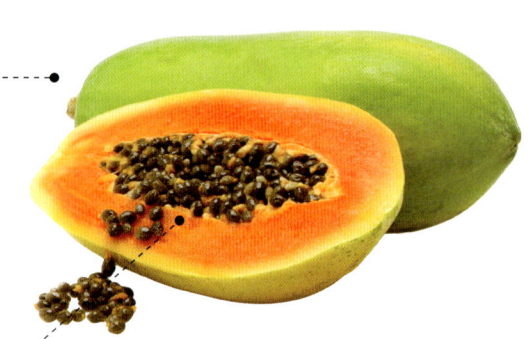

健康烹调 秘籍

一般买回来的木瓜都是用催熟剂催熟的，有些看着已经完全熟黄的木瓜却未必完全熟透，用手按压一下，如果肉质较硬，宜先放上两天再吃。

相宜搭配 YES

木瓜 + 牛奶	=	▶ 平肝和胃
木瓜 + 莲子	=	▶ 清心润肺、健胃
木瓜 + 银耳	=	▶ 滋养皮肤、美容

禁忌搭配 NO

木瓜 + 虾	=	▶ 产生有毒物质
木瓜 + 胡萝卜	=	▶ 破坏维生素C

木瓜莲子炖银耳

▶ 材料：泡发银耳100克，莲子100克，木瓜200克

▶ 调料：冰糖20克

▶ 做法：

1. 砂锅中注入适量清水，倒入泡发的银耳、莲子，拌匀，盖上盖，大火煮开之后转小火煮90分钟至食材熟软。
2. 揭盖，放入切好的木瓜、冰糖，拌匀，盖上盖，小火续煮20分钟至析出有效成分。
3. 揭盖，搅拌一下，盛出炖好的汤料，装入碗中即可。

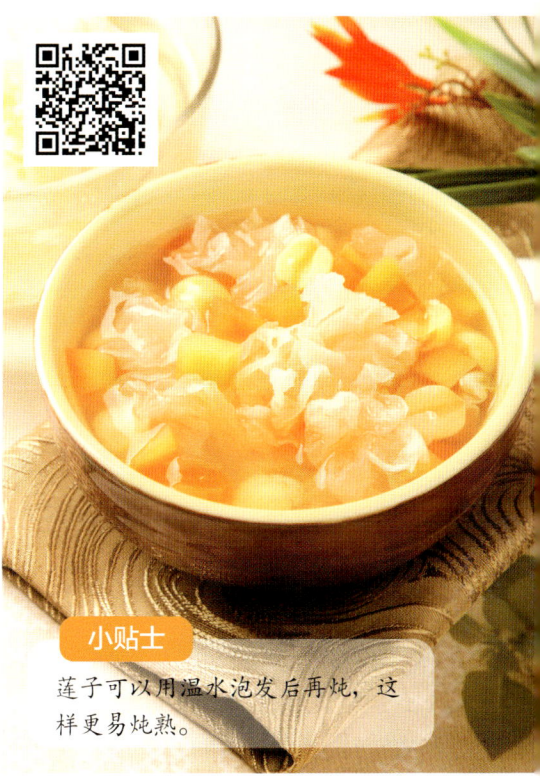

小贴士
莲子可以用温水泡发后再炖，这样更易炖熟。

牛奶木瓜汁

▶ 材料：木瓜75克，牛奶300毫升

▶ 做法：

1. 洗净的木瓜切开，去除瓜瓤、皮，切成小块。
2. 取榨汁机，选择搅拌刀座组合，倒入木瓜，注入牛奶。
3. 盖上盖子，选择"榨汁"功能，榨取果汁，将榨好的果汁倒入杯中即可。

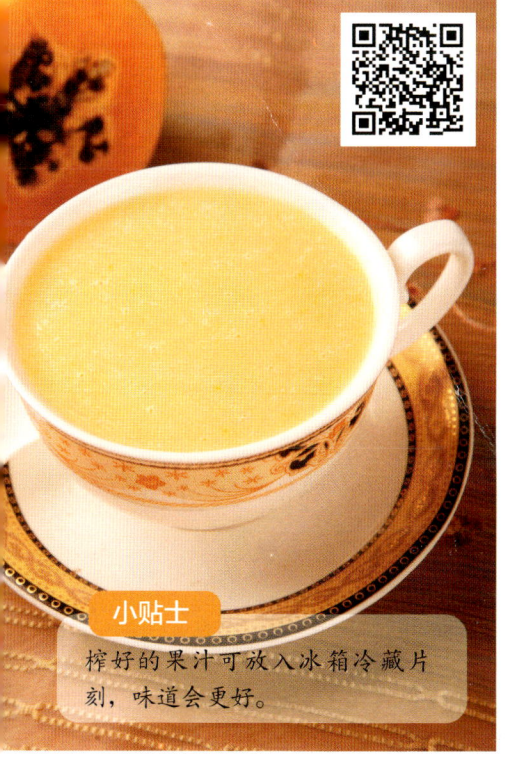

小贴士
榨好的果汁可放入冰箱冷藏片刻，味道会更好。

02 干果类

核桃

健脑益智 减少尿酸

核桃的嘌呤含量比较低，而其中丰富的亚油酸和大量的维生素E可减少皮肤病、动脉硬化、高血压、心脏病等疾病的发病概率，并且促进尿酸的排泄，可防治痛风合并糖尿病等疾病。

食材档案

嘌呤：8.4毫克/100克。
酸碱度：酸性。
适用量：每次20克。
保存方式：密封装好，放在阴凉处。

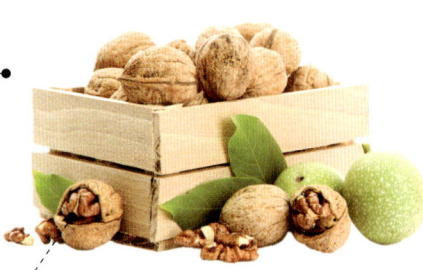

健康烹调 〔秘籍〕

先把核桃蒸上三五分钟，取出放入冷水浸泡三分钟，再捞出来用锤子在核桃四周轻轻敲破壳，就能取出完整的核桃仁。

食疗痛风的做法 〔吃法〕

核桃可生食、煮食、炒食、煮汤、蜜炙、油炸、制作糕点等，痛风患者最好吃加工后的热食。

相宜搭配 YES

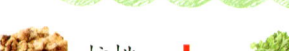

核桃	＋	芹菜	＝	▶ 补脾胃、益肝肾
核桃	＋	红枣	＝	▶ 美容养颜
核桃	＋	大蒜	＝	▶ 益肾健脑
核桃	＋	白糖	＝	▶ 润燥益肺

核桃仁粥

▶ 材料：核桃仁10克，大米350克

▶ 做法：

1. 将核桃仁切碎。
2. 砂锅中注水烧热，倒入洗好的大米，拌匀，盖上盖，用大火煮开后转小火煮40分钟至大米熟软。
3. 揭盖，倒入核桃仁，拌匀，略煮片刻。
4. 盛出煮好的粥，装入碗中，待放凉后食用。

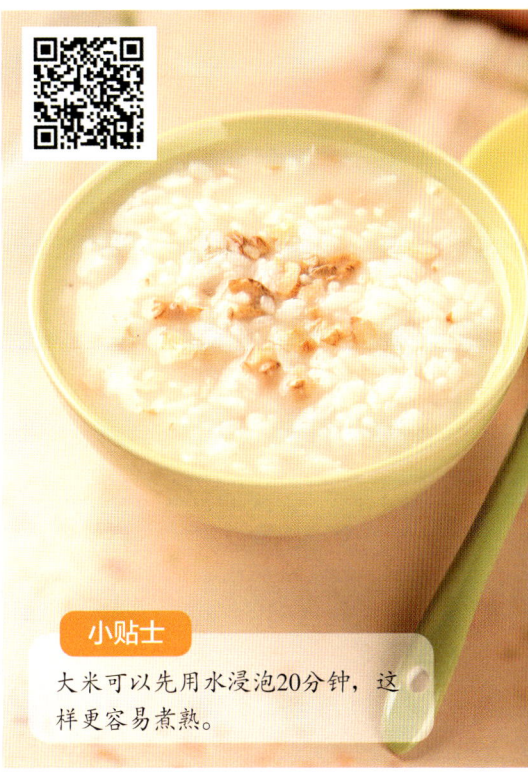

小贴士
大米可以先用水浸泡20分钟，这样更容易煮熟。

核桃露

▶ 材料：核桃仁30克，红枣40克，米粉65克

▶ 调料：食粉1克

▶ 做法：

1. 锅中注水烧开，放入核桃仁，加入食粉，煮1.5分钟至熟，捞出核桃仁。
2. 将洗净的红枣切开，去核，把枣肉切成粒。
3. 取榨汁机，选搅拌刀座组合，杯中倒入红枣、核桃仁、少许清水，盖上盖子，选择"搅拌"功能，榨成汁。
4. 把榨好的红枣核桃汁倒入汤锅中，加入适量米粉，拌匀，盛出装碗即可。

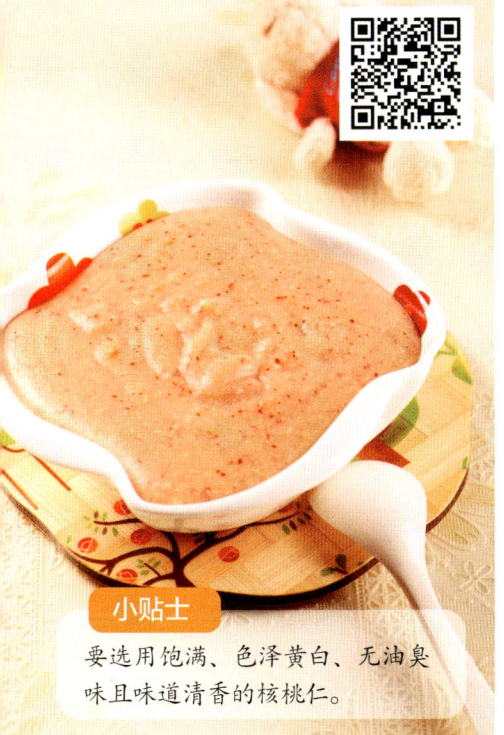

小贴士
要选用饱满、色泽黄白、无油臭味且味道清香的核桃仁。

02

板栗
降低胆固醇 碱化尿液

板栗中维生素C、不饱和脂肪酸、钾的含量丰富,能很好地降低胆固醇,调节体内电解质平衡,利于尿酸盐的溶解和排泄。而且板栗中的嘌呤物质含量不高,可给痛风患者提供良好的营养成分。

食材档案

嘌呤:34.6毫克/100克。
酸碱度:碱性。
适用量:每次10个。
保存方式:冷藏或炒熟后晾干装好。

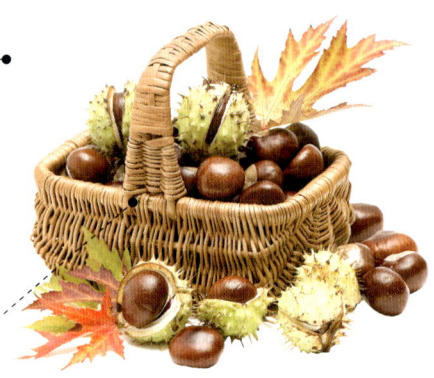

健康烹调 秘籍

生栗子洗净后放入容器中,倒入刚烧好的开水浸泡几分钟,再取出栗子切开,便很容易去皮。也可以把生栗子放在阳光下暴晒一天,再去壳剥皮。

相宜搭配 YES

板栗 ➕ 鸡肉	=	▶ 补肾虚、益脾胃
板栗 ➕ 红枣	=	▶ 补肾虚、治腰痛
板栗 ➕ 蜂蜜	=	▶ 清热解毒

禁忌搭配 NO

板栗 ➕ 牛肉	=	▶ 降低营养价值
板栗 ➕ 羊肉	=	▶ 不易消化

板栗桂圆粥

▶ **材料**：板栗肉50克，桂圆肉15克，大米250克

▶ **做法**：

1. 砂锅中注水烧热，倒入洗净的板栗、大米、桂圆肉，搅匀。
2. 盖上锅盖，煮开后转小火煮约40分钟，至食材熟透。
3. 揭开锅盖，拌匀，将煮好的粥盛入碗中即可。

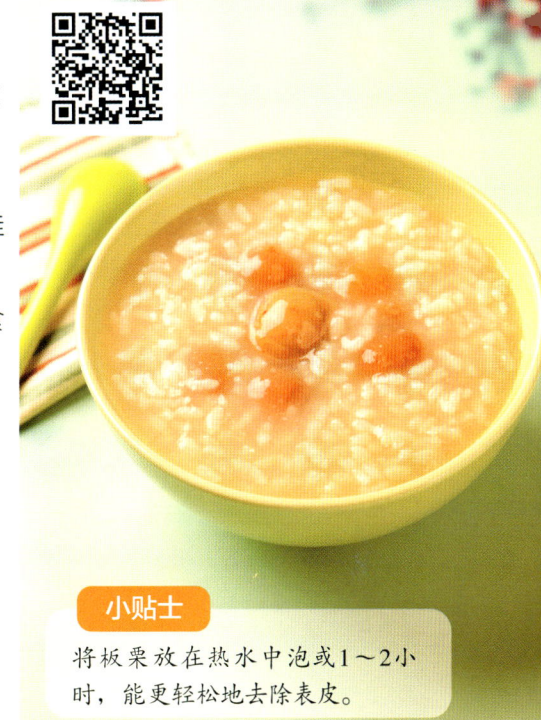

小贴士

将板栗放在热水中泡或1～2小时，能更轻松地去除表皮。

板栗枸杞鸡爪汤

▶ **材料**：板栗200克，鸡爪50克，枸杞20克，高汤适量

▶ **调料**：盐2克，料酒、白糖各适量

▶ **做法**：

1. 锅中注水烧开，放入处理好的鸡爪，拌匀，加入适量料酒，煮3分钟，捞起鸡爪后过冷水。
2. 往砂锅中注入适量高汤，烧开后加入鸡爪、板栗，用大火煮开后转至中火煮约3小时。
3. 放入枸杞，搅拌均匀，续煮5分钟。
4. 揭开锅盖，加入适量白糖、盐，搅拌均匀，至食材入味，盛汤装碗即可。

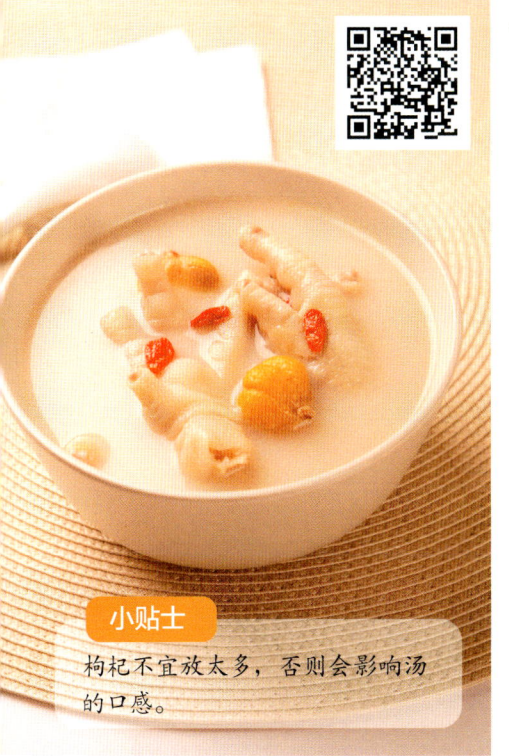

小贴士

枸杞不宜放太多，否则会影响汤的口感。

02 莲子

促进尿酸溶解

莲子富含磷，磷是细胞核蛋白的主要组成部分，能帮助机体进行蛋白质、脂肪、糖类代谢，维持酸碱平衡。莲子还富含矿物质元素，有助于体内尿酸盐的溶解与排泄，对防治痛风有一定的辅助作用。

食材档案

嘌呤：40.9毫克/100克。
酸碱度：碱性。
适用量：每次30~50克。
保存方式：置于阴凉、干燥处。

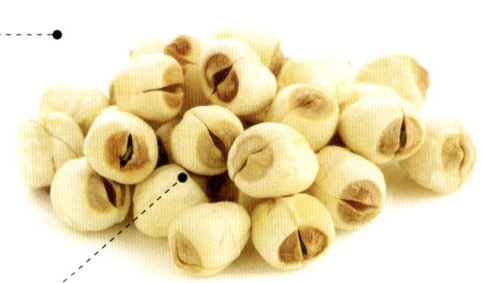

健康烹调 秘籍

煮莲子时可先将去衣的莲子冷冻1天，然后用开水或温水加食用碱浸泡莲子1小时，这样可很好地软化莲子。另外，最好在莲子煮烂之后再加糖。

相宜搭配 YES

| 莲子 + 酱油 = ▶ 养心润肺 |
| 莲子 + 鸭肉 = ▶ 补肾健脾、养阴 |
| 莲子 + 枸杞 = ▶ 乌发明目 |

禁忌搭配 NO

| 莲子 + 蟹 = ▶ 产生不良反应 |
| 莲子 + 虾 = ▶ 产生不良反应 |

荷叶莲子枸杞粥

▶ **材料**：水发大米150克，水发莲子90克，枸杞12克，干荷叶10克

▶ **调料**：冰糖40克

▶ **做法**：

1. 砂锅中注水烧开，放入洗净的干荷叶，盖上盖，烧开后用小火煮约10分钟。
2. 揭盖，捞出荷叶，再倒入洗净的大米、莲子、枸杞，搅拌匀。
3. 盖好盖，煮沸后用小火煮约30分钟。
4. 揭开盖，加入冰糖，搅拌匀，用大火续煮一会儿，至糖分溶化，盛粥装碗即可。

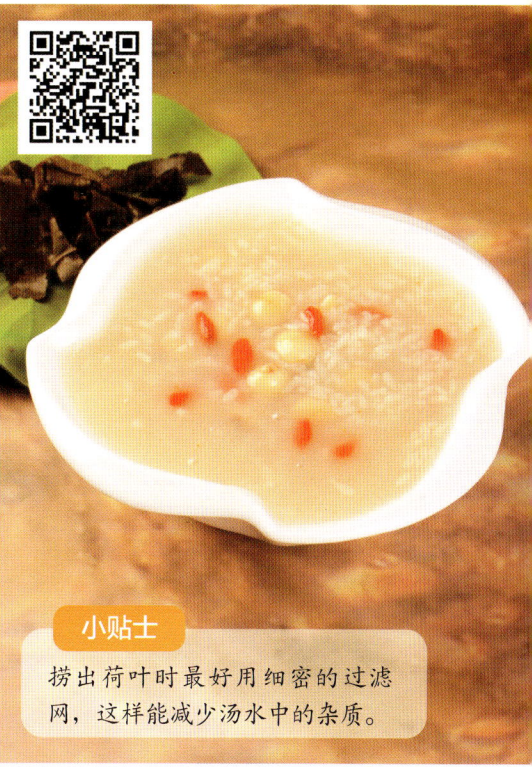

小贴士

捞出荷叶时最好用细密的过滤网，这样能减少汤水中的杂质。

燕窝莲子羹

▶ **材料**：莲子30克，燕窝15克，银耳40克

▶ **调料**：冰糖20克，水淀粉适量

▶ **做法**：

1. 洗净的银耳切除黄色部分，再切小块，装盘。
2. 锅中注水烧开，放入莲子、银耳，盖上盖，用小火煮约20分钟至食材熟软。
3. 揭开盖，放入泡发处理好的燕窝，盖上盖，煮约15分钟至食材融合在一起。
4. 揭开盖，一边搅拌一边加入适量水淀粉，煮至食材黏稠，放入冰糖，拌匀至其溶化，盛汤装碗即可。

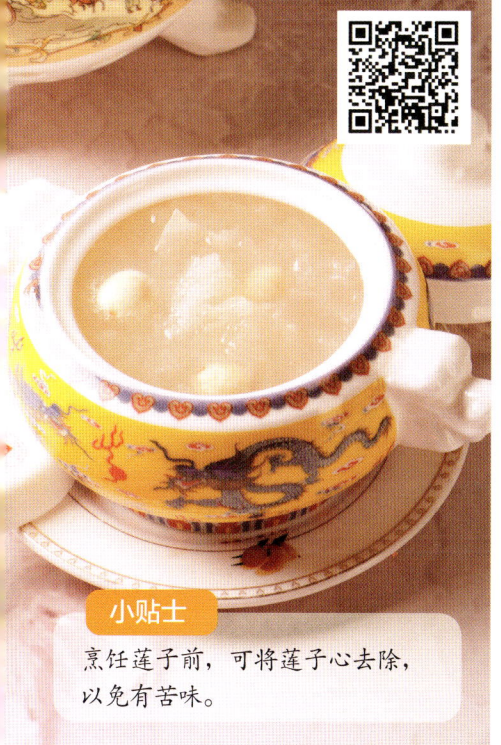

小贴士

烹饪莲子前，可将莲子心去除，以免有苦味。

02

腰果

降低体内胆固醇

腰果中的脂肪成分主要是不饱和脂肪酸，有很好的软化血管的作用，对保护血管、防治心血管疾病大有益处。而且，腰果还富含矿物质，能清除体内多余的胆固醇，有利于防治痛风并发心血管疾病。

食材档案

嘌呤：80.5毫克/100克。
酸碱度：碱性。
适用量：每次10~15粒。
保存方式：用膜袋装好放在阴凉处。

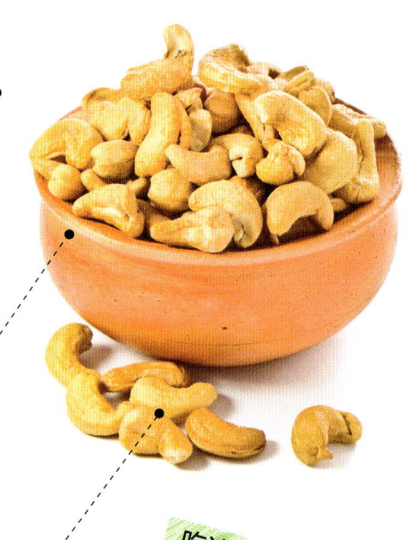

健康烹调 *秘籍*

在烹饪之前最好先将洗净的腰果浸泡5个小时；炒制腰果，为了降低热量，不要加太多油，直接炒时亦可。

食疗痛风的做法 *吃法*

腰果仁可以当作零食直接食用，也可以炸食或与其他食材一起做菜，还可以煮汤、煲粥。但腰果本身嘌呤含量较高，痛风患者不宜多食。

相宜搭配 YES

腰果	＋	芝麻油	＝	▶ 降低血压
腰果	＋	莲子	＝	▶ 补润五脏、安神
腰果	＋	薏米	＝	▶ 安神、润肺腑
腰果	＋	茯苓	＝	▶ 补润五脏

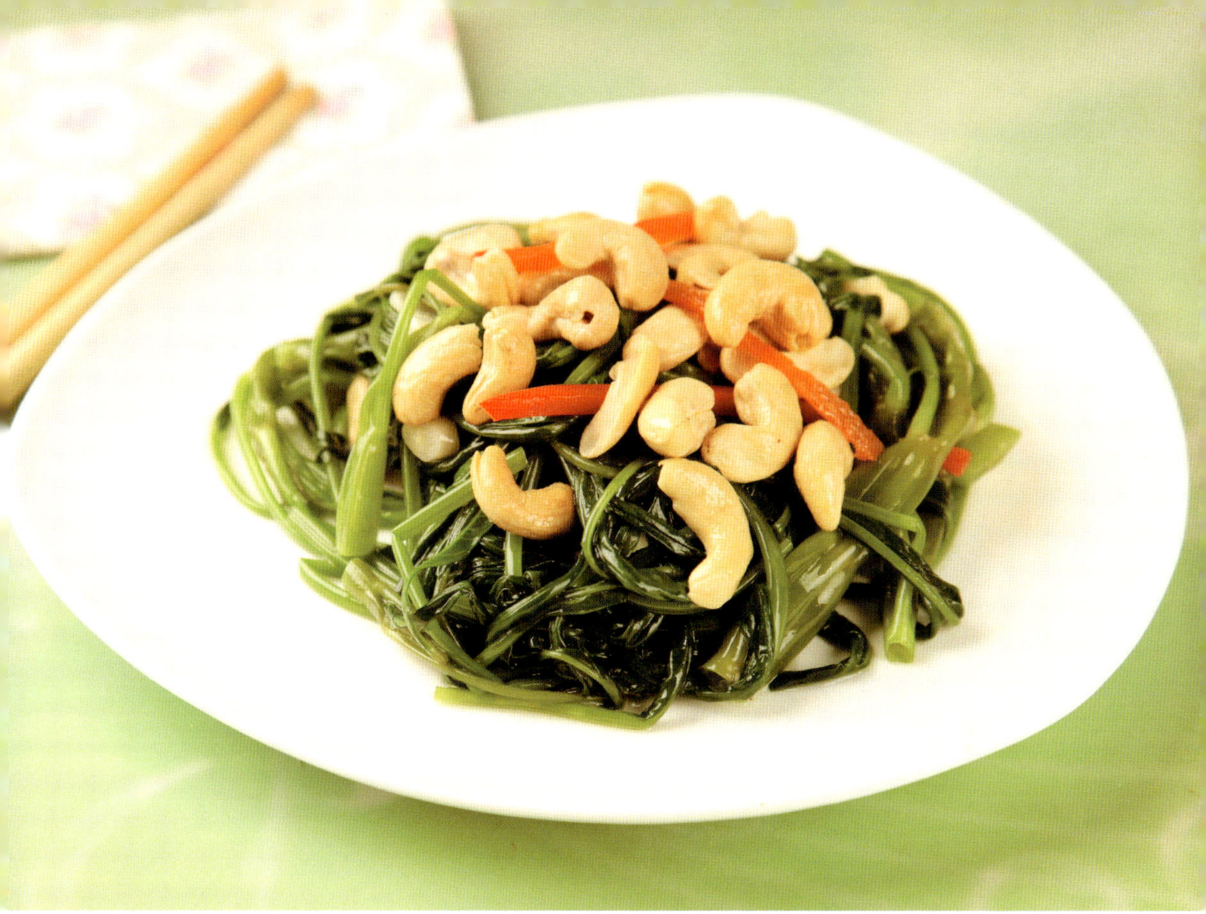

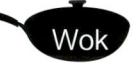

腰果炒空心菜

手机扫二维码
与视频同步做

▶ **材料：**

空心菜………200克，腰果………20克
蒜末适量

▶ **调料：**

盐、鸡粉………各2克，橄榄油、食用油各适量

▶ **做法：**

1 热锅注油烧热，放入腰果，炸至微黄色，捞出腰果装盘。

2 用适量橄榄油起锅，放入适量蒜末，爆香，倒入洗净切好的空心菜，炒匀。

3 加入盐、鸡粉，炒至空心菜熟软。

4 盛出炒好的食材，装入盘中，撒上炸好的腰果即可。

小贴士

空心菜不宜久炒

空心菜不宜炒太久，否则容易炒老、过于熟黄，影响菜色、口感。

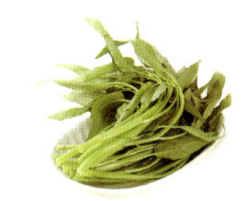

02 杏仁 —— 调节人体酸碱度

杏仁富含不饱和脂肪酸、黄酮类和多酚类成分，可去除胆固醇，预防动脉硬化。杏仁内的脂肪油与挥发油有调节人体酸碱度的作用。但杏仁本身的嘌呤物质含量较高，多食对痛风患者无益。

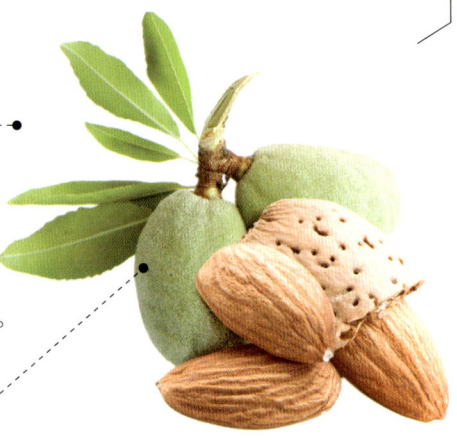

食材档案

嘌呤：96.3毫克/100克。
酸碱度：碱性。
适用量：每天20克。
保存方式：密封装好，置于阴凉处。

健康烹调 秘籍

杏仁不能生吃，因为生杏仁中含有微量有毒物质。所以要吃杏仁应先用清水将杏仁浸泡几天，常换水，剥去皮后，制成熟食品方可。

相宜搭配 YES

杏仁 + 黄瓜	=	▶	增强免疫力
杏仁 + 豆腐	=	▶	提神健脑
杏仁 + 桔梗	=	▶	止咳、降气、祛痰

禁忌搭配 NO

杏仁 + 猪肉	=	▶	引起腹痛
杏仁 + 菱角	=	▶	不利于蛋白质吸收

杏仁苦瓜

- 材料：苦瓜180克，杏仁20克，枸杞10克，蒜末少许
- 调料：盐2克，鸡粉、食粉、水淀粉、食用油各适量
- 做法：

1. 将洗净的苦瓜对半切开，去籽，切成片。
2. 锅中注水烧开，放入杏仁，略煮片刻，捞出沥干；锅中再放入枸杞，焯煮片刻，捞出。
3. 锅中加入食粉、苦瓜，煮3分钟，捞出苦瓜。
4. 另起锅注油烧热，倒入少许蒜末，爆香，倒入苦瓜炒匀，加入鸡粉、盐调味，用水淀粉勾芡，盛出装盘，放上杏仁、枸杞。

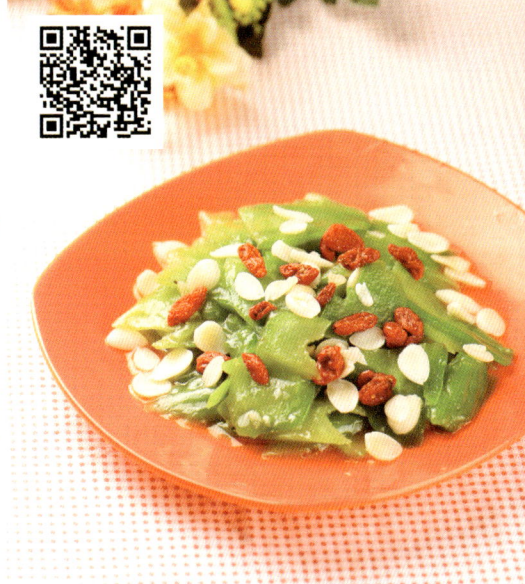

小贴士

焯煮苦瓜时，中途应用锅勺搅动几下，使其受热均匀。

牛奶杏仁露

- 材料：牛奶300毫升，杏仁50克
- 调料：冰糖20克，水淀粉50毫升
- 做法：

1. 砂锅中注水烧开，倒入杏仁，拌匀，盖上盖，用大火煮开后转小火续煮15分钟至熟。
2. 揭盖，加入冰糖，搅拌至溶化，倒入牛奶，拌匀，用水淀粉勾芡。
3. 稍煮片刻，搅拌至浓稠状。
4. 盛出煮好的杏仁露，装碗即可。

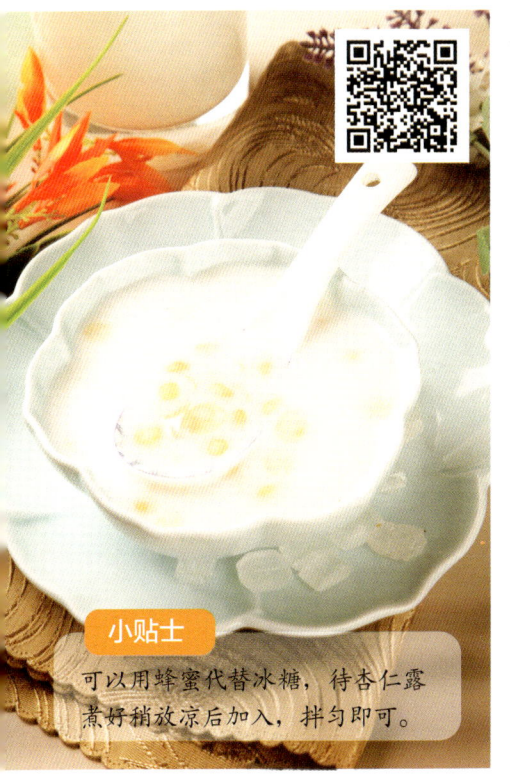

小贴士

可以用蜂蜜代替冰糖，待杏仁露煮好稍放凉后加入，拌匀即可。

02 花生

降低血糖　降低血压

花生含有大量的碳水化合物、多种维生素、不饱和脂肪酸、卵磷脂以及多种微量元素，能降低胆固醇含量，促进尿酸盐溶解，达到很好的降血压、降血糖的效果。但花生嘌呤含量较高，不宜多食。

食材档案

嘌呤：95.3毫克/100克。
酸碱度：碱性。
适用量：每天80克。
保存方式：晒干后放在低温、干燥处。

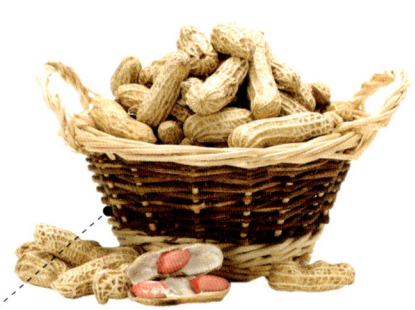

健康烹调秘籍

水煮花生的水不要很快就倒掉，让花生多些泡在汁水里，可使花生味道更佳。

相宜搭配 YES

花生	＋	陈醋	=	▶ 增强免疫力
花生	＋	丝瓜	=	▶ 预防心血管疾病
花生	＋	猪蹄	=	▶ 增气血、补乳

禁忌搭配 NO

| 花生 | ＋ | 螃蟹 | = | ▶ 导致肠胃不适 |
| 花生 | ＋ | 蕨菜 | = | ▶ 腹泻、消化不良 |

花生健齿汤

- 材料：莲子50克，红枣5颗，花生100克
- 调料：白糖15克
- 做法：

1. 砂锅中注水烧开，加入花生、泡好的莲子，拌匀，盖上盖，用大火煮开后转小火续煮30分钟至熟软。
2. 揭盖，加入洗净的红枣，盖上盖，续煮20分钟至食材有效成分析出。
3. 揭盖，加入白糖，搅拌至溶化，盛出煮好的汤，装碗即可。

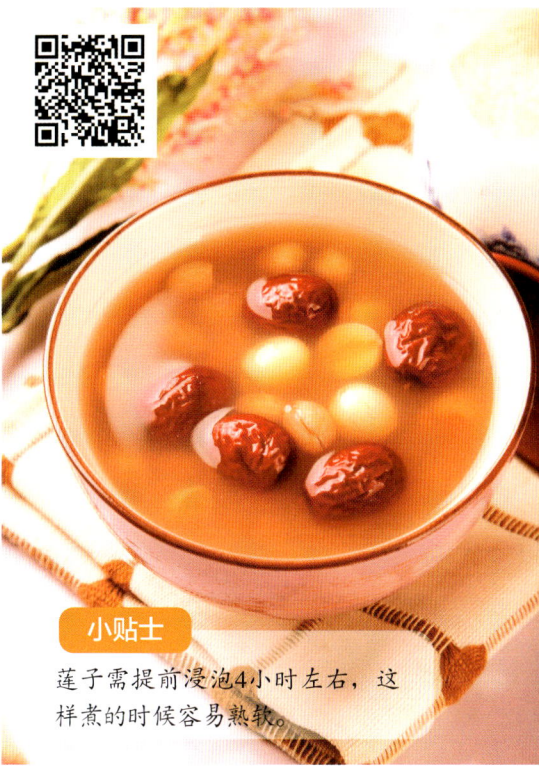

小贴士

莲子需提前浸泡4小时左右，这样煮的时候容易熟软。

花生菠菜粥

- 材料：水发大米100克，花生米45克，菠菜35克
- 调料：盐2克
- 做法：

1. 洗净的菠菜切成段。
2. 砂锅中注水烧热，倒入花生米、大米，盖上锅盖，烧开后用小火煮约40分钟至食材熟软。
3. 揭开锅盖，倒入菠菜，搅拌均匀煮至软。
4. 加入少许盐，搅匀，煮至食材入味，盛粥装碗即可。

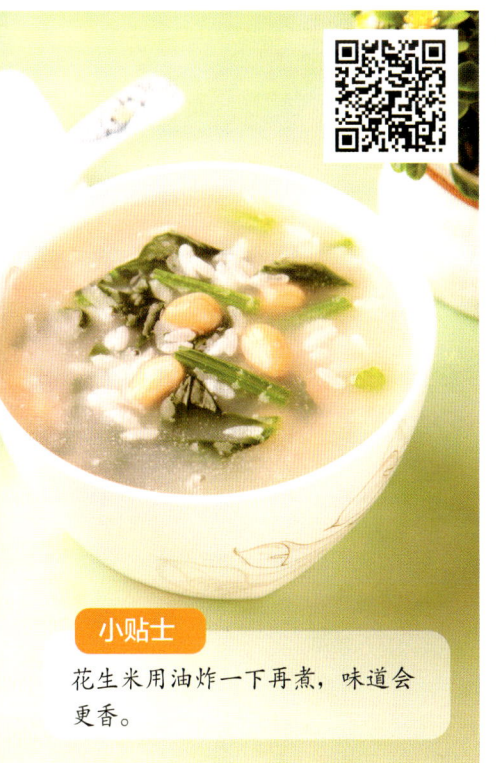

小贴士

花生米用油炸一下再煮，味道会更香。

02 榛子 —— 减少体内嘌呤含量

榛子富含膳食纤维、不饱和脂肪酸、维生素E，具有降低胆固醇的作用，可有效地防止心脑血管疾病的发生。榛子中的植物固醇抗氧化强，能减少体内嘌呤的含量，对防治痛风有良好的辅助作用。

食材档案

嘌呤：50毫克/100克。
酸碱度：碱性。
适用量：每天20克。
保存方式：连壳风干或晒干密封装好。

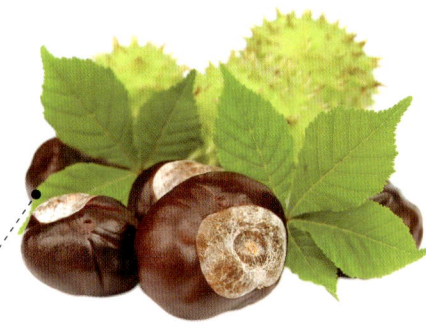

健康烹调（秘籍）

将榛子去壳时可以先将榛子在水中浸泡七八分钟，然后用牙一咬即开；另外，可以用易拉罐的拉手插到榛子的开口中，然后轻轻一扭，榛子壳就剥开了。

食疗痛风的做法（吃法）

榛子既可生食亦可炒食，可以煲汤做菜，还可以与莲子、大米等搭配熬粥。榛子煮粥对于痛风以及并发高血压有良好的食疗效果，是比较健康的食用方法。

相宜搭配 YES

榛子 + 桂圆	=	▶	养血安神
榛子 + 粳米	=	▶	健脾开胃
榛子 + 核桃	=	▶	增强体力、美容
榛子 + 莲子	=	▶	调理身体

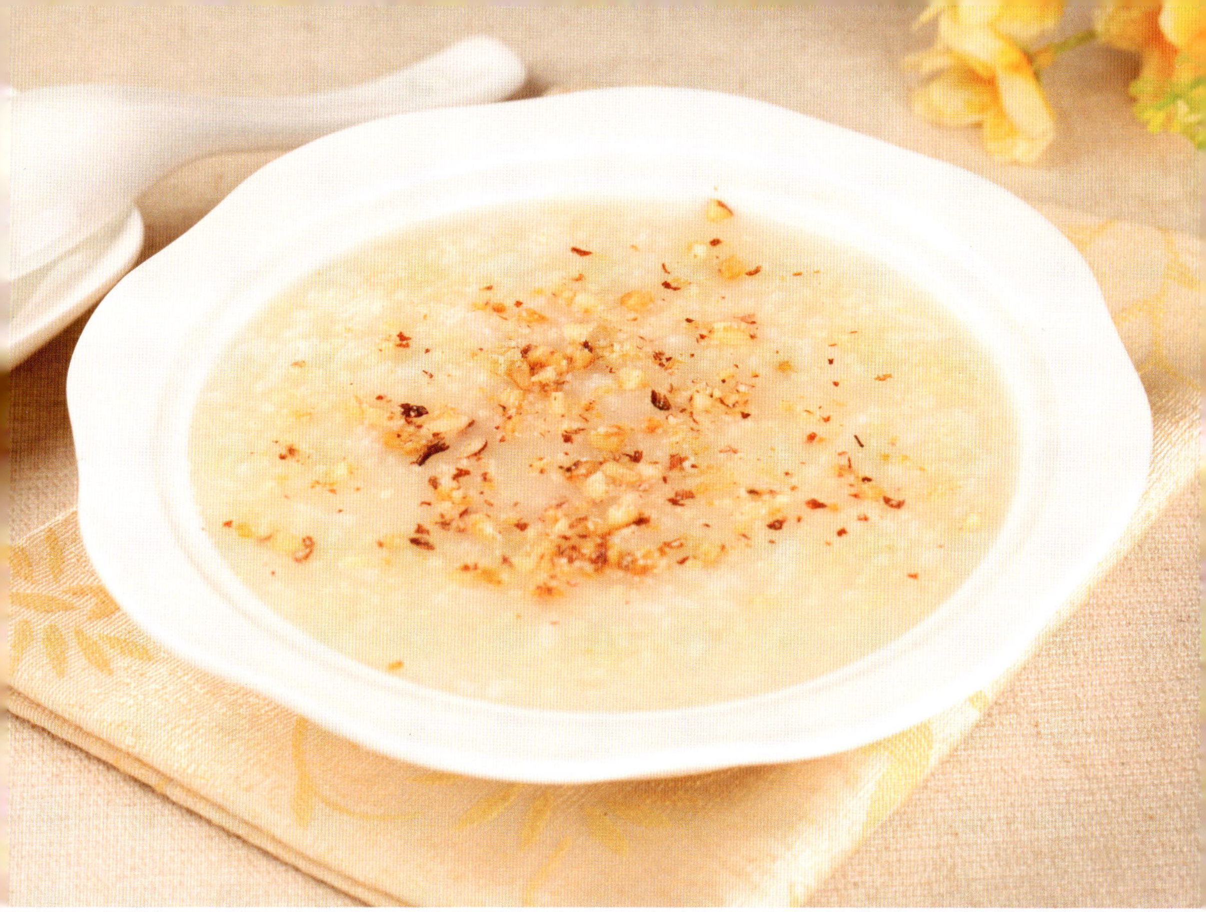

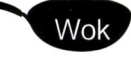

棒子小米粥

与视频同步做 手机扫二维码

▶ 材料：

榛子………45克，水发小米………100克

水发大米………150克

▶ 做法：

1 将榛子放入杵臼中，研磨成碎末，倒入小碟子中。

2 砂锅中注水烧开，倒入洗净的大米、小米，拌匀，盖上盖，用小火煮40分钟，至米粒熟透。

3 揭开盖，搅拌片刻，盛出煮好的粥，装入碗中。

4 放入榛子碎末，待稍微放凉后即可食用。

小贴士

搅拌至锅底

搅拌米粥时，一定要搅拌至锅底，以免米粒粘锅，难以清洗。

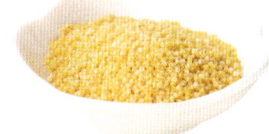

02 芝麻 — 促进尿酸排出

芝麻富含蛋白质、铁、钙、维生素、棕榈酸、亚油酸、卵磷脂、芝麻素、芝麻酚等，可以促进胆固醇代谢，软化血管，并调节体内酸碱度，促进尿酸的排泄，对防治痛风有一定的辅助作用。

食材档案

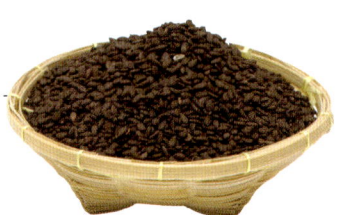

嘌呤：57毫克/100克。
酸碱度：碱性。
适用量：每天10~20克。
保存方式：放在阴凉、干燥处。

健康烹调 秘籍

芝麻仁外面有一层稍硬的蜡，把它碾碎后食用才可以使人体吸收到芝麻的营养，所以不要吃整粒的芝麻，而应加工之后再吃。

相宜搭配 YES

- 芝麻 ＋ 花生 ＝ ▶ 美容、抗衰老
- 芝麻 ＋ 面粉 ＝ ▶ 降低血脂
- 芝麻 ＋ 核桃 ＝ ▶ 改善睡眠

禁忌搭配 NO

- 芝麻 ＋ 蜂蜜 ＝ ▶ 容易引发腹泻
- 芝麻 ＋ 巧克力 ＝ ▶ 影响消化、吸收

芝麻拌菠菜

▶ **材料**：菠菜200克，白芝麻8克，枸杞15克，蒜末少许

▶ **调料**：盐3克，白糖2克，陈醋6毫升，芝麻油3毫升，食用油适量

▶ **做法**：

1. 洗净的菠菜切成段。
2. 锅中注水烧开，放入盐、食用油、菠菜，拌匀，煮至其熟软，捞出菠菜，沥干水；再放入枸杞，略煮片刻，捞出枸杞，沥干水分。
3. 把枸杞和菠菜装入碗中，放入少许蒜末。
4. 加入盐、白糖，淋入陈醋、芝麻油，拌匀调味，盛菜装盘，撒上白芝麻即可。

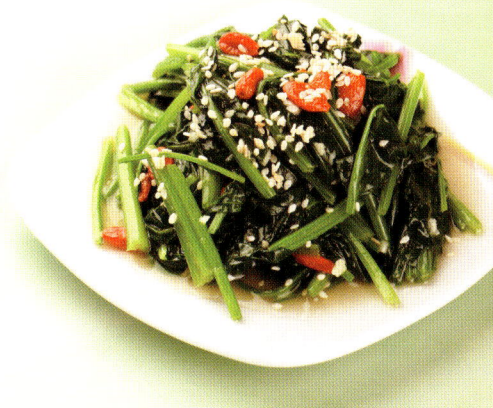

小贴士

菠菜焯水时加入盐、食用油，能使其保持鲜翠的色泽。

山药芝麻糊

▶ **材料**：水发大米120克，山药75克，水发糯米90克，黑芝麻30克，牛奶85毫升

▶ **做法**：

1. 锅烧热后关火，倒入黑芝麻炒香，盛出，倒入杵臼中，碾成末，装碗；山药洗净去皮切粒。
2. 汤锅中注水烧开，倒入大米、糯米，盖上盖，烧开后用小火煮30分钟。
3. 揭盖，放入山药、黑芝麻，拌匀，盖上盖，用小火煮15分钟至食材熟透。
4. 揭盖，倒入牛奶，拌匀，煮至沸，盛出装碗。

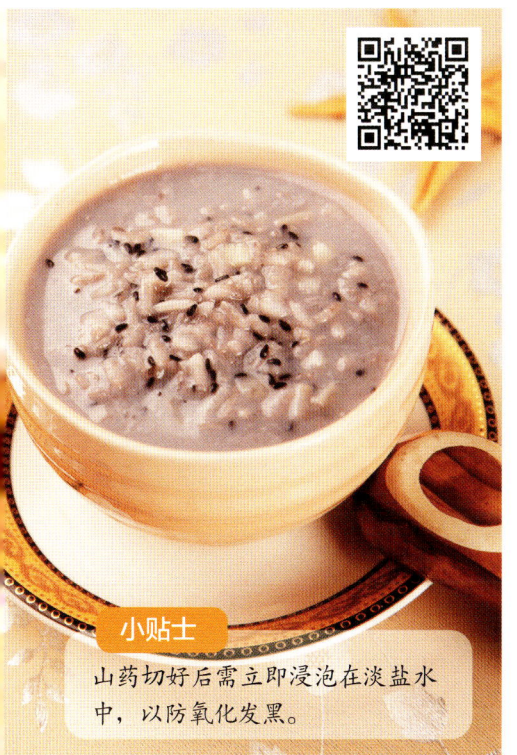

小贴士

山药切好后需立即浸泡在淡盐水中，以防氧化发黑。

02 其他类

豆腐
促进尿酸排出

豆腐含的钾比钠高,可抗体内酸化,有利于尿酸盐的溶解和排泄。豆腐所含的维生素E和植物雌性激素能消除活性氧,降低游离的嘌呤含量。但豆腐本身的嘌呤含量较高,所以痛风患者应适量食用。

食材档案

嘌呤:55.5毫克/100克。
酸碱度:碱性。
适用量:每天50克。
保存方式:浸于水中,放入冰箱冷藏。

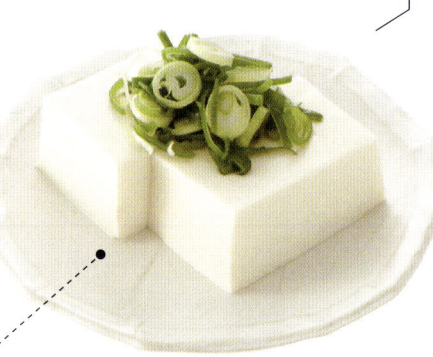

健康烹调秘籍

一般刚买回来的豆腐水分较多,可以用稍重的物体放在盘子里,再压在豆腐上面一段时间,把豆腐里的水压出来,再烹饪,可使豆腐容易入味。

相宜搭配 YES

豆腐	＋	猪肉	＝ ▶ 滋阴润燥
豆腐	＋	辣椒	＝ ▶ 消炎排毒
豆腐	＋	鲜菇	＝ ▶ 降血脂、降血压

禁忌搭配 NO

豆腐	＋	蜂蜜	＝ ▶ 腹泻
豆腐	＋	葱	＝ ▶ 影响钙吸收

清蒸豆腐丸子

▶ 材料：豆腐180克，鸡蛋1个，面粉30克，葱花少许

▶ 调料：盐2克，食用油少许

▶ 做法：

1. 将鸡蛋打入小碗中，取出蛋黄，放在小碟中。
2. 把洗净的豆腐装入大碗中，用搅拌器搅碎，倒入蛋黄，再加入盐、葱花，拌至盐分溶化。
3. 倒入面粉，搅成糊状，拌至起筋，制成面糊。
4. 将盘子抹上食用油，将面糊制成丸子，装盘。
5. 蒸锅上火烧开，放入丸子，蒸至熟透，取出。

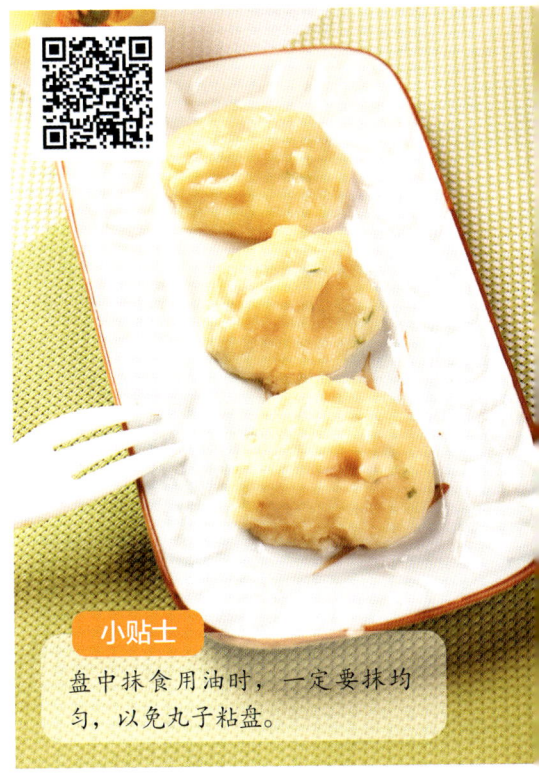

小贴士
盘中抹食用油时，一定要抹均匀，以免丸子粘盘。

香菜炒豆腐

▶ 材料：香菜100克，豆腐300克，蒜末、葱段各少许

▶ 调料：盐3克，鸡粉2克，生抽5毫升，水淀粉8毫升，食用油适量

▶ 做法：

1. 洗净的香菜切成段；洗好的豆腐切成小方块。
2. 锅中注水烧开，放入盐、豆腐块，煮1分钟，捞出豆腐，沥干备用。
3. 用油起锅，放入少许蒜末、葱段爆香，加入豆腐、少许清水、生抽、盐、鸡粉，炒匀。
4. 放入香菜，炒匀，倒入适量水淀粉勾芡，盛菜装盘即可。

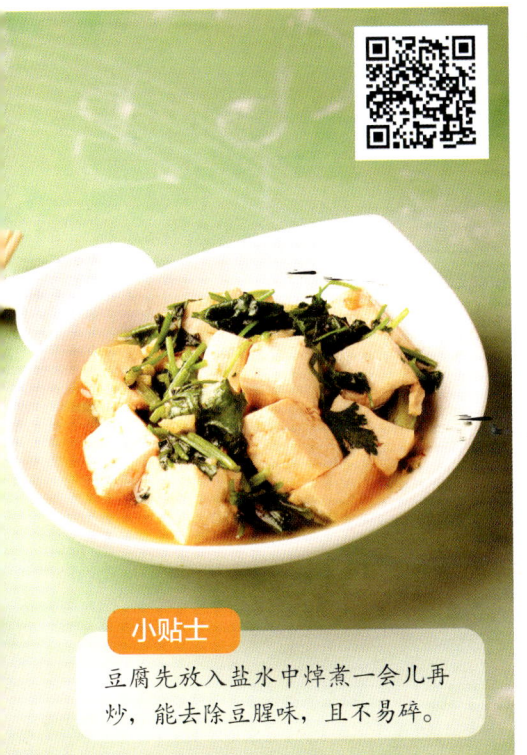

小贴士
豆腐先放入盐水中焯煮一会儿再炒，能去除豆腥味，且不易碎。

02

牛奶
增强免疫力 润肠通便

牛奶营养丰富，其丰富的维生素B₂，可以促进皮肤的新陈代谢，牛奶富含钙及其他矿物质，能够为痛风患者补充充足的钙质，增强免疫力，同时还能润肠通便，促进尿酸排泄，适合痛风患者食用。

食材档案

嘌呤：1.4毫克/100克。
酸碱度：碱性。
适用量：每天250毫升。
保存方式：密封放入冰箱冷藏。

健康烹调 <秘籍>

若想提高牛奶的浓度，可以放入冰箱里，当出现浮冰时将冰取出，反复几次可提高浓度。如果需要加热，加热的时候不要煮沸，将要沸腾的时候马上离开火，然后再加热，这样重复两三次，既能保证营养又能杀菌。

食疗痛风的做法 <吃法>

真空包装的牛奶可以直接饮用，配合面包、蛋糕、点心等食物更佳。牛奶也可以加入水果来增加风味，痛风患者可以稍加热后再饮用。

相宜搭配 YES

牛奶 ＋ 大米	=	补充营养
牛奶 ＋ 柠檬	=	开胃消食
牛奶 ＋ 核桃	=	益智健脑
牛奶 ＋ 蜂蜜	=	改善贫血

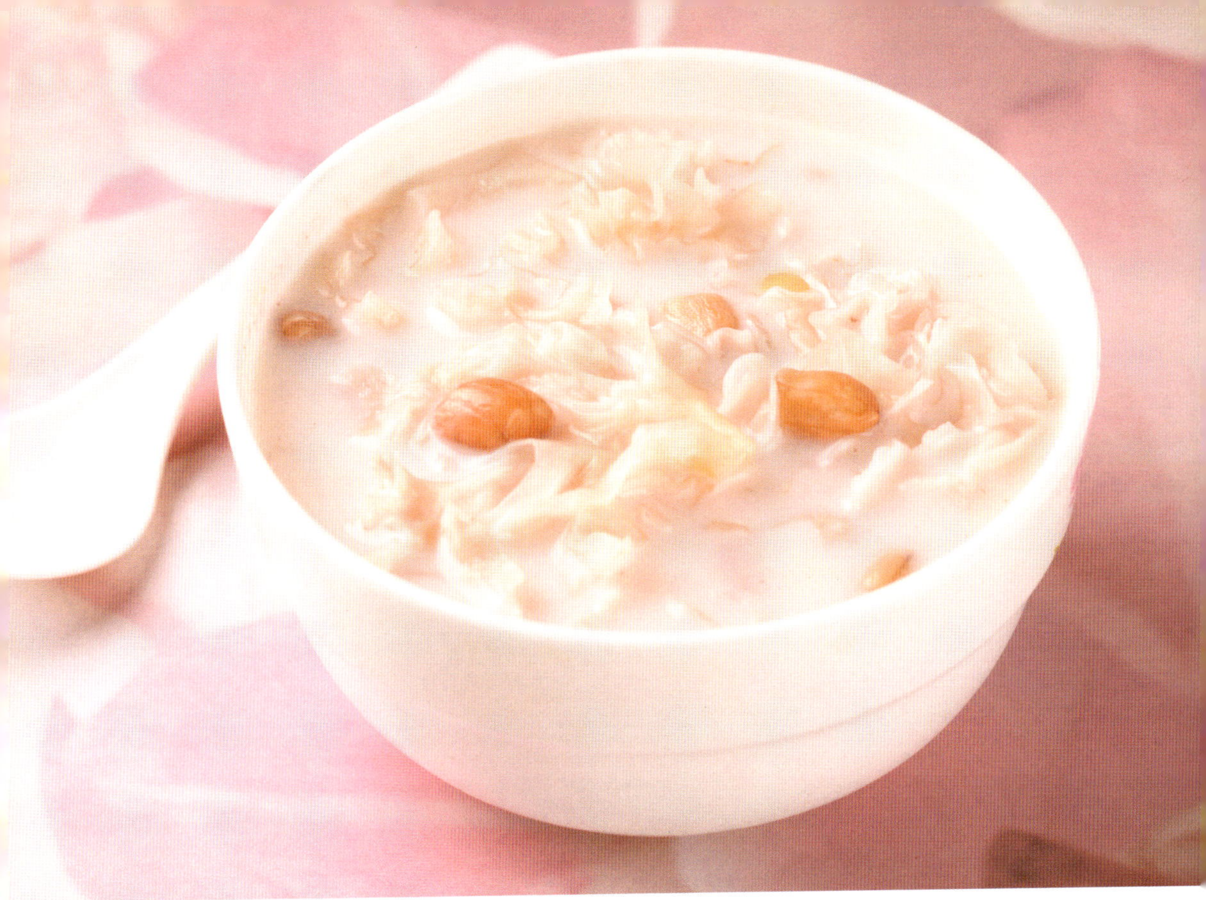

花生银耳牛奶

手机扫二维码
与视频同步做

▶ **材料：**

花生………80克，水发银耳………150克

牛奶………100毫升

▶ **做法：**

1 洗好的银耳切小块。

2 砂锅中注水烧开，放入洗净的花生米，加入切好的银耳，拌匀，盖上盖，烧开后用小火煮20分钟。

3 揭开盖，倒入牛奶，用勺拌匀，煮至沸。

4 将煮好的花生银耳牛奶盛出，装入碗中即可。

小贴士

去掉花生红衣

去掉花生红衣，口感会更佳。

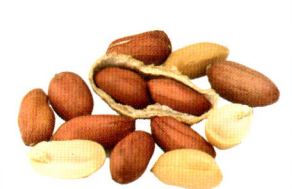

02

豆浆 —— 降低胆固醇含量

豆浆富含人体所需优质植物蛋白、多种维生素及多种微量元素，不含胆固醇，且含有大豆皂甙等至少五六种可有效降低人体胆固醇的物质，能调节体内水液平衡，保持血压、血脂和尿酸盐含量的稳定。

食材档案

嘌呤：27.75毫克/100克。
酸碱度：碱性。
适用量：每天250~350毫升。
保存方式：装瓶密封，放入冰箱冷藏。

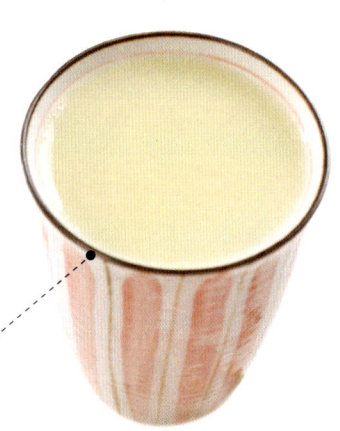

健康烹调 秘籍

豆浆煮沸后要再煮几分钟，当豆浆加热到80℃左右时皂毒素受热膨胀，会形成假沸，产生泡沫，此时应继续加热3~5分钟，待泡沫完全消失即可。

相宜搭配 YES

 豆浆 ＋ 花生 ＝ ▶ 润肤、补虚

 豆浆 ＋ 核桃 ＝ ▶ 增强免疫力

 豆浆 ＋ 枸杞 ＝ ▶ 补肝肾、益精明目

禁忌搭配 NO

 豆浆 ＋ 红糖 ＝ ▶ 破坏营养成分

 豆浆 ＋ 生鸡蛋 ＝ ▶ 破坏营养、致病

糯米黑豆浆

▶ 材料：水发黑豆60克，水发糯米25克

▶ 做法：

1. 将已浸泡8小时的黑豆倒入碗中，放入泡好的糯米，加入适量清水，将材料洗净，倒入滤网中沥干。
2. 把黑豆、糯米倒入豆浆机中，加入适量清水，至水位线即可。
3. 盖上豆浆机机头，选择"五谷"程序，再选择"开始"键，开始打浆。
4. 待豆浆煮好，把豆浆倒入滤网，滤入碗中，用汤匙撇去浮沫即可。

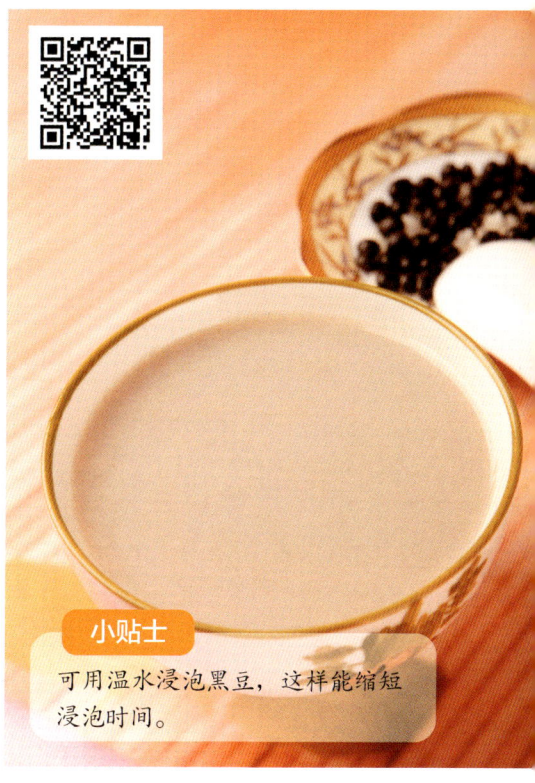

小贴士

可用温水浸泡黑豆，这样能缩短浸泡时间。

薏米黑豆浆

▶ 材料：水发薏米80克，水发黑豆70克

▶ 调料：白糖少许

▶ 做法：

1. 取豆浆机，倒入洗好的黑豆、薏米，加入少许白糖，注入适量清水，至水位线即可。
2. 盖上豆浆机机头，选择"五谷"程序，再选择"开始"键，开始打浆，待豆浆机运转约25分钟，即成豆浆。
3. 断电后取下机头，倒出豆浆，滤入容器中，再倒入碗中即可。

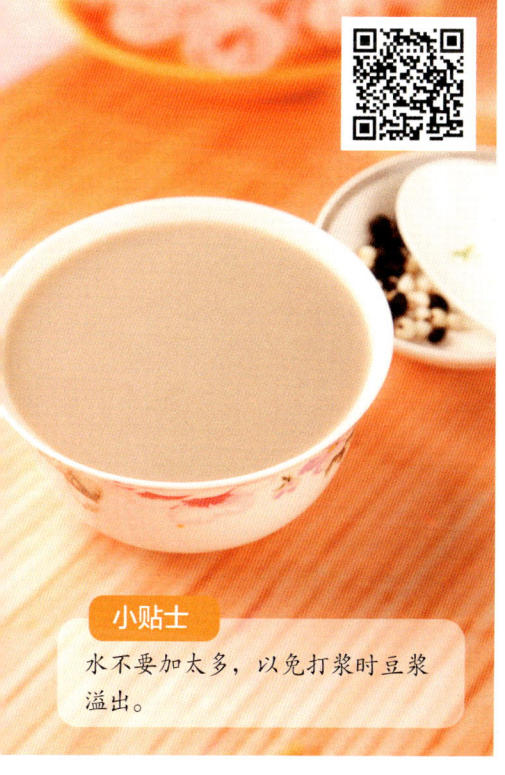

小贴士

水不要加太多，以免打浆时豆浆溢出。

02 红茶

利尿消肿　抗菌解毒

红茶具有利尿、消肿、解毒等功效，且富含维生素C和茶黄素、茶红素及聚合物，有增加血管的抵抗力、抑制动脉硬化、促进尿酸排泄等作用，可有效地降低痛风并发其他心血管疾病发生的概率。

食材档案

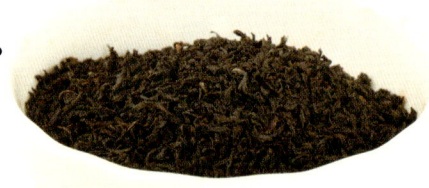

嘌呤：2.8毫克/100克。
酸碱度：碱性。
适用量：每天3~8克。
保存方式：放在茶叶罐里，移至阴凉处。

健康烹调 *秘籍*

一般冲泡红茶的热水以90℃的温度为佳，冲水后马上加盖焖茶，以保持红茶品质的芬香；冲泡头遍茶则以冲泡3分钟左右饮用为佳。

食疗痛风的做法 *吃法*

红茶的饮法多种多样，有传统热红茶、英式奶茶、意式橘茶和冰红茶等。红茶还可以用来做饼干、甜点、面包、汤品等，但痛风患者最好选择热饮、熟食。

相宜搭配 YES

红茶 ＋	山楂	=	▶	降血压
红茶 ＋	牛奶	=	▶	改善食欲
红茶 ＋	姜	=	▶	增强身体代谢机能
红茶 ＋	蜂蜜	=	▶	促进排便

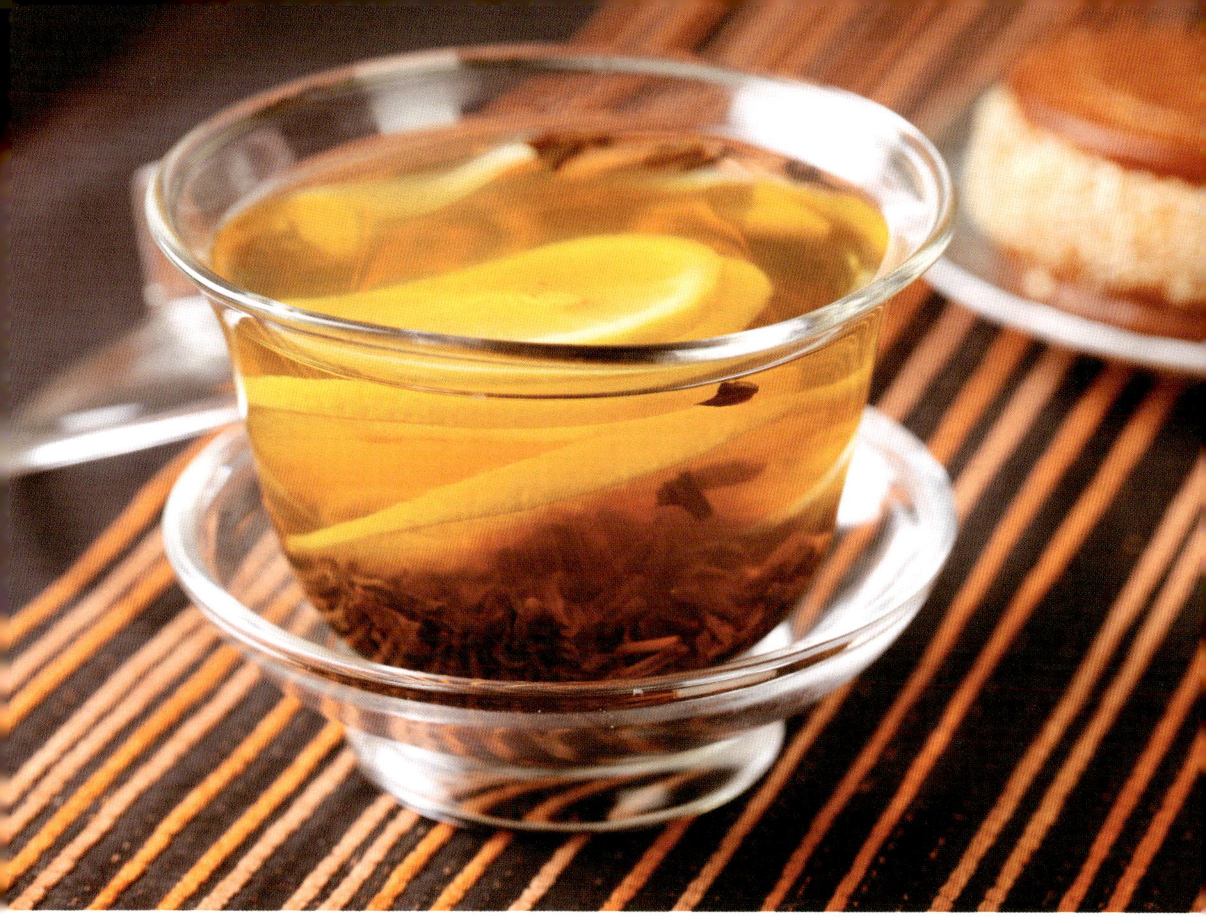

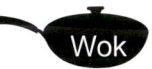

柠檬红茶

手机扫二维码
与视频同步做

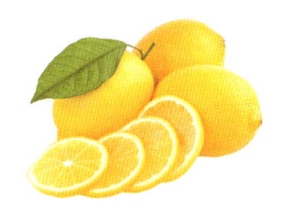

▶ **材料：**

柠檬片………15克，红茶叶………4克

▶ **调料：**

蜂蜜少许

▶ **做法：**

1 取一个茶杯，放入红茶叶。
2 注入少许开水，冲洗一下，滤出水分。
3 杯中加入备好的柠檬片，再注入适量开水至八九分满。
4 盖上盖，泡约5分钟。
5 揭盖，加入少许蜂蜜调匀，趁热饮用即可。

小贴士

柠檬不宜太多

柠檬片不可加太多，以免过酸，影响口感。

Chapter 3
痛风需忌口，
食物选择要谨慎

相信不少痛风患者都听过"痛风是吃出来的"这一个说法，换言之，痛风患者若是管不住自己的嘴，那么到头来，痛苦的还是患者自己。因此，痛风患者除了要清楚自身适宜食用的食物，还有必要了解自身忌吃或应少吃的食物，这样才能有效防止病从口入。本章不仅为痛风患者列举出日常生活中应该忌吃或少吃的食物，还详细说明了忌口原因。只要您认真阅读本章内容并谨慎选择食物，您的一日三餐就一定能吃得安心又健康！

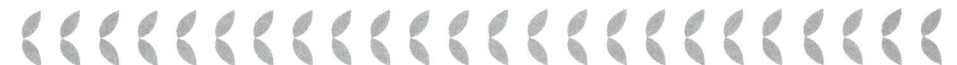

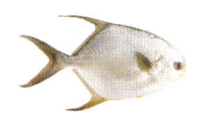
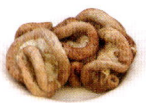
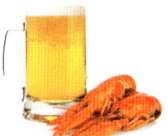
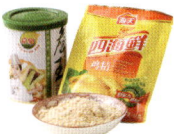

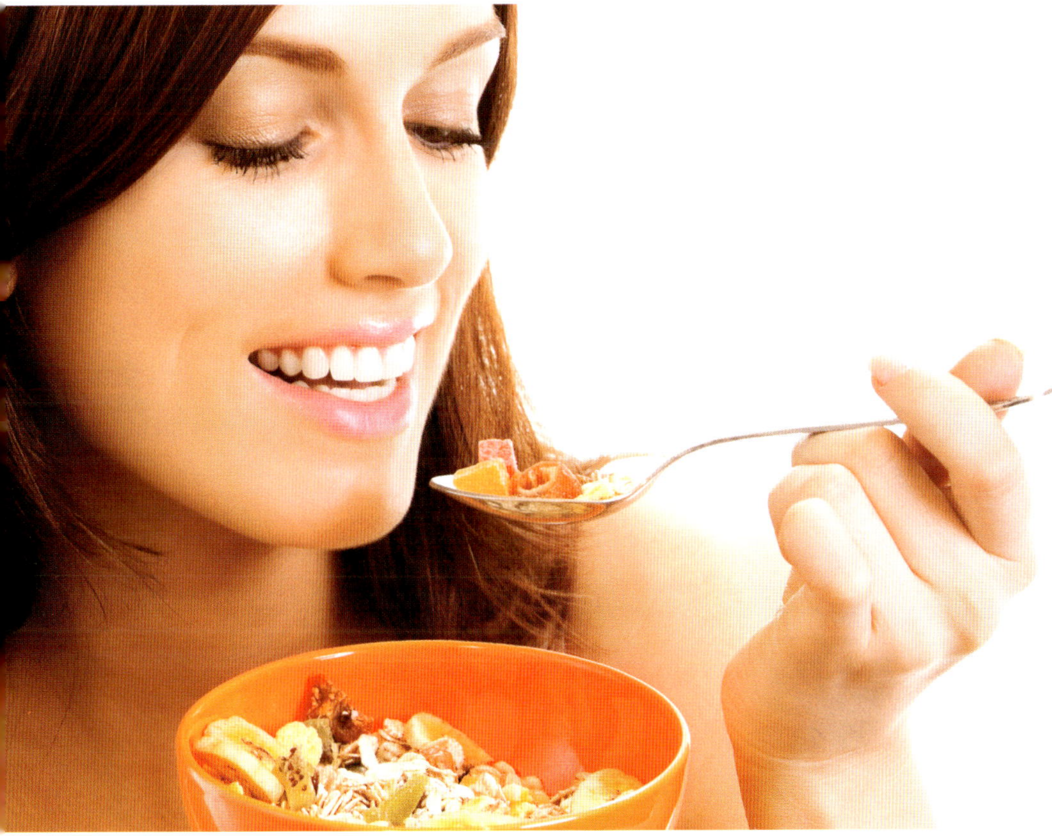

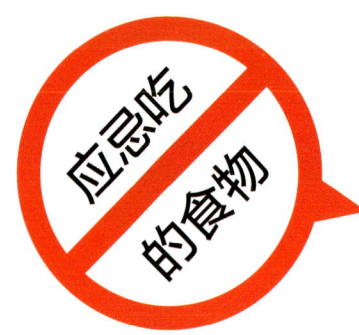 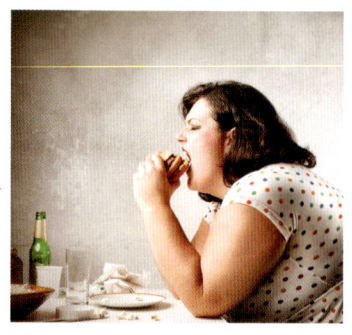

NO

茼蒿

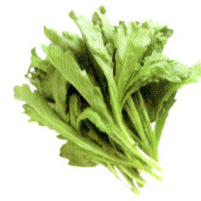

【忌吃原因】

茼蒿辛香滑利，所以脾胃虚寒、大便稀溏或腹泻的人不宜食用茼蒿。痛风多与脾虚有关，这是因为脾虚导致体内湿热不化，而湿热浊毒引起痛风。因此，痛风患者应避免食用茼蒿，以免加重病情。

芦笋

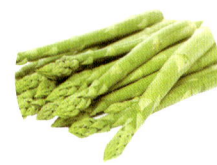

【忌吃原因】

芦笋所含的纤维素成分较多，若食用过多则会引起消化不良，所以脾胃虚弱的痛风患者不宜食用芦笋。此外，芦笋的嘌呤含量虽然不及动物内脏高，但它属于高嘌呤蔬菜，所以痛风患者应该忌食芦笋。

香菇

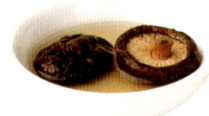

【忌吃原因】

香菇属于发物，食用此类食物易致旧病复发或加重病情，因此，痛风患者应慎食香菇。此外，香菇是菌类食物，它的嘌呤含量较高，而痛风患者有嘌呤代谢障碍，所以痛风患者不适宜食用香菇。

青豆

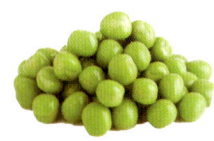

【忌吃原因】

青豆属于豆类食物，而豆类食物的嘌呤含量都不低。对于嘌呤代谢紊乱的痛风患者来说，食用嘌呤含量较高的食物会使其体内的尿酸无法顺利排出，从而加重病情。因此，痛风患者不适宜食用青豆。

黄豆

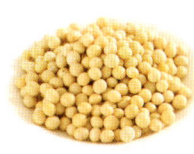

【忌吃原因】

每100克黄豆中所含有的嘌呤为116.5毫克,虽然黄豆的嘌呤含量不及水产类食物的嘌呤含量高,但黄豆明显属于嘌呤含量较高的食物。因此,痛风患者应该忌吃黄豆。

鸡精

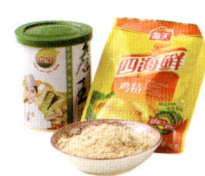

【忌吃原因】

鸡精含有味精、核苷酸、食盐、白砂糖、香辛料、助鲜剂等成分,其中的核苷酸的代谢产物就是尿酸。此外,每100克鸡精的嘌呤含量就将近500毫克,食用鸡精显然不利于痛风患者控制病情。因此,痛风患者忌食鸡精。

啤酒

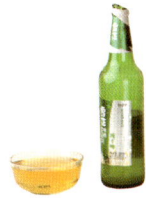

【忌吃原因】

啤酒含有酒精,饮用啤酒会阻碍尿酸的排泄,从而导致尿酸在人体内堆积,易使痛风复发,让患者痛苦不堪。因此,痛风患者应该禁止饮用啤酒,以免影响病情。

醪糟

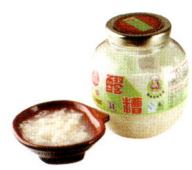

【忌吃原因】

醪糟又称酒糟,它的热量较高,而痛风患者需要在日常饮食中控制总热量的摄入,所以痛风患者不宜食用醪糟。此外,醪糟含有一定量的酒精,换言之,食用醪糟会阻碍尿酸的排泄。因此,痛风患者应忌食醪糟。

猪肝

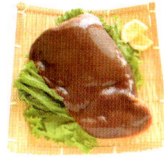

【忌吃原因】

猪肝含有丰富的铁元素和维生素A,能起到补血养血和保护视力的作用。但是,猪肝中的嘌呤含量过高,易使人体摄入的嘌呤含量超标。因此,痛风患者不宜食用猪肝。

猪肺

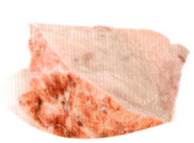

【忌吃原因】

猪肺具有补虚、止咳、止血的功效，能辅助治疗肺虚咳嗽、久咳咯血等病症。但是，猪肺的嘌呤含量和胆固醇含量都很高，这对痛风患者是不利的，所以痛风患者应忌吃猪肺。

猪小肠

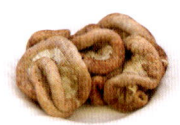

【忌吃原因】

猪小肠不仅胆固醇含量高，它的嘌呤含量也相当高。每100克猪小肠中就有嘌呤262.2毫克，所以猪小肠属于高嘌呤食物。食用猪小肠容易诱发痛风，因此，痛风患者不宜食用猪小肠。

猪肾

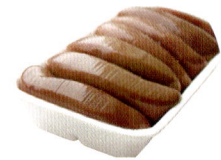

【忌吃原因】

猪肾的嘌呤含量极高，每100克猪肾中就有嘌呤334毫克。对于嘌呤代谢紊乱的痛风患者来说，食用猪肾会影响尿酸的排泄，从而诱发痛风。此外，猪肾属于排泄器官，它可能会残留一些重金属物质，食用后会对健康不利，故应忌食。

猪心

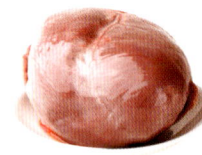

【忌吃原因】

每100克猪心的嘌呤含量就有127毫克，虽然猪心的嘌呤含量不及其他动物内脏高，但它依然属于高嘌呤食物。对于嘌呤代谢紊乱的痛风患者而言，猪心这一类高嘌呤食物还是应该忌吃。

猪胰

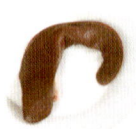

【忌吃原因】

猪胰味道鲜美且益肺止咳，但痛风患者应忌食。这是因为猪胰的嘌呤含量较高，食用猪胰会使人体内的尿酸增加并阻碍尿酸的排泄，从而诱发痛风。食用猪胰显然对痛风患者的病情不利，所以痛风患者应该忌吃猪胰。

牛肝

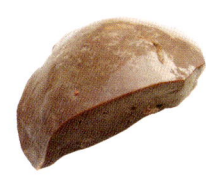

【忌吃原因】

每100克小牛肝中所含有的嘌呤为460毫克，而每100克公牛肝中的嘌呤含量为554毫克。显而易见，牛肝属于高嘌呤食物，而痛风患者不宜吃高嘌呤食物，所以痛风患者要忌食牛肝。

牛肾

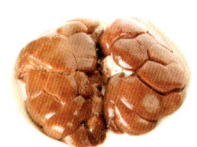

【忌吃原因】

牛肾的脂肪含量较低，还可以补铁和补硒，但它不适宜痛风患者食用。这是因为每100克牛肾中的嘌呤含量高达200毫克，换言之，牛肾是高嘌呤食物，这对防治痛风不利，所以痛风患者应该忌吃牛肾。

鸭肝

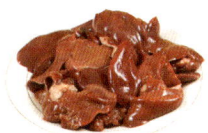

【忌吃原因】

鸭肝是补血佳品，它还能防止眼睛干涩、疲劳。然而，痛风患者有嘌呤代谢障碍，而鸭肝属于高嘌呤食物，每100克鸭肝中就有嘌呤301.5毫克，所以痛风患者应避免食用鸭肝。

鸡肝

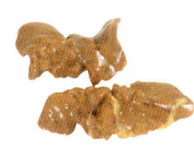

【忌吃原因】

鸡肝属于动物内脏，而动物内脏的嘌呤含量都很高，所以鸡肝也不例外，每100克鸡肝中就有293.5毫克嘌呤。痛风患者如果食用了富含嘌呤的食物，则会使尿酸因无法顺利排出而沉积在体内，从而影响病情。因此，痛风患者要忌吃鸡肝。

紫菜

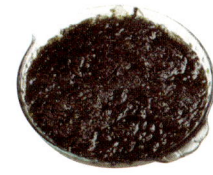

【忌吃原因】

每100克紫菜中就含有嘌呤物质274毫克，紫菜显然属于高嘌呤食物。痛风患者在日常饮食中应该避免食用高嘌呤食物，以免使得痛风急性发作。因此，痛风患者应该忌吃紫菜。

鱼干

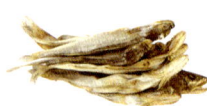

【忌吃原因】

鱼干是由新鲜鱼类经过充分晒干而制成的。鱼干的嘌呤含量非常高,这对防治痛风不利。食用高嘌呤食物会加重痛风患者的病情,所以痛风患者应该忌吃鱼干。

乌鱼

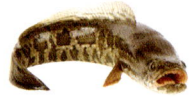

【忌吃原因】

乌鱼具有补脾益气、利水消肿的功效,但乌鱼性寒,食用乌鱼会对阳虚体质、气血虚体质或是痰湿体质的痛风患者不利。而且乌鱼的嘌呤含量比较高,所以,有嘌呤代谢障碍的痛风患者不应该食用乌鱼。

白鲳鱼

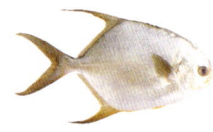

【忌吃原因】

每100克白鲳鱼中就含有嘌呤238毫克,如果嘌呤代谢紊乱的痛风患者食用了白鲳鱼这类高嘌呤食物,那将使得其体内的尿酸排泄不畅,从而引起痛风急性发作。因此,痛风患者应忌食白鲳鱼。

带鱼

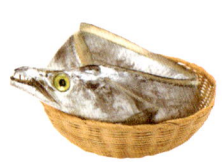

【忌吃原因】

中医认为,带鱼属于发物,食用后易致旧病复发或加重病情,所以痛风患者要慎食。带鱼的嘌呤含量很高,属于高嘌呤食物,每100克带鱼中就含有嘌呤391毫克。因此,痛风患者要忌吃带鱼。

沙丁鱼

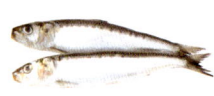

【忌吃原因】

每100克沙丁鱼中就有嘌呤345毫克,而罐装的沙丁鱼的嘌呤含量就更高了,每100克罐装沙丁鱼中就有嘌呤399毫克。食用高嘌呤食物会使得人体内的尿酸增加,从而妨碍尿酸的正常排泄,这对防治痛风不利。因此,痛风患者应忌吃沙丁鱼。

鲢鱼

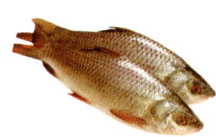

【忌吃原因】

每100克鲢鱼中就含有嘌呤202毫克，而嘌呤代谢紊乱的痛风患者不适宜食用高嘌呤食物，所以痛风患者不宜吃鲢鱼。此外，鲢鱼属于发物，食用后易致旧病复发或加重病情，因此，痛风患者应该忌食鲢鱼。

草虾

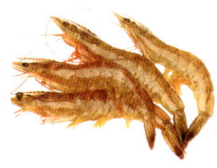

【忌吃原因】

每100克草虾中的嘌呤含量为162.2毫克，换言之，食用草虾这类高嘌呤食物会使人体内的血尿酸水平升高，从而影响尿酸的排泄，这对防治痛风不利。因此，痛风患者不适宜食用草虾。

牡蛎

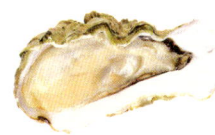

【忌吃原因】

牡蛎是寒凉性食物，不适宜脾虚者食用。痛风多与脾虚有关，食用牡蛎会加重痛风的症状，所以痛风患者应慎食牡蛎。每100克牡蛎中的嘌呤含量为239毫克，换言之，牡蛎并不适宜嘌呤代谢紊乱的痛风患者食用。所以，痛风患者要忌食牡蛎。

蛤蜊

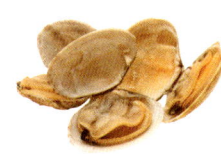

【忌吃原因】

蛤蜊性寒，故脾虚者应忌食。中医认为，痛风与脾胃虚弱有关，所以痛风患者不宜吃蛤蜊，否则不利于控制病情。此外，每100克蛤蜊中的嘌呤含量为316毫克，所以有嘌呤代谢障碍的痛风患者应该忌吃蛤蜊。

干贝

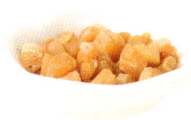

【忌吃原因】

每100克干贝中就含有嘌呤390毫克，干贝显然属于高嘌呤食物。食用干贝这类高嘌呤食物会阻碍尿酸的排泄，使得痛风急性发作，让痛风患者痛苦不堪。因此，痛风患者不宜吃干贝。

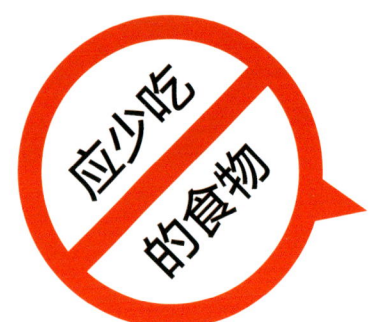 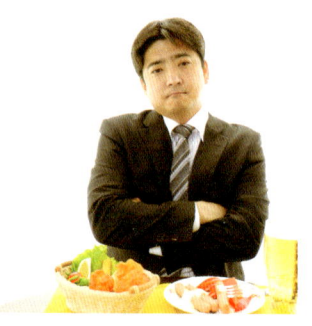

NO

金针菇

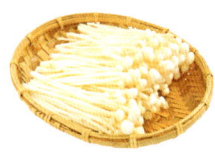

【少吃原因】

金针菇被誉为"益智菇",食用金针菇不仅能促进智力发育、增强记忆力,还能降血脂、抗疲劳和促进新陈代谢。但是,金针菇属于中嘌呤食物,所以有嘌呤代谢障碍的痛风患者还应少吃金针菇。

竹笋

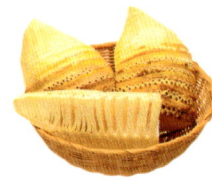

【少吃原因】

竹笋属于碱性食物,食用碱性食物有助于溶解和排出人体内的尿酸盐,这对缓解痛风有一定作用。竹笋不属于高嘌呤食物,但竹笋含有一定量的嘌呤,所以痛风患者还是应该少吃竹笋。

菠菜

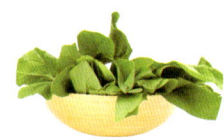

【少吃原因】

菠菜含有一种类胰岛素物质,能稳定血糖,可以辅助治疗糖尿病,所以痛风合并糖尿病患者可以适量食用菠菜。菠菜的嘌呤含量不高,但菠菜含有草酸,简单来说,食用菠菜容易导致痛风性结石,所以痛风患者还是要少吃菠菜。

西蓝花

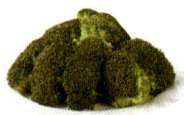

【少吃原因】

西蓝花是一种营养丰富的蔬菜,它具有防癌抗癌、清化血管、降血糖和抗氧化的功效。虽然西蓝花不是高嘌呤食物,但它也含有一定量的嘌呤,所以痛风患者还应限量食用西蓝花。

火龙果

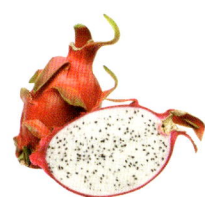

【少吃原因】

火龙果具有抗氧化、润肠通便和美白皮肤的功效，但火龙果属于凉性食物，所以痛风患者不宜多吃，以免加重病情。火龙果虽然不是高嘌呤食物，但它仍含有一定量的嘌呤，所以痛风患者应该控制食用量。

猕猴桃

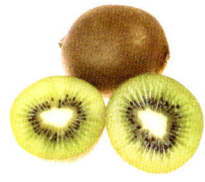

【少吃原因】

猕猴桃的嘌呤含量不高，痛风患者可以适量食用。但要注意的是，猕猴桃性寒，易引起腹泻，所以脾胃虚寒的人要少吃。痛风多与脾虚有关，吃太多猕猴桃会加重痛风的症状，所以痛风患者要少吃猕猴桃。

杨梅

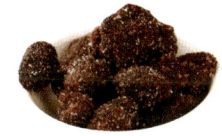

【少吃原因】

杨梅富含蛋白质、铁、镁、铜、维生素C、柠檬酸等多种有益成分，是一种营养丰富的水果。但是，吃太多杨梅会上火、长疮、生痰和刺激胃黏膜，这对痛风患者不利，所以痛风患者要少吃杨梅。

樱桃

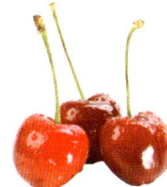

【少吃原因】

樱桃的嘌呤含量不算高，还具有补中益气、祛风除湿和美容养颜的功效，所以痛风患者适宜食用樱桃。不过，痛风患者不宜多吃樱桃，因为短时间内大量摄入果糖会使人体内产生过多的尿酸，从而诱发痛风。因此，痛风患者要控制樱桃的食用量。

绿茶

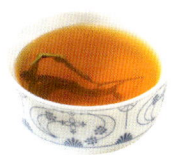

【少吃原因】

适量饮用绿茶有利于尿酸的排泄，能辅助治疗痛风。尽管绿茶的嘌呤含量不算很高，但是不建议痛风患者多喝，这是因为绿茶中的咖啡碱会兴奋植物神经，这可能会诱发痛风。此外，痛风患者不宜喝浓茶，所以浸泡绿茶的时间不能太长。

Chapter 4

理疗+运动，远离痛风困扰

防治痛风光靠"管住嘴"是不够的，"多动手"和"迈开腿"也很重要。当然，痛风患者还要做到按时作息、生活节制和根据四季变化来养生这三点，这样才有利于缓解病情。本章不仅会向您介绍能有效治疗痛风的中医疗法，如穴位按摩、拔罐和艾灸，还会告诉您一些能摆脱痛风困扰的运动方式，如慢跑、游泳、骑自行车、打太极拳等。此外，适合痛风患者的生活方式也会为您说明。只要您跟着做、坚持住，编者相信，您一定能和痛风说再见！

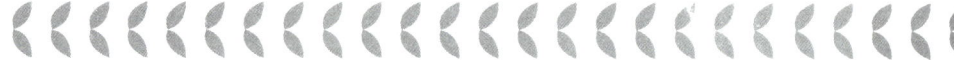

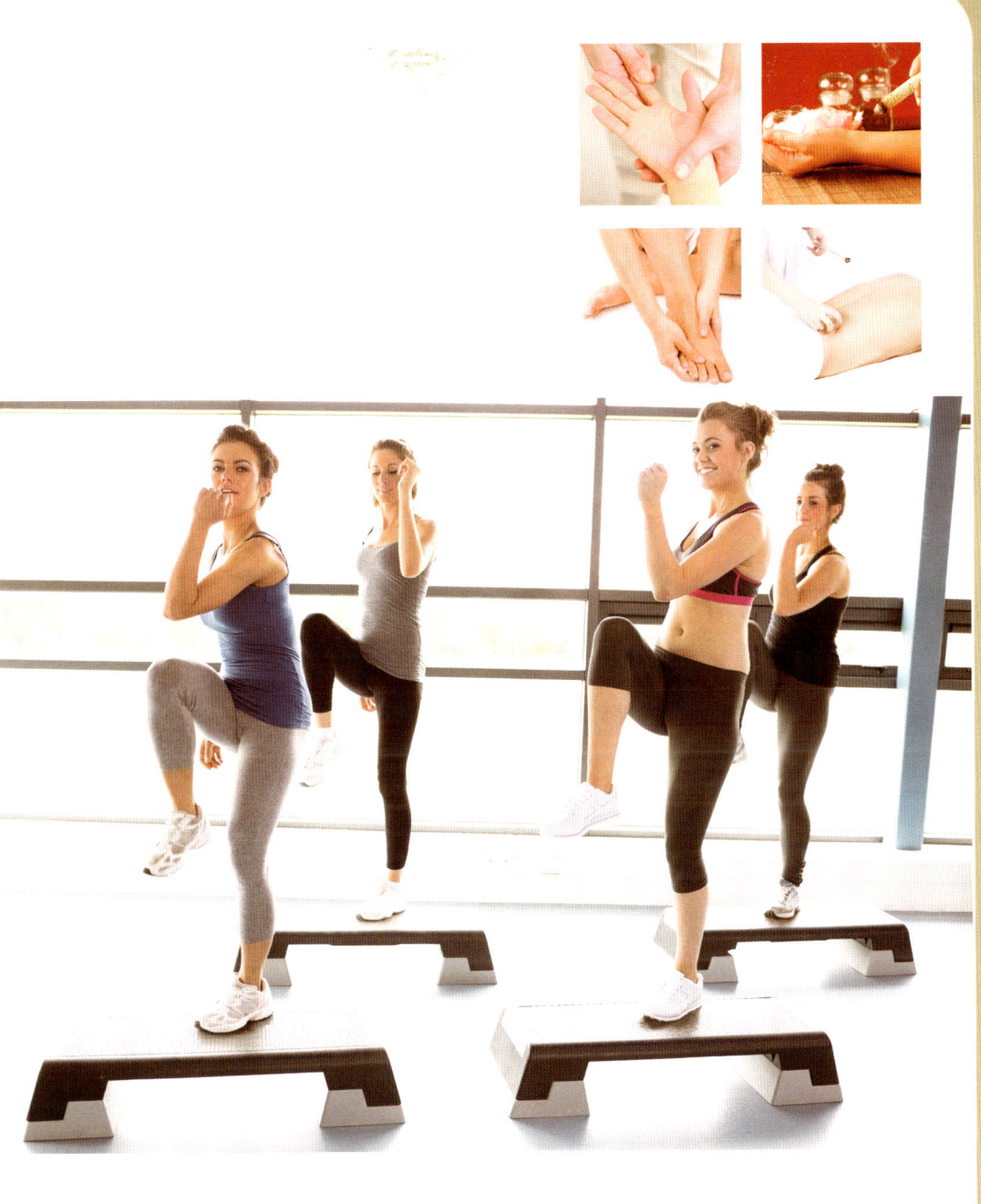

04 痛风患者的按摩疗法

肩髃穴 | 通经活络

释义："髃"为髃骨，指肩端之骨。本穴在肩端部肩峰与肱骨大结节之间，故名"肩髃"。

取穴方法：位于肩部，三角肌上，臂外展，或向前平伸时，当肩峰前下方凹陷处。

按摩方法：将拇指指腹放于肩髃及其周围组织揉3分钟。

功效主治：按摩此穴可起到较好的疏经活络、通利关节的效果，可治肩臂疼痛、手背红肿及肩关节周围炎等症。

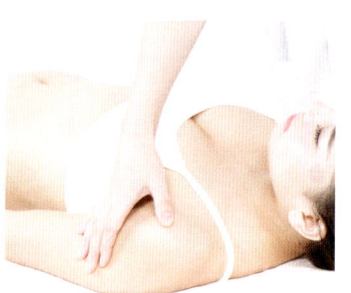

肘髎穴 | 舒经活络

释义："肘"指肘部，是穴所在，"髎"指孔隙，"肘髎"意指大肠经经水通过孔隙由地之天部流入地之地部。

取穴方法：屈肘，曲池上方1寸，当肱骨边缘处。

按摩方法：将拇指指腹放于肘髎上，用力压揉3分钟，以局部有酸胀痛感为宜。

功效主治：可以通经散瘀、止痛，用于治肘臂疼痛、麻木等症状，并且能平衡肺、肾关系，有益于痛风患者。

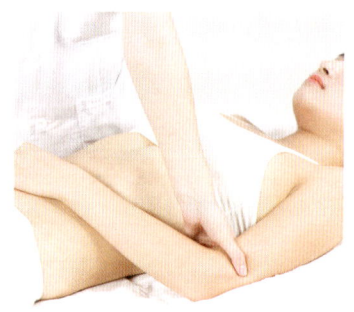

曲池穴 | 清热和营

释义："曲"指隐秘难以察觉，"池"指水的汇合之处，"曲池"指此处物质为手三里穴降地之雨气，湿浊滞重。

取穴方法：位于肘横纹外侧端，屈肘，当尺泽与肱骨外上髁连线中点。

按摩方法：弯曲拇指以指腹垂直按压曲池，按压3分钟。

功效主治：可疏风清热、通便排毒，并能预防和改善手肘疼痛，治疗上肢瘫、麻、痛等症，适用于痛风患者。

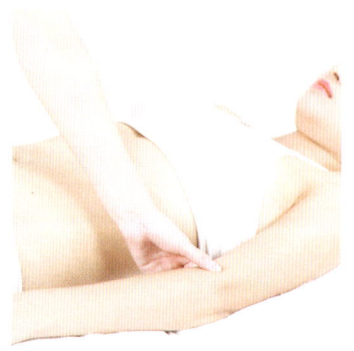

‖ 外关穴 ‖ 清热通络

释义："外"指外部，"关"指关卡，"外关"意指三焦经气血在此吸热胀散出外，外部气血则被卡住不得入于三焦经内。

取穴方法：位于前臂背侧，当阳池与肘尖的连线上，腕背横纹上2寸，尺骨与桡骨之间。

按摩方法：用拇指指腹揉按外关5分钟，以有酸、麻、胀、痛感为佳。

功效主治：有清热解毒、解痉止痛、活血化瘀、通经活络等作用，痛风患者按此穴有利于缓解疼痛不适。

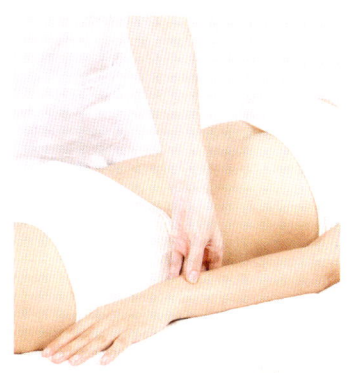

‖ 神阙穴 ‖ 益气健脾

释义："神"指神气、元神，"阙"指门楼、牌楼，所以"神阙穴"是指神气通行的门户。

取穴方法：仰卧，神阙穴位于腹中部、肚脐眼中央处。
按摩方法：用食指指尖揉按或点按神阙穴，2~3分钟。

功效主治：有健运脾胃，温阳固脱的作用，主治痛风、腹痛、四肢冰冷、脱肛、便秘、小便不利等病症。

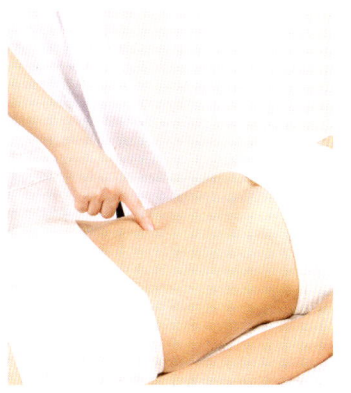

‖ 关元穴 ‖ 培元固本

释义："关"即闭藏，"元"指元阴元阳之气，本穴内应胞宫精室，为元阴元阳闭藏处，故名"关元"。

取穴方法：位于下腹部，前正中线上，当脐中下3寸。
按摩方法：用食指、中指点压、按摩刺激关元，力度适中，按揉1~3分钟。

功效主治：有补益肾气、调节泌尿系统、治疗高脂血症等作用，对防治痛风、缓解疼痛不适有辅助治疗作用。

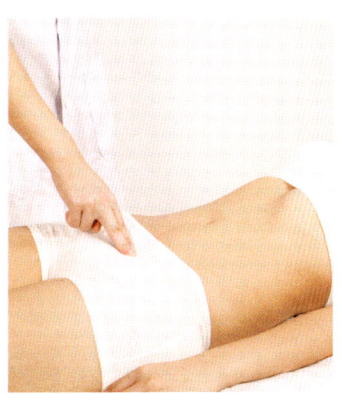

三焦俞穴 ‖ 利水强腰

释义："三焦"指三焦腑，"俞"指"输"，"三焦俞"意指三焦腑的水湿之气由此外输膀胱经。

取穴方法：位于腰部，当第1腰椎棘突下，旁开1.5寸。
按摩方法：将双手拇指放于三焦俞上，微微用力压揉3分钟，以局部有酸胀感为宜。

功效主治：按摩三焦俞穴有治疗失眠、腹胀、糖尿病、水肿、腰痛等作用，适合痛风及其并发症患者。

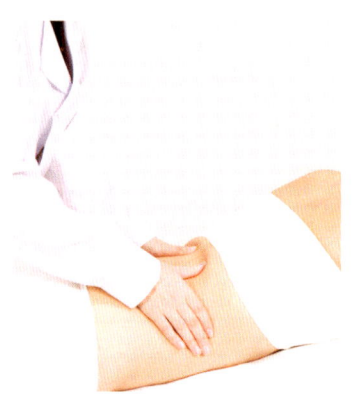

肾俞穴 ‖ 培补肾气

释义："肾"指肾脏，"俞"指输送，"肾俞"意指肾脏的寒湿水气由此外输膀胱经。

取穴方法：位于腰部，当第2腰椎棘突下，旁开1.5寸。
按摩方法：双手交叠，放在肾俞上，用手掌根部揉按1~3分钟，力度由轻到重。

功效主治：可增强肾脏功能，治疗高血压、低血压、腰痛等症状，痛风患者可通过此法来缓解疼痛不适。

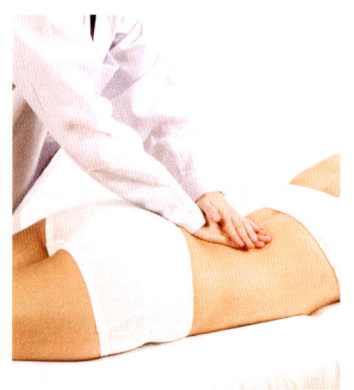

血海穴 ‖ 健脾渗湿

释义："血"指受热变成的红色液体，"海"是大之意，"血海"指脾经所生的气血在此大范围聚集。

取穴方法：位于大腿内侧，髌底内侧端上2寸，股四头肌内侧头的隆起处。
按摩方法：用拇指指腹按揉1~3分钟，以有酸胀感为宜。

功效主治：可以改善血液循环，补血养肝，缓解治疗膝盖疼痛、膝关节疼痛等不适症状，对痛风患者有益。

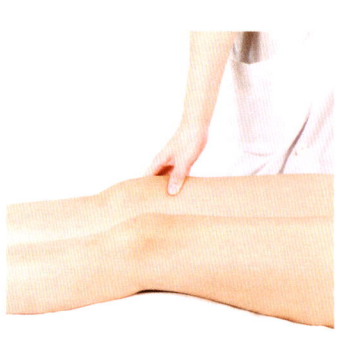

⫼ 委中穴 ⫼ 舒筋通络

释义:"委"指堆积,"中"指穴内气血所在为天人地三部的中部,"委中"意指膀胱经的湿热水气在此聚集。

取穴方法:位于腘横纹中点,当股二头肌腱与半腱肌肌腱的中间。

按摩方法:将拇指指腹放于委中上,由轻渐重按揉60~100次。

功效主治:有舒筋通络、散瘀活血、清热解毒之效,而且委中穴是治疗腰背疼痛的要穴。

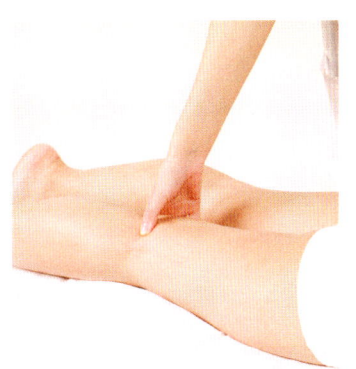

⫼ 足三里穴 ⫼ 防病保健

释义:"足"指足部,"里"指寸,因本穴位于"外膝眼"下3寸处,故称"足三里"。

取穴方法:位于小腿前外侧,当犊鼻下3寸,距胫骨前缘1横指(中指)。

按摩方法:用拇指指腹揉按足三里50次,以发热为度。

功效主治:按摩此穴可增强机体免疫力、补中益气、通经活络、疏风化湿,在一定程度上能缓解痛风。

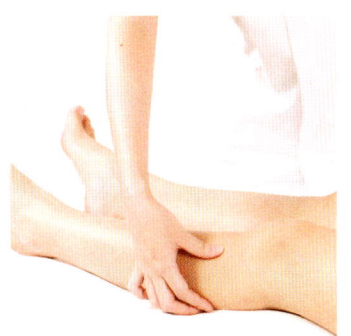

⫼ 阴陵泉穴 ⫼ 行血祛瘀

释义:"阴"指水,"陵"指土丘,"泉"指水泉穴。穴名意指脾经地部流行的经水及脾土物质混合物在本穴聚合堆积。

取穴方法:位于小腿内侧,当胫骨内侧髁后下方凹陷处。

按摩方法:用面刮法从上往下刮拭阴陵泉30次,力度略重,以皮肤潮红为度。

功效主治:本穴主治水肿、小便不利、膝痛等症状,按摩有助于促进排毒,缓解痛风所引起的疼痛不适。

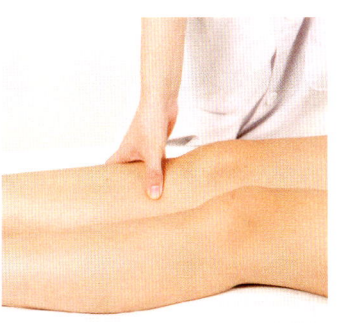

‖ 三阴交穴 ‖ 健脾利湿

释义："三阴"指足三阴经，"交"即交会，"三阴交"意指足部的三条阴经中的气血物质在本穴交会。

取穴方法：位于小腿内侧，足内踝尖上3寸，胫骨内侧缘后方。

按摩方法：用拇指指腹推按三阴交，力度略重，从上往下推200次，以潮红、发热为度。

功效主治：本穴联络三经气血，常按有治疗膝、踝关节及其周围软组织病变等作用，可防治痛风及多种并发症。

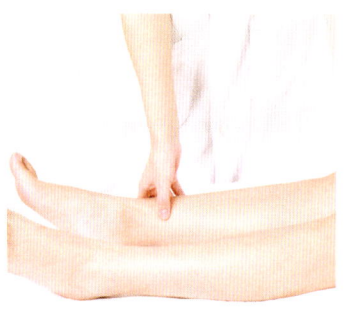

‖ 昆仑穴 ‖ 舒经活络

释义："昆仑"形容广漠无垠，膀胱经的寒湿之气在此吸热上行，穴内的各个层次都有气血物质存在，如广漠无垠之状。

取穴方法：位于足部外踝后方，当外踝尖与跟腱之间的凹陷处。

按摩方法：用拇指指腹推按昆仑1~3分钟。

功效主治：昆仑穴有散热气化的作用，按之可治头痛、高血压、腰痛、脚跟肿痛等症状，缓解痛风患者的不适。

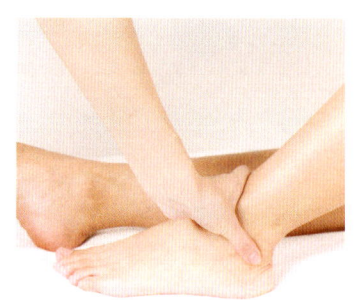

‖ 太溪穴 ‖ 滋阴益肾

释义："太"乃大，"溪"乃溪流，"太溪"指肾经水液在此形成较大的溪水。

取穴方法：位于足内侧，内踝尖与跟腱之间的凹陷处。

按摩方法：用角刮法从上到下刮拭太溪30次，力度略重，避开骨头，以出痧为度。

功效主治：按摩此穴可清热滋阴、促进毒素排泄，缓解关节炎、风湿痛、腰脊痛、内踝肿痛等症状。

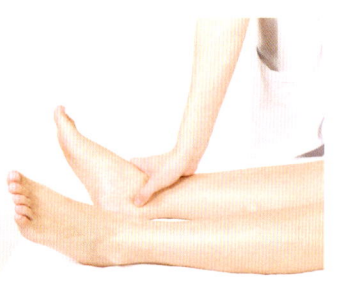

‖ 太冲穴 ‖ 平肝理血

释义:"太",大也,"冲",指冲射之状,"太冲"意指肝经的水湿风气在此向上冲行。

取穴方法:位于足背侧,当第1跖骨间隙的后方凹陷处。
按摩方法:用拇指指尖从上到下垂直按揉太冲,有胀痛、刺痛感,按揉1~3分钟。

功效主治:按压太冲穴可以消除肝热,促进尿酸排出,从而缓解痛风引起的疼痛。按摩得当可减少痛风发作。

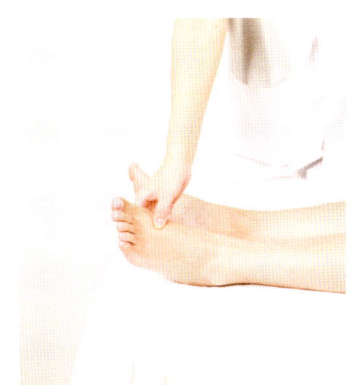

‖ 公孙穴 ‖ 健脾化湿

释义:"公孙",公之辈与孙之辈也,指穴内气血物质与脾土之间的关系也。

取穴方法:位于足内侧缘,当第1跖骨基底部的前下方。
按摩方法:用拇指按揉刺激公孙60~90次,再让患者活动一下脚趾,做脚趾连续抓地动作50次。

功效主治:调理公孙穴,相当于对人身上的十二经的气血进行一次全面的疏导,具有行瘀止痛之效。

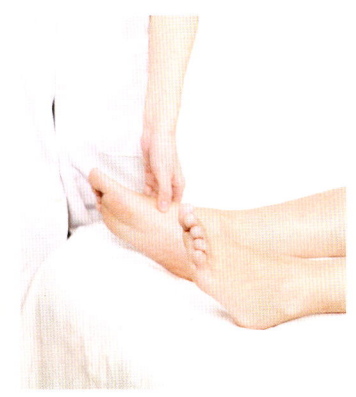

‖ 涌泉穴 ‖ 滋阴益肾

释义:本穴联通肾经的体内体表经脉,肾经的经水由此外涌而出,故名"涌泉"。

取穴方法:于足底前部凹陷处,足底2、3趾趾缝纹头端与足跟连线的前1/3与后2/3交点上。
按摩方法:用拇指指腹按压涌泉3~5分钟。

功效主治:按摩涌泉穴有助于扩张血管、促进排毒、散热生气并使人精力充沛,对防治痛风有益。

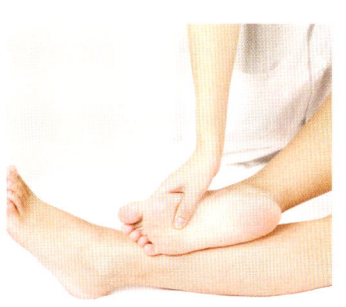

04 痛风患者的拔罐疗法

‖ 曲池穴 ‖ 清热和营

释义："曲"指隐秘难以察觉，"池"指水的汇合之处，"曲池"指此处物质为手三里穴降地之雨气，湿浊滞重。

取穴方法：位于肘横纹外侧端，屈肘，当尺泽与肱骨外上髁连线中点。

拔罐方法：用拔罐器将气罐吸附在曲池上，留罐10分钟。

功效主治：有助于解除疲劳、疏风清热，可帮助痛风患者减少血液中的毒素，并治疗上肢瘫、麻、痛等不适之症。

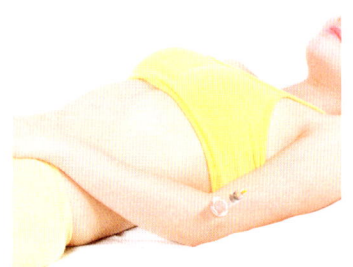

‖ 脾俞穴 ‖ 利湿升清

释义："脾"，脾脏也，"俞"，输也，"脾俞"的意思是指脾脏的湿热之气由此外输膀胱经。

取穴方法：位于背部第11胸椎棘突下，左右开两指宽处。

拔罐方法：点燃棉球后，伸入罐内旋转一圈马上抽出，将火罐扣在脾俞穴上，留罐10分钟后取下。

功效主治：此穴拔罐有良好的健脾和胃、利湿升清的作用，可治水肿、食欲不振等症，缓解痛风患者的不适。

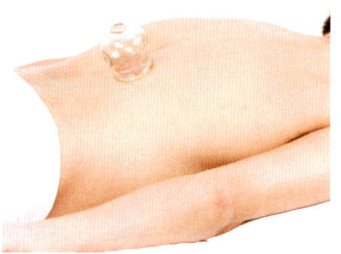

‖ 三焦俞穴 ‖ 利水强腰

释义："三焦"指三焦腑，"俞"指"输"，"三焦俞"意指三焦腑的水湿之气由此外输膀胱经。

取穴方法：位于腰部，当第1腰椎棘突下，旁开1.5寸。

拔罐方法：将棉球点燃后，伸入罐内马上抽出，然后迅速将火罐扣在三焦俞上，留罐10分钟。

功效主治：可起到较好的调和三焦、利水强腰的作用，可治腰痛、水肿等症，对缓解痛风症状有一定的作用。

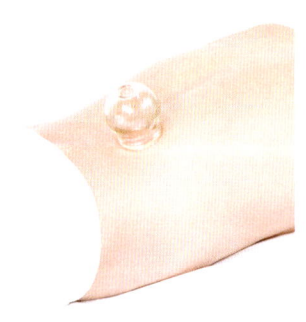

‖ 志室穴 ‖ 补肾强腰

释义："志"，这里指的是肾气，"室"，指肾脏外输寒湿水气，意指肾脏的寒湿水气是由本穴外输膀胱经。

取穴方法：位于腰部，当第2腰椎棘突下，旁开3寸。
拔罐方法：将棉球点燃后，伸入罐内马上抽出，然后迅速将火罐扣在志室上，留罐10分钟。

功效主治：此穴拔罐有补肾益精、通阳利尿之效，可促进尿酸的排出，治疗水肿、腰脊强痛等症。

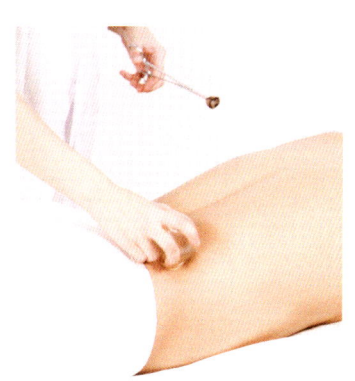

‖ 梁丘穴 ‖ 通经利节

释义："梁"，屋之横梁也，"丘"，土堆也。本穴的功用为约束胃经经水向下排泄。因本穴位处肌肉隆起处，对流来的地部经水有围堵作用，故名"梁丘"。

取穴方法：屈膝，位于大腿前面，当髂前上棘与髌底外侧端的连线上，髌底上2寸。
拔罐方法：用拔罐器把气罐吸附在梁丘上，留罐10分钟。

功效主治：此穴位拔罐可调理脾胃，治疗膝关节痛，可帮助痛风患者缓解局部疼痛不适。

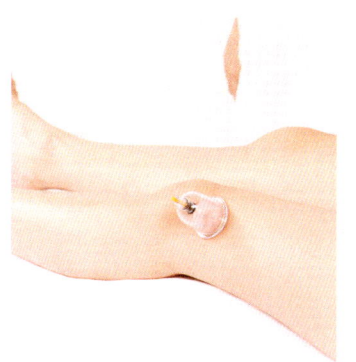

‖ 血海穴 ‖ 健脾渗湿

释义："血"指受热变成的红色液体，"海"是大之意，"血海"指脾经所生的气血在此大范围聚集。

取穴方法：屈膝，位于大腿内侧，髌底内侧端上2寸，当股四头肌内侧头的隆起处。
拔罐方法：用火罐法将罐扣在血海上，留罐10分钟。

功效主治：血海穴拔罐可以达到良好的改善血液循环、消肿止痛的作用，对治疗痛风、缓解疼痛有一定的效果。

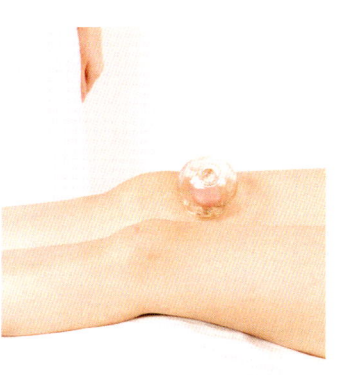

‖ 鹤顶穴 ‖ 通络止痛

释义:"鹤"这里指仙鹤,"顶"指头顶,本穴位于髌骨中点上方,就像是位于仙鹤的头顶,故名为"鹤顶"。

取穴方法:位于膝上部,髌底的中点上方凹陷处。
拔罐方法:用拔罐器将气罐吸附在鹤顶上,留罐10分钟。

功效主治:此穴位拔罐有较好的通利关节、祛风止痛的作用,可治疗下肢麻痹、瘫痪等病症。

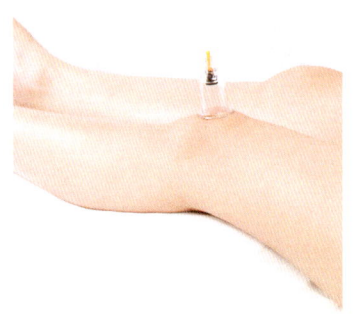

‖ 委中穴 ‖ 舒筋通络

释义:"委"指堆积,"中"指穴内气血所在为天人地三部的中部,"委中"意指膀胱经的湿热水气在此聚集。

取穴方法:位于腘横纹中点,当股二头肌腱与半腱肌肌腱的中间。
拔罐方法:将棉球点燃后,伸入罐内马上抽出,将火罐扣在委中上,留罐10分钟。

功效主治:有舒筋通络、散瘀活血之效,可治坐骨神经痛、腰部疼痛或膝盖疼痛等症,可缓解痛风不适症状。

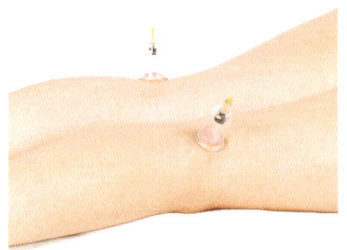

‖ 丰隆穴 ‖ 健脾祛湿

释义:"丰"乃大,"隆"指盛,"丰隆"属胃经的"络"穴,从此别走脾经,该穴处肌肉丰满隆盛。

取穴方法:位于小腿前外侧,当外踝尖上8寸,条口穴外,距胫骨前缘2横指(中指)。
拔罐方法:用拔罐器将气罐吸拔在丰隆上,留罐15分钟,以被拔罐部位充血,并有少量瘀血被拔出为度。

功效主治:此穴位拔罐可行气活血、健脾祛湿,能治疗胸闷、下肢浮肿等病症,有助于缓解痛风患者的不适。

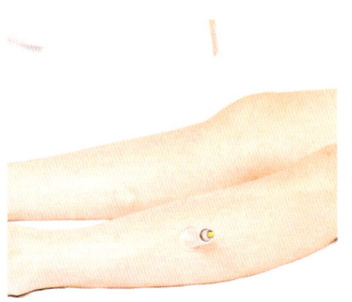

‖ 昆仑穴 ‖ 舒经活络

释义："昆仑"形容广漠无垠，膀胱经的寒湿之气在此吸热上行，穴内的各个层次都有气血物质存在，如广漠无垠之状。

取穴方法：位于足部外踝后方，当外踝尖与跟腱之间的凹陷处。

拔罐方法：用拔罐器将气罐吸附在昆仑上，留罐15分钟。

功效主治：昆仑穴拔罐可起到良好的散热气化的作用，可缓解由痛风引起的疼痛、浮肿等不良症状。

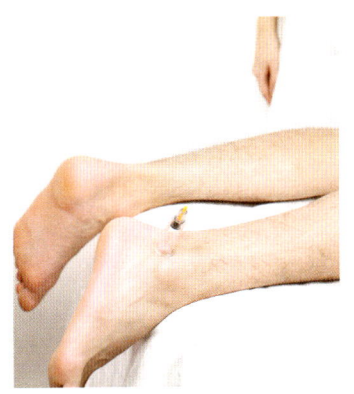

‖ 水泉穴 ‖ 通经活络

释义："泉"即水源。该穴为肾之气所深聚之处，足少阴脉由太溪经大钟而折下，穴似深处之水源。

取穴方法：位于足内侧，内踝后下方，当太溪直下1寸（指寸），跟骨结节的内侧凹陷处。

拔罐方法：用拔罐器将气罐吸附在水泉上，留罐10分钟。

功效主治：有清热益肾、通经活络的作用，拔罐可以使其功能强化，可帮助痛风患者缓解疼痛，促进身体健康。

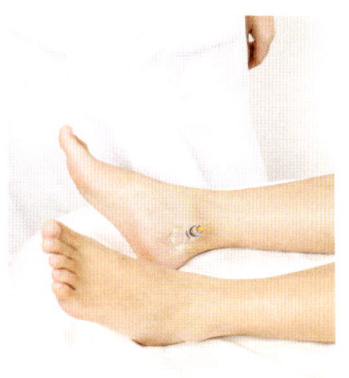

‖ 涌泉穴 ‖ 滋阴益肾

释义：本穴联通肾经的体内体表经脉，肾经的经水由此外涌而出，故名"涌泉"。

取穴方法：位于足底2、3趾趾缝纹头端与足跟连线的前1/3与后2/3交点上。

拔罐方法：用拔罐器将气罐吸附在涌泉上，留罐10~15分钟即可。

功效主治：此穴拔罐可起到改善睡眠、使局部腿部的血液运行通畅、调节免疫力的作用，可改善痛风患者的不适。

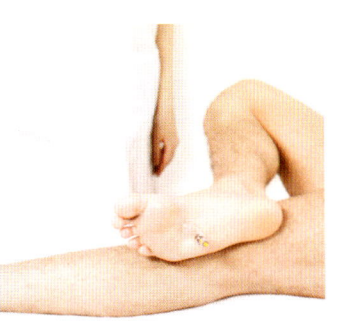

04 痛风患者的艾灸疗法

‖大椎穴‖ 祛邪扶正

释义："大"指高起，本穴位于第1脊椎凹陷处，该处脊椎较其他脊骨稍大高起，故名大椎穴。

取穴方法：位于颈后正中线上，第7颈椎棘突下凹陷中。
艾灸方法：点燃艾灸盒，放于大椎上灸10~15分钟，热度应在受灸者忍受的范围内。

功效主治：有清热解表、调节阴阳、通经通络的作用，可治疗肩颈疼痛、痛风合并高脂血症等病症。

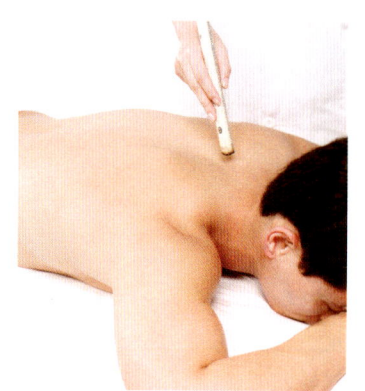

‖肺俞穴‖ 清热理气

释义："肺"指肺脏，"俞"指脏气转输之处，所以"肺俞"是指肺脏之气转输之处。

取穴方法：位于背部第3胸椎棘突下，旁开1.5寸处。
艾灸方法：点燃艾灸盒，放于肺俞上灸10~15分钟，以热力直达病所为佳。

功效主治：能清热理气、化痰止咳，可治疗颈肩疼痛、肺系疾患、肥胖、痛风等病症。

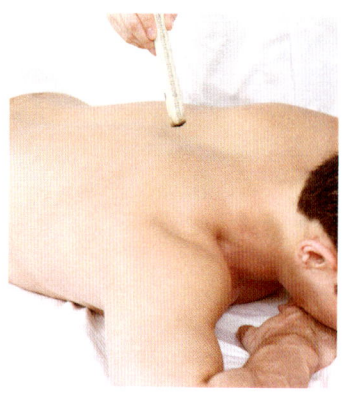

‖肾俞穴‖ 益肾助阳

释义："肾"指肾脏，"俞"指输送，"肾俞"意指肾脏的寒湿水气由此外输膀胱经。

取穴方法：位于腰背部第2腰椎棘突下，旁开1.5寸。
艾灸方法：点燃艾灸盒，放于肾俞穴上灸10~15分钟，以不灼烫为宜。

功效主治：有调补肾气、强腰利水的功效，可治疗肾炎、腰痛、生殖泌尿疾患、痛风等病症。

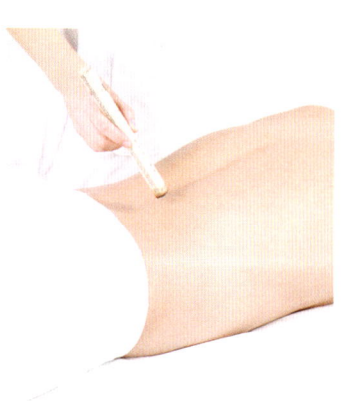

神阙穴 | 通经行气

释义:"神"指神气、元神,"阙"指门楼、牌楼,所以"神阙穴"是指神气通行的门户。

取穴方法:位于腹中部、肚脐眼中央处。

艾灸方法:点燃艾灸盒,放于神阙上灸10~15分钟,以感到舒适、无灼痛感、皮肤潮红为度。

功效主治:有健运脾胃、温阳固脱的作用,可治疗痛风、腹痛、便秘、小便不利等病症。

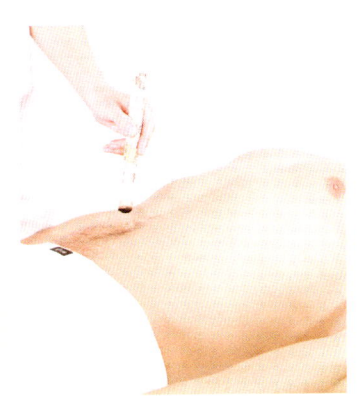

曲池穴 | 清热通络

释义:"曲"指隐秘难以察觉,"池"指水的汇合之处,"曲池"指此处物质为手三里穴降地之雨气,湿浊滞重。

取穴方法:位于肘横纹外侧端,屈肘时,肘横纹纹头的尽头,尺泽与肱骨外上髁的连线中点。

艾灸方法:用艾条温和灸曲池穴10~15分钟。

功效主治:有促进气血循环、调气血的作用,可治疗颈椎病、肩肘关节疼痛、痛风合并高血压等病症。

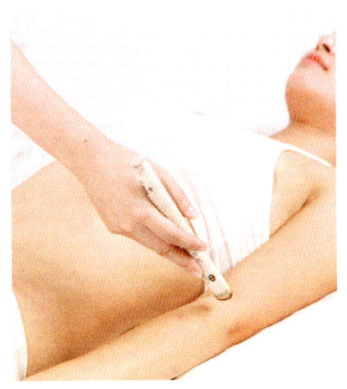

后溪穴 | 通经活络

释义:"后"指后背督脉之部,"溪"指穴内气血流行的道路,本穴意指穴内气血外行于腰背的督脉之部。

取穴方法:微握拳,位于第五掌指关节后尺侧的远端掌横纹头赤白肉际处。

艾灸方法:用艾条温和灸后溪穴10~15分钟。

功效主治:能清心安神、通经活络,主治头颈强痛、腰背痛、手指及肘臂挛痛等痛症。

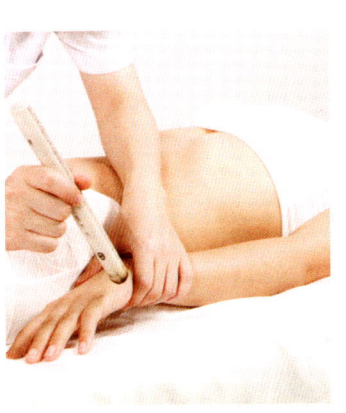

‖ 血海穴 ‖ 健脾生血

释义："血"指受热变成的红色液体，"海"指大，所以"血海穴"是指脾经所生的气血在此大范围聚集。

取穴方法：屈膝，位于大腿内侧，髌底内侧端上2寸，股四头肌内侧头的隆起处。

艾灸方法：用艾条悬灸血海10~15分钟，以感觉温热而不灼烫为宜。

功效主治：有健脾化湿、调经统血的作用，可治疗气血瘀滞、网球肘、痛风性关节炎等病症。

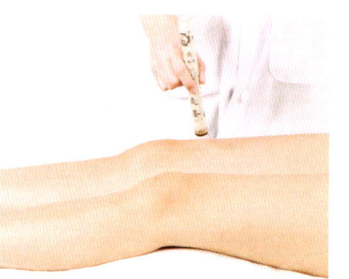

‖ 鹤顶穴 ‖ 通利关节

释义："鹤"指仙鹤，"顶"指头顶，本穴位于髌骨中点上方，就像是位于仙鹤的头顶，故称"鹤顶"。

取穴方法：位于膝上部，髌底的中点上方凹陷处。

艾灸方法：用艾条隔姜灸鹤顶10~15分钟，热力要能够深入体内，直达病所。

功效主治：有祛风除湿、通络止痛的作用，可治疗膝关节酸痛、腿足无力等各种膝关节疾病。

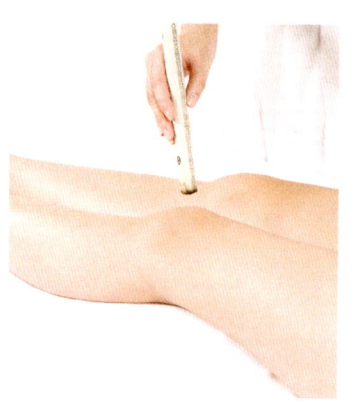

‖ 外膝眼穴 ‖ 理气消肿

释义："外"指外侧，"膝"指膝部，"眼"指髌骨下方外侧的凹陷处，其形似眼窝，故称"外膝眼"。

取穴方法：位于膝部，髌骨下方与髌韧带外侧的凹陷中。

艾灸方法：用艾条回旋灸外膝眼10~15分钟，以热力直达病所为佳。

功效主治：能通经活络、消肿止痛，可治疗膝关节酸痛、足跟痛、痛风性关节炎等病症。

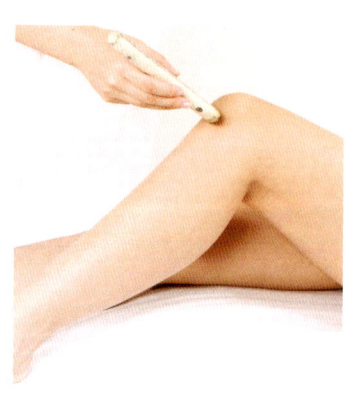

‖ 足三里穴 ‖ 化瘀消肿

释义： "足"指足部，"里"指寸，因本穴位于"外膝眼"下3寸处，故称"足三里"。

取穴方法： 位于小腿前外侧，当犊鼻下3寸，距胫骨前缘1横指处。

艾灸方法： 用艾条温和灸足三里穴10~15分钟。

功效主治： 能温中散寒、消肿利尿，可治疗水肿、膝痛、痛风合并糖尿病等病症。

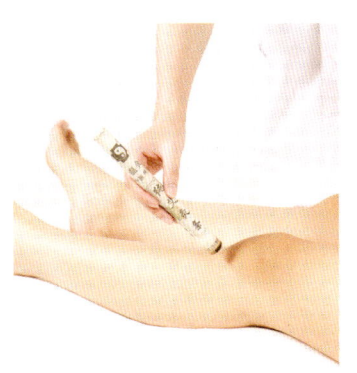

‖ 丰隆穴 ‖ 健脾祛湿

释义： "丰"即丰满，"隆"即隆起，本穴所处的部位的肌肉丰满而又隆起，故名丰隆穴。

取穴方法： 位于小腿前外侧，外踝尖上8寸，条口穴外，距胫骨前缘2横指处。

艾灸方法： 用艾条温和灸丰隆穴10~15分钟。

功效主治： 有行气活血、健脾祛湿、舒经活络、化痰等作用，可辅助治疗痛风合并冠心病等。

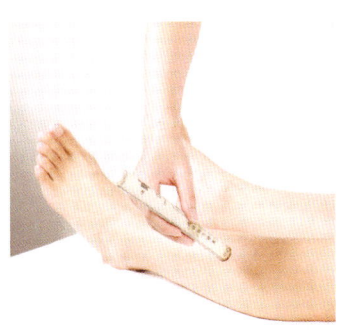

‖ 承山穴 ‖ 运化水湿

释义： "承"指承托，"山"指土石之大堆，此穴意指随膀胱经经水下行的脾土微粒在此固化。

取穴方法： 位于小腿后面正中，当伸直小腿或足跟上提时，腓肠肌肌腹下出现的尖角凹陷处。

艾灸方法： 用艾条温和灸承山穴10分钟，以感觉温热舒适为宜。

功效主治： 有运化水湿、通利小便的作用，可治疗下肢水肿、脾虚湿困、痛风等病症。

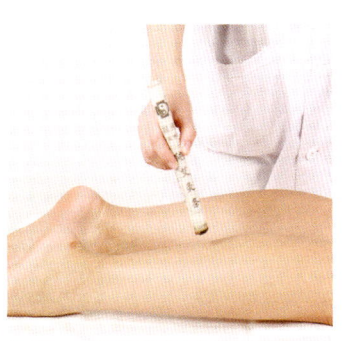

‖ 三阴交穴 ‖ 行气活血

释义："三阴"，指足部三条阴经，即肝经、脾经和肾经，本穴是三阴交会的地方，故称"三阴交"。

取穴方法：位于小腿内侧，当足内踝尖上3寸，胫骨内侧缘后方。

艾灸方法：用艾条温和灸三阴交10~15分钟，以达至受灸者能忍受的最大热度为佳。

功效主治：能健脾祛湿、调补肝肾，可治疗痛风合并症，如痛风合并高血压、糖尿病、冠心病等。

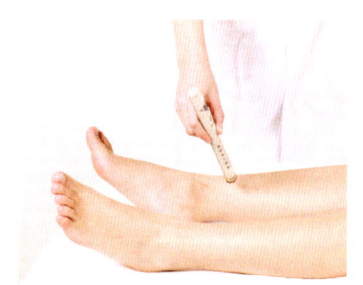

‖ 太溪穴 ‖ 补肾养精

释义："太"指大，"溪"指溪流，所以"太溪"意指肾经水液在此形成较大的溪水。

取穴方法：位于足内侧，内踝后方，内踝尖与跟腱之间的凹陷处。

艾灸方法：用艾条温和灸太溪穴10~15分钟，以达至受灸者能忍受的最大热度为佳。

功效主治：具有补益肾气的功效，可治疗肾炎、肾精不足、痛风合并糖尿病等病症。

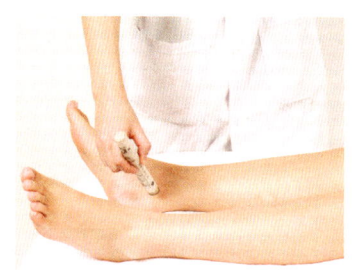

‖ 太冲穴 ‖ 疏肝养血

释义："太"即大，"冲"即冲射之状，所以"太冲"是指肝经的水湿风气在此向上冲行。

取穴方法：位于足背侧，第1跖骨间隙的后方凹陷处。

艾灸方法：用艾条雀啄灸法灸太冲10~15分钟，以出现明显的循经感传现象为佳。

功效主治：有清利下焦、疏肝解郁的作用，可治疗膝关节疼痛、足跗肿痛、痛风等病症。

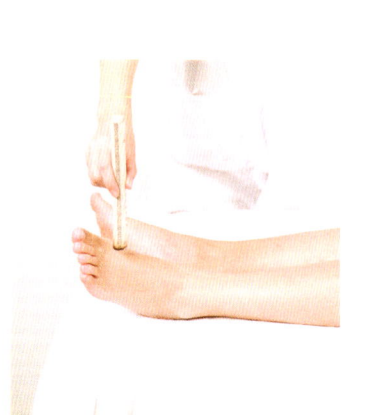

‖ 行间穴 ‖ 调理肝肾

释义："行"指流动，"间"即二者当中，所以"行间"是指肝经的水湿风气由此顺传而上。

取穴方法：位于足背侧，第1、2趾间，趾蹼缘的后方赤白肉际处。

艾灸方法：用艾条回旋灸行间穴10~15分钟，以达至受灸者能忍受的最大热度为佳。

功效主治：有清热熄风、凉血安神、调理肝肾的作用，可治疗小便不利、尿痛、腹胀、痛风等病症。

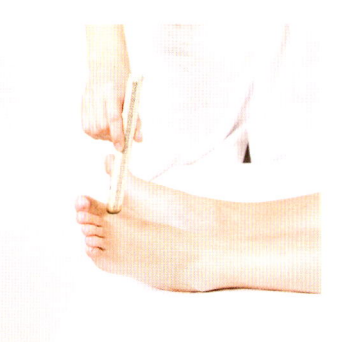

‖ 隐白穴 ‖ 健脾宁神

释义："隐"指隐藏，"白"指气，本穴是指脾经体内经脉的阳热之气由本穴外出脾经体表经脉。

取穴方法：位于足大趾末节内侧，距趾甲角0.1寸处。

艾灸方法：用艾条温和灸隐白穴10~15分钟，以施灸部位出现红晕为度。

功效主治：有调经统血、健脾回阳的作用，可治疗便血、尿血、膝关节疼痛、痛风等病症。

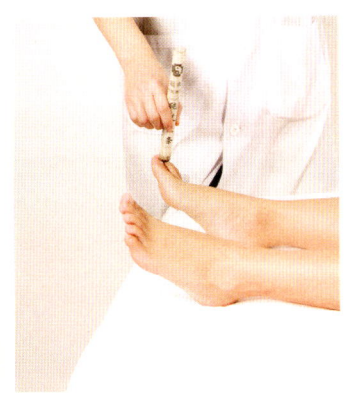

‖ 涌泉穴 ‖ 利尿通便

释义："涌"即外涌而出，"泉"即泉水，本穴意指体内肾经的经水由此外涌而出体表。

取穴方法：位于足底2、3趾趾缝纹头与足跟连线前1/3与后2/3交点。

艾灸方法：用艾条温和灸涌泉穴10~15分钟，以潮红、发热为度。

功效主治：有平肝熄风、滋阴益肾的作用，可治疗小便不利、大便难、痛风合并高血压等病症。

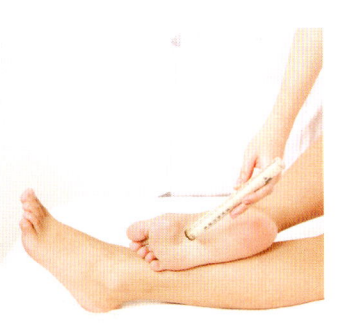

04 适合痛风患者的运动方式

步行

步行是一项对痛风患者很有益的简单运动，它的运动量不大，还能有效消耗热量、控制体重和促进新陈代谢。步行可以分为慢速散步和快速行走，痛风患者可以根据自己的情况来选择适合自己的步行方式。

- 散步要求每分钟走60~80步，每次走30~60分钟，每周应保证走3~5次。
- 快走要求每小时步行5000~7000米，大约是每分钟走120步，这样才能达到健身的目的。
- 秋冬季节的日出时间较晚，您应该等日出之后再步行，以免因气温较低而受凉；饭后不宜马上步行，这样对胃肠道健康不利，建议您在饭后半小时以后再去步行。

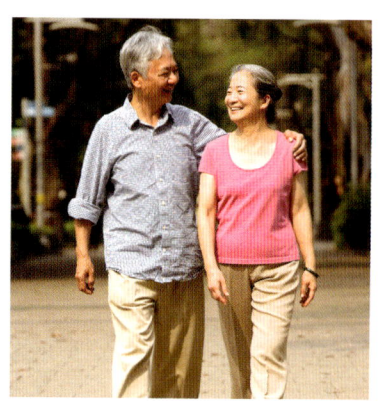

慢跑

长时间、大量消耗体力的剧烈运动会影响尿酸的排泄，从而引起高尿酸血症，而高尿酸血症会诱发痛风，所以痛风患者不适宜进行长跑或是快跑。短程的慢跑能促进血液循环、增强心肺功能、锻炼骨骼肌肉，它属于适合痛风患者的运动方式。

- 慢跑前应做些准备活动来热身，将踝关节、膝关节、髋关节和腰部都活动一下，并拉伸一下腿部的韧带，这样可以避免在慢跑过程中受伤。
- 应穿上舒适的跑鞋在平整的道路上进行慢跑，以免在慢跑过程中因鞋子不合适而崴脚。

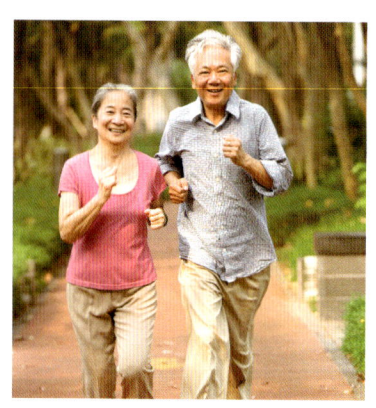

- 刚开始慢跑时，每次慢跑不宜超过10~15分钟，平均每周跑三次即可，等身体适应后再适当增加运动量。只要持之以恒，一定能有效改善病情。
- 饭后不要立刻去慢跑，建议您饭后半小时以上才去运动；慢跑后不要立即洗冷水澡或是喝冷饮，也不要马上吃饭，否则对健康不利。
- 慢跑比较适合体力尚可的中青年痛风患者，年龄过大、体质虚弱以及合并心、脑、肾疾病的痛风患者最好就不要进行慢跑了。

骑自行车

您知道吗？自行车不只是一种环保的代步工具，它还是一种能帮助我们锻炼身体的健身器材。骑自行车可以欣赏到沿途的风景，从而达到放松心情的效果，有利于痛风的治疗。骑自行车还能促进血液循环、增强身体免疫力，对痛风患者很有益处。

- 自行车的车轮、坐垫、把手、车链等都要调整好后再骑，痛风患者还应使用正确的骑车姿势来骑自行车，否则健身不成反伤身。
- 痛风患者在骑车的过程中，应该及时补充水分，定时如厕排尿，这样能避免出现痛风性肾结石。
- 骑自行车能刺激肠道肌肉的收缩，有助于通便排毒，可以预防肠道癌。
- 膝关节炎患者最好不要骑自行车，以免加重病情。如果病情较轻，想通过骑自行车来锻炼身体，也可以骑，但要注意避免受凉或是过于劳累。

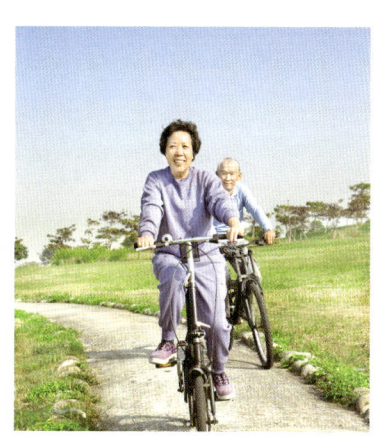

打乒乓球

乒乓球是中国的国球，也是一项集健身、竞技和娱乐为一体的运动。打乒乓球虽然讲究技巧，但并不代表它只动脑不动身。打乒乓球会让您全身都动起来，使您的身体得到充分锻炼，从而达到健身的目的。

- 打乒乓球不仅能益智健脑、保护视力，还能活动关节部位，提高身体协调能力，可有效治疗痛风。但是，在打乒乓球之前，要记得做好准备活动，不热身容易受伤。
- 打乒乓球的时间可控制在每周3~5次，每次30分钟，但要注意，痛风患者需等身体适应后再增加运动量。
- 打乒乓球的时间不宜过长，出汗过多会使机体失水，从而影响尿酸的排泄，这容易诱发痛风，所以痛风患者要控制好锻炼时间。
- 痛风发作时，应该马上停止打乒乓球，即使是轻微的关节炎发作，也要立即停下来，要等到身体完全恢复后，才能重新开始打乒乓球。

04

打保龄球

保龄球不仅易学易打，还充满娱乐性、竞争性和技巧性，属于人人皆宜的时尚体育运动。打保龄球不受天气的影响，不会耽误锻炼身体的进度，它还能活动筋骨、益智健脑，十分适合痛风患者。

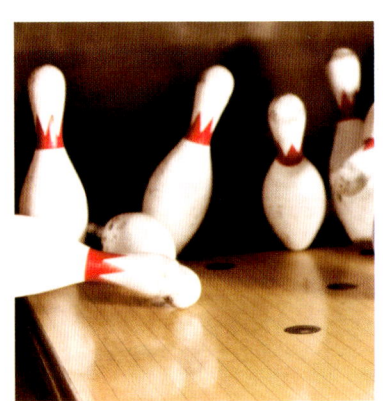

● 在打保龄球之前，应穿上专业的保龄球鞋。保龄球鞋的鞋底通常是皮制的，光滑且无花纹的鞋底可以减少鞋底与球道之间的摩擦，使滑步更为顺畅。

● 应挑选重量、指孔、指距都适合自己的保龄球，这样打保龄球才会顺畅。

● 打保龄球要做到全神贯注、肌肉协调，那么在您完成了一个完整的掷球动作之后，您就能将您的手腕、手臂肌肉、肩部、下肢与腰背肌肉都活动到了。

● 痛风患者不要小看打保龄球的运动量，要学会中场休息并及时补充水分，以免健身不成反伤身。

打太极拳

太极拳是一种刚柔相济的汉族传统拳术，它的动作柔和，不需要紧张用力。打太极拳能起到疏通经络、活动筋骨、拉开关节、放松肌肉、愉悦心情、改善血液循环的作用，对治疗痛风很有好处，十分适合老年痛风患者。

● 太极拳讲求"内外三合"，"内三合"指意、气、力相合，"外三合"指手与足合、肘与膝合、肩与胯合。

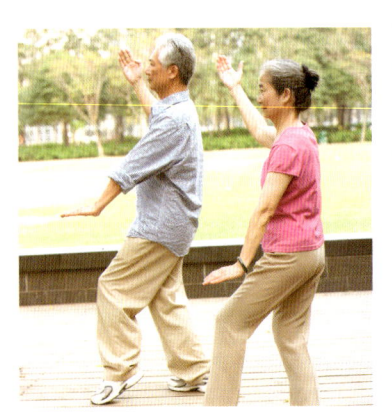

● 打太极拳要求全神贯注，要用意念引导动作，做到心静、体松、气和。

● 锻炼身体要循序渐进，您应根据自己的身体情况来控制运动强度。体力较好的人可以打全套太极拳，体力较差的人可以只打半套太极拳或是只进行单个太极拳动作的训练。

● 打太极拳要持之以恒，只有坚持下去，才能达到强身健体的锻炼目的。

游泳

游泳不仅能改善心肺功能、促进血液循环，还能减重塑形、增强身体的协调能力，这对痛风患者十分有益。痛风患者可以根据自己的身体状况来选择不同的泳姿，如蛙泳、蝶泳、仰泳或自由泳，从而控制运动强度。

● 泳池的水温太低，不利于血液循环，这样会加剧痛风患者的痛苦。因此，痛风患者在进行游泳锻炼时，夏天应选择有光照的室外泳池，冬天应选择用温水的室内泳池。

● 剧烈的运动会使乳酸急剧增多，可能引起痛风急性发作。因此，痛风患者在进行游泳锻炼时，要注意控制游泳的强度和时间。一旦发觉身体不适，应立即中止锻炼。

● 如果人体体表温度降低，则易使尿酸沉淀，进而形成尿酸结晶，从而引发痛风。因此，痛风患者在游完泳后，要注意及时保暖，避免身体受凉。

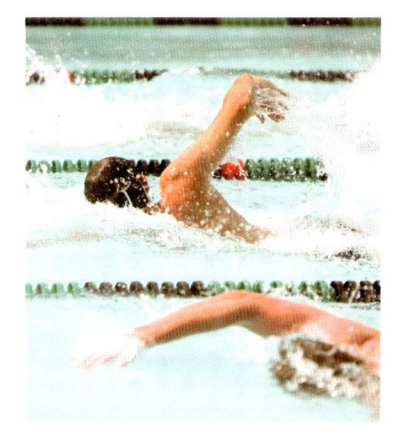

瑜伽

瑜伽是一种能使人身心合一的运动，它能促进新陈代谢，均衡四肢发展，增强身体力量和舒缓心情，这对防治痛风很有益。痛风患者的关节缓冲垫在逐渐消失，这使其四肢僵硬，因此，痛风患者通过练习瑜伽来活动关节是很有必要的。

● 刚开始练习瑜伽时，不要一下子就挑战高难度动作，这会使身体因不适应而受伤。

● 在练习瑜伽时，应在自己的极限范围内温和地伸展身体，切忌用力拉扯；一旦出现体力不支或是身体不停颤抖的情况，千万不能勉强自己坚持下去，应该立刻停止动作。

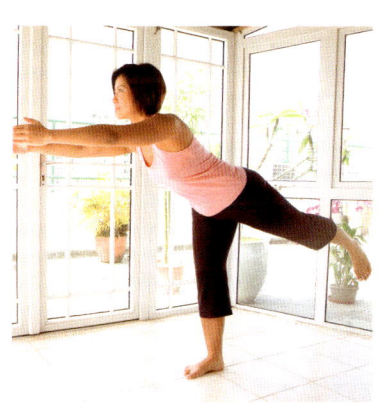

● 痛风患者最好是在专业人士的指导下进行瑜伽练习，盲目地练习不仅锻炼不了四肢，还可能会导致肌肉拉伤或是膝关节受伤。

● 在饭后3小时内与饮水后30分钟内这两个时间段，不宜练习瑜伽。

● 练习瑜伽要持之以恒，这样才能使关节得到很好的锻炼，促进血液循环，从而缓解痛风带来的痛苦。

04

跳舞

跳舞不仅可以疏通经络、流通气血、滑利关节，还能将痛风患者心中的烦闷情绪宣泄出来，使其心情舒畅，有助于治疗痛风。不过，痛风患者不宜选择动作过于激烈的舞种，以免加重病情。

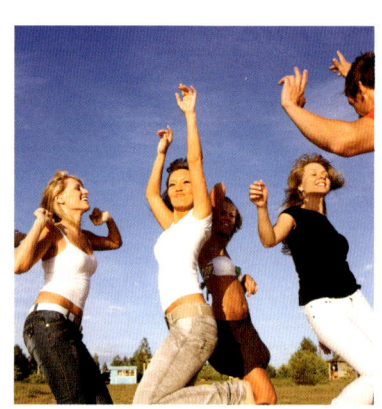

- 痛风患者应在开阔平坦的广场或是专业的练舞房进行舞蹈锻炼，以免因地面不平整而摔倒。
- 痛风患者应选择交谊舞、广场舞、健身舞等节奏较慢的舞种，以免诱发痛风。
- 不宜选用太过强烈、刺激的音乐来伴奏，也不要将音乐调太大声，这对年老体弱的痛风患者与痛风合并心脑血管疾病患者的健康不利。
- 跳舞的时间可控制在每日1~2次，每次1小时，注意量力而行、循序渐进。

跳体操

基本体操是以强身健体为目的的体操，它的运动强度、动作难度和技术要求都不高，不会像竞技性体操那样带有危险性，适合痛风患者锻炼。以下为痛风患者介绍两套体操动作，只要勤加锻炼，一定能改善病情。

- 首先，两手握拳，放于腰间，拳心向上。然后将右拳向左前方尽力打出，与肩平高。接着，右拳变掌，从左前向右后方画弧，五指空抓，手指要尽量伸直、分开，最后将手指逐一收拢、捏紧，放回腰间。左手的动作方向与右手相反，其余完全一样。两手交替进行，其间注意眼随手动，左右手各做20~40次。这套动作能活动手指关节和肩关节。

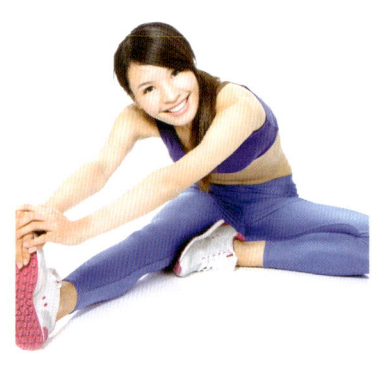

- 首先，站在椅子背后，将身体左侧对着椅子，左手扶椅子背。然后将右腿前后摆动，尽量摆动至最大幅度。最后将右腿向外展、内收摆动数下，立正站好。180°转身，让左腿重复右腿的动作，每个动作做20~40次。常做这套动作能有效锻炼、保护膝关节。

做关节操

关节操简单易学、方便操作，可针对不同的关节部位进行锻炼。常做关节操，既能缓解关节疼痛、增加关节柔软度，又可加强关节部位的代谢循环、减少尿酸盐的残留，对痛风患者很有益。

●将手指平伸再握拳，这样交替运动可以活动指关节；两手合掌，反复交替用力向一侧屈曲，抑或是紧握哑铃做手腕屈伸运动，这样能锻炼到腕关节。

●踝关节分别做屈伸及两侧旋转运动，即可得到锻炼；将下蹲运动与向前抬腿运动交替进行，每次做10~15下，可做2~3次，这样能活动膝关节。

●可以在闲暇时间多活动自己的关节部位，如手指、脚趾、膝盖、肘关节等，这样可有效缓解尿酸在关节处结晶的情况。

●做关节操时，记得动作要轻柔，强度应根据自己的适应力增加，以免使关节受伤。

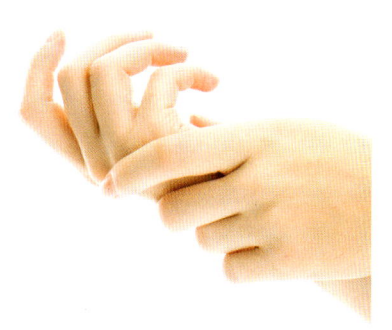

赤脚踩石子

赤脚踩石子相当于在做足底按摩，但在光脚走动的过程中，全身都有活动起来，所以赤脚踩石子是比足底按摩还要好的养生保健的方法。人的足部有丰富的毛细血管网、淋巴管网和末梢神经网，通过赤脚踩石子能促进新陈代谢、改善微循环。

●一般来说，走石子路最好是脱了鞋、光着脚走。如果您的足部比较敏感，无法忍受赤脚走石子路，也可以穿上一双比较厚的袜子再走。

●可以早晚各光脚走一次石子路；早上空腹走的话，时间不能超过15分钟；晚上饭后走的话，时间不要超过30分钟；饭后应等半小时以上才可进行锻炼。

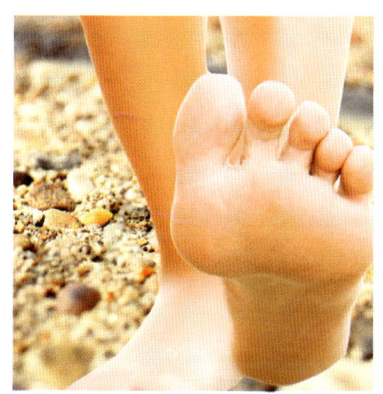

●光脚走石子路的速度不要太快，要慢慢走；走累了，可以站在一旁休息，不要勉强自己；休息时，可用手拍打大小腿的内外两侧，也可用手拍打胳膊的内外两侧，拍打时间为3~5分钟，这样能促进四肢的血液循环。

●患有糖尿病足、扁平足或是足癣的人不宜赤脚踩石子，否则容易损伤足部，使得病情加重。

适合痛风患者的生活方式

按时作息,规律生活

《黄帝内经》里明确指出:"上古之人,其知道者,法于阴阳,和于术数,食饮有节,起居有常,不妄作劳,故能形与神俱,而尽终其天年,度百岁乃去。"这无非是想告诉我们:养生之道应顺应阴阳,饮食要有节制,作息要有规律,精力不可随意透支,这样才能养身又养神,活到一百岁。但是,大多数人都不能合理安排起居作息,他们总是随心所欲、任性妄为,这也就使得病痛都找上门来。

对于痛风患者而言,"按时作息,规律生活"尤为重要。例如:中医提倡睡好"子午觉",即在晚上11时至凌晨1时、中午11时至下午1时这两个时间段要好好休息,从而保胆、护肝、养心。痛风患者睡好这"子午觉",能有效缓解痛风的症状,并减少痛风合并心脑血管等疾病的发生概率,好处多多。以下为您提供一份人体经络工作时间表,让您清楚地知道何时做何事,从而按时作息、养好精气神。

人体经络工作时间表

时间	内容
凌晨 1:00~3:00	丑时是肝经值班,肝经可解毒造血。此时应愉快入眠,不可熬夜。
清晨 3:00~5:00	寅时是肺经值班,此时既是肺病患者最易咳嗽的时间,也是中医号脉最佳时间。
早上 5:00~7:00	卯时是大肠经值班,此时最适宜早起排便。多吃高纤蔬果且多喝水能防治便秘。
早上 7:00~9:00	辰时是胃经值班,此时是吃早餐的最佳时间。
早上 9:00~11:00	巳时是脾经值班,此时人体气血最旺,大脑也最具活力。
中午 11:00~下午1:00	午时是心经值班,此时适宜吃午饭、睡午觉、养阳气,不宜剧烈运动。
下午 1:00~3:00	未时是小肠经值班,此时是小肠吸收营养的时刻,应多喝水来保护血管。
下午 3:00~5:00	申时是膀胱经值班,此时要多喝水来排尿。这段时间是工作、学习的黄金时间。
下午 5:00~7:00	酉时是肾经值班,此时适宜喝杯水,稍事休息,不宜过劳。
晚上 7:00~9:00	戌时是心包经值班,晚餐不宜丰盛,可散下步,然后准备入睡。
晚上 9:00~11:00	亥时是三焦经当令,此时应睡觉休息,但睡前不宜多喝水。
深夜 11:00~1:00	子时是胆经值班,此时应熟睡休养,不宜熬夜。

四季养生，顺应自然

深谙养生之道的人都明白"虚邪贼风，避之有时"这个道理，简而言之，就是要依据季节气候的变化来谨慎躲避这些病邪。养生的本质是顺应自然，换言之，四季养生就是要懂得顺应"春生、夏长、秋收、冬藏"这个自然规律。

春季宜养肝，而痛风患者因长期服用药物而伤肝，因此，痛风患者应在此时节通过早睡早起、披发缓行、放松自我、多喝粥、少吃辛辣食物等方式来养肝。此外，春天还是万物生发的季节，此时不仅流行各种传染病，还易使旧病复发。痛风患者的血尿酸较高且自身抵抗力较弱，加上可能并发心脑血管等疾病，所以痛风患者在春季容易感染疾病。为了治疗痛风和预防其他疾病，痛风患者在春季应讲究个人卫生、注意保暖、多吃蔬果、忌烟禁酒，还应少吃高嘌呤、高胆固醇或是高酸性的食物，从而避免加重痛风症状。

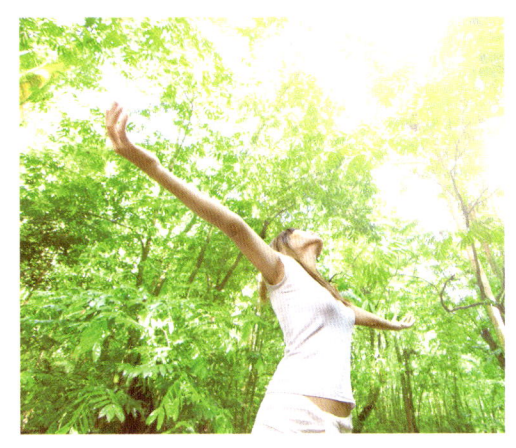

夏季虽然炎热，但并不提倡痛风患者吹空调、喝冷饮或是洗冷水澡，否则会加重病情。痛风患者的抗病能力本来就不强，若是一直呆在室内吹空调，容易因室内空气流通较差而感冒，更严重的还会因局部关节受寒而诱发痛风性关节炎急性发作。健康的人洗冷水澡能增强耐寒抗冻的能力，但痛风患者应避免洗冷水澡，以免使痛风性关节炎急性发作。

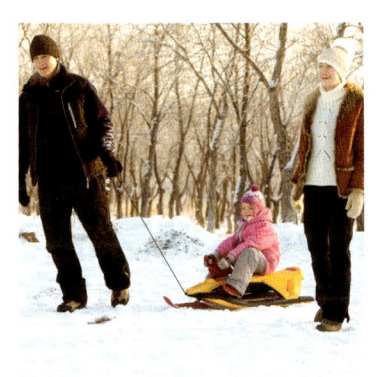

秋季是由夏入冬的过渡季节，天气转凉易引发痛风，所以痛风患者在秋季应多注意保暖、多补充水分、多吃蔬果、多锻炼身体。锻炼身体不仅强身健体，还能使心情愉悦，这对治疗痛风和预防痛风复发是很有益处的。

由于痛风患者自身产热不足、抗寒能力不强，所以痛风患者在寒冷的冬季应注意保暖，避免因手脚受凉而使痛风性关节炎急性发作。此外，痛风发作时一定要及时治疗，否则会使痛风反复发作，加重痛风患者的痛苦。痛风患者在冬季不仅要静神少虑、避免食用高嘌呤食物，还要记得定期体检，监测体内尿酸水平。

生命不止，运动不休

法国思想家伏尔泰曾说过："生命在于运动。"长期不运动不仅会使人越来越懒、越来越胖，还会使身体的抵抗力下降。不要等病痛找上门才明白运动的重要性，现在就该有计划地进行锻炼，让您的身体强壮起来！适当运动可以放松痛风患者的心情，增强痛风患者战胜病痛的信心，避免痛风患者因限制饮食而郁郁寡欢或是沉浸在病痛中无法自拔。为自己制订一个健身计划，长期有效地执行它，那么，痛风患者所能得到的好处将不仅仅是促进新陈代谢、改善血液循环、增强心肺功能和降低血压，还可减轻自身病痛、有效防治痛风。不过，需要注意的是，痛风患者在病发时就不要运动了，应该卧床休息，等休养好身体后再进行锻炼。

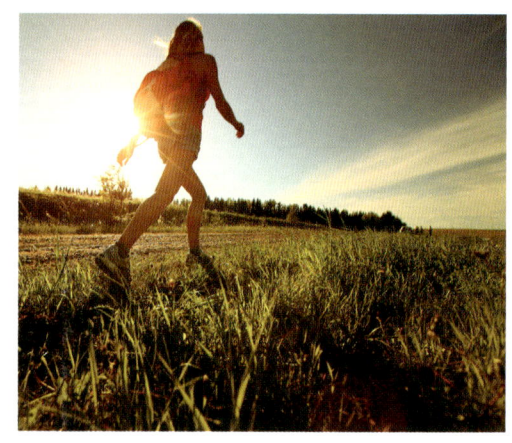

七情适度，六欲节制

有句话是这么说的："七情伤身，六欲害人。"所以痛风患者除了要按时作息、四季养生和定期锻炼之外，还要懂得控制好自己的七情六欲，以免加重病情。

中医认为"喜伤心、怒伤肝、忧伤肺、思伤脾、恐伤肾"，所以不学会稳定自我情绪，老是情绪激动，就可能伤身。现代医学研究也认为，人体健康是会受情绪所影响的。对于痛风患者来说，不良情绪的爆发会使其体内某些激素升高，从而诱发或加重痛风及其并发症，因此痛风患者要学会自我调节心情。

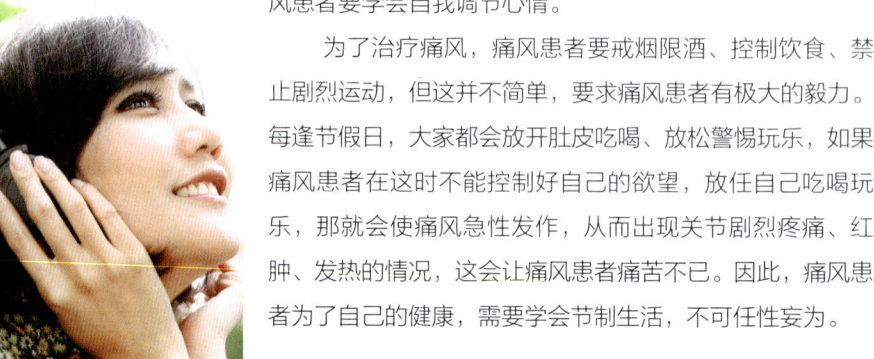

为了治疗痛风，痛风患者要戒烟限酒、控制饮食、禁止剧烈运动，但这并不简单，要求痛风患者有极大的毅力。每逢节假日，大家都会放开肚皮吃喝、放松警惕玩乐，如果痛风患者在这时不能控制好自己的欲望，放任自己吃喝玩乐，那就会使痛风急性发作，从而出现关节剧烈疼痛、红肿、发热的情况，这会让痛风患者痛苦不已。因此，痛风患者为了自己的健康，需要学会节制生活，不可任性妄为。